# 临床检验医学

主编　朱小明　李长云　刘俊清

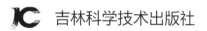
吉林科学技术出版社

**图书在版编目（ＣＩＰ）数据**

临床检验医学 / 朱小明，李长云，刘俊清主编. --
长春 : 吉林科学技术出版社，2021.9
ISBN 978-7-5578-8710-0

Ⅰ．①临… Ⅱ．①朱… ②李… ③刘… Ⅲ．①临床医
学－医学检验 Ⅳ．①R446.1

中国版本图书馆 CIP 数据核字(2021)第 174174 号

## 临床检验医学

主　　编　朱小明　李长云　刘俊清
出 版 人　宛　霞
责任编辑　张丽敏
制　　版　长春市阴阳鱼文化传媒有限责任公司
封面设计　长春市阴阳鱼文化传媒有限责任公司
幅面尺寸　185mm×260mm
字　　数　340 千字
印　　张　15
印　　数　1—1500 册
版　　次　2021 年 9 月第 1 版
印　　次　2022 年 5 月第 2 次印刷

出　　版　吉林科学技术出版社
发　　行　吉林科学技术出版社
地　　址　长春市净月区福祉大路 5788 号
邮　　编　130118
发行部电话/传真　0431-81629529 81629530 81629531
　　　　　　　　　 81629532 81629533 81629534
储运部电话　0431-86059116
编辑部电话　0431-81629518
印　　刷　保定市铭泰达印刷有限公司

书　　号　ISBN 978-7-5578-8710-0
定　　价　60.00 元

# 编 委 会

主　编　朱小明（山东第一医科大学第二附属医院）

李长云（聊城市人民医院）

刘俊清（河口区六合街道卫生院）

# 前　言

　　随着基础医学和临床医学的飞速发展，大量新技术、新设备、新方法不断引入到医学领域和临床实验室中。检验医学作为"古老"而又"新兴"的边缘学科，发生了本质的变化，从检验技术转变为"检验医学"，使技术人员的知识结构和专业技能均发生了相应的变化，一些新的检验项目已逐渐应用于临床。为了使临床医生了解检验项目，并更好地应用在临床之中，编者参考了大量的文献书籍，并总结多年的临床经验精心编纂了此书。

　　本书整合了临床检验基础的检验项目，详细阐述了医学检验所涉及的基础知识，重点介绍了现代临床检验的基础理论、临床意义等内容，力求反映检验医学现状和趋势，体现医学检验学的基础知识和临床应用。本书内容新颖实用、简明扼要、重点突出，具有很强的实用性，可供临床各级医师和基层医务工作者参考阅读。全书由多位检验科专家在总结自身临床经验并参考国内外相关文献的基础上精心编纂而成，在此，特别感谢编者们做出的巨大努力。

　　本书在编写过程中，编者付出了巨大努力，但由于编者编写经验不足，加之编写时间仓促，书中难免会存在疏漏或不足之处，希望广大同行、读者批评指正，以期再版时予以改进提高，使之逐步完善。

# 目　　录

# 第一章　检验科管理概论

现代检验医学是在现代医院发展专科化，以利于对疾病做细致诊断和治疗的基础上发展的。人体是由各种组织、器官和系统构成的有机整体，因此，检验科发展应该注意检验项目之间的互相联系与协同应用，更加深入地明确检验项目的敏感性、特异性，开展对各组织、器官、系统疾病具特异性的检验项目，在高度专业化的基础上更加精细的分工。一般来说有多少临床专业分科，就应当有多少针对性的检验内容，如医院有癌症治疗中心，就应有敏感或特异的癌标志物检测内容；有心血管疾病治疗中心，就应有心酶、凝血因子、溶栓和纤溶等检验内容；有器官移植中心，就应有组织配型、药物监测、移植后监测的内容等。为适应医院专业细化的发展和需要，就必须将常规检验项目与特殊专科检验项目相结合，并不断充实、更新，形成合理的新型检验技术结构，完善医院检验中心，为各临床科室提供有力支持。

目前检验设备正向大型化和小型化两个方向发展，一方面是自动化、高通量的大设备不断更新，另一方面是床边检验设备和快捷诊断试剂的快速发展和应用。现代临床检验科，只有适应发展，走应用自动化高新技术的道路，才可能实现准确、快速的检测目标。手工、慢速、简单的检测已经远远不能满足人们日益增长的健康和医疗需求，更不能满足临床科室对疾病诊断、治疗需要更多科学数据和准确结果的要求。因此，应用自动化高新技术为促进人们身心健康的恢复和生命质量进一步提高而服务的目的是我们今后发展的方向之一。

分子生物学是检验医学未来发展的亮点，同属于高新技术范畴，其临床应用可以使疾病发生后的应证检验变成前瞻性的检验，将来很多疾病都可以在分子水平上实现早期发现。另外生物芯片技术的发展，可以同时检测出肿瘤等多种疾病早期变化的特异性标记物，提醒患者接受早期治疗或增加检验内容。还可以通过检测个体基因上存在的与药物作用的不同靶点分子，来指导患者服用适合他的治疗药物，同时可以对疗效进行评价，为临床个体化诊断和个性化治疗奠定基础。这些都将使检验医学由被动变为主动。

随着医疗体制的完善，患者对检验科的要求不再仅仅满足"及时得到检验结果"，而对科室的效率、环境、医疗行为、医德医风、服务及费用、仪器型号、试剂档次、操作标准等表现出前所未有的关切，这对检验科的工作既是机遇也是挑战。因此对检验科来说，应该以人为本，在提高技术质量和服务质量的同时，建立和完善人性化服务的办法和措施、为患者提供优质、高效、人性化的服务。

现代临床检验科必须采用现代管理的技术和方法，做到科学管理。科学管理首先是标准化、规范化管理。引入国际标准用于检验科管理将成为当今和未来检验科发展的方向。目前临床检验科管理和建设中涉及两项国际标准，和三项国家标准。国际标准中一项是《ISO

15189:2007 医学实验室质量和能力的专用要求》,另一项是《ISO 15190:2007 医学实验室安全要求》。国家标准第 1 项为等同采用 ISO 15189:2007(E)制定的《GB/T 22576-2008 医学实验室质量和能力的专用要求》,第 2 项无相同的 ISO 标准可转化,是我国自主制定的《GB 19489-2004 实验室生物安全通用要求》,第 3 项等同采用 ISO 15190:2003 制定的《GB 19781-2005 医学实验室安全要求》。在 3 项国标中 2 项等同采用 ISO 标准,因此用 GB 建设科室也就是用 ISO 标准建设科室,这对下一步实验室的考核验收、认可,实现同国际交流与合作奠定了基础,也统一了标准。

在为患者服务中应贯彻"质量是根本、标准是依据、检测是手段"。谁坚持和执行标准,谁就从根本上引领了发展的潮流,谁就掌握了市场竞争以至国际竞争的主动权,也就保证了医疗活动中的质量和规范。近几年在世界生物医学界共同抵抗各种疾病,特别是传染病,如艾滋病和 SARS 的国际合作中,检验科起到了重要的作用。因此贯彻 GB 和 ISO 标准对检验科更有不可低估的必要性和紧迫性。

信息是检验科进行医疗工作和管理活动最基本的要素之一,是科室的重要资源。随着各类先进仪器设备应用以及信息交流的飞快发展,临床医师和患者对检验要求的不断提高,检验科应该及时准确地收集、分析、处理各种信息,才能进行有效的决策与管理。因此,检验科信息系统(LIS)的建设与应用将成为检验科发展重点之一,检验信息系统与医院信息系统(HIS)的联网应用也将成为必然趋势。

仪器自动化、试剂商品化是检验科运行的物质基础,也是检验人员手中的"武器",但是仪器和试剂的研发是我国的弱项,长期以来基本跟着国外走。要实现仪器、试剂、临床使用一体化,实际上要依靠科研院所-企业-医院的三位一体化,要达到这个目的,必须形成仪器制造、试剂配制、检验科使用的良性互动。如果总是跟在别人后面或只会分装别人的原料,缺少自己的原创产品,就永远没有出路或只是低水平的重复。在全球化背景下的中国检验医学,推进科研、企业、临床使用的协调一致,实现检验学科产业化,才能全面有效地提升检验医学的水平。

实验室自动化系统(LAS)也是近年逐步引起检验科重视的一项技术。它与医院信息系统(HIS)、实验室信息系统(LIS)3 者的关系是:HIS 的应用是医院信息化必然趋势,LIS 的应用是检验科信息化的必然趋势,而 LAS 的应用要依托 HIS+LIS 的存在与应用,LAS 配合 HIS、LIS 的使用,将使医院和科室的信息系统更合理更极致的发挥作用。

LAS 目前在美国、日本、韩国等国家有专业制造商和相当数量的用户。在国内也已经有部分医院的检验科使用了 LAS 专业。

LAS 在分析前阶段对样本进行识别、离心、开盖、分杯和运送;在分析中阶段通过智能连接轨道连接前处理系统和检测仪器,对样本进行放行、回运、缓冲处理,帮助仪器接收和检测样本;在分析后阶段,通过仪器与系统的数据交换对报告实施打印或传输形成电子报告,对检测后的标本进行回收便于储存管理,还可以进行质控、统计、完成检测数据的存储和打印。对需要复查的结果,电脑可发出警告提示,同时可以对标本溶血指数进行分析,对溶血结果进行校正。LAS 由于自动化程度高,工作人员接触标本少,不但提高了工作效率,而且提高了实验室的生物安全防护。LAS 的应用要求检验科培养有综合能力的、检验技术人员(既懂检验专业又懂自控技术的复合型人才),要求科主任要了解 LAS 的技术性能,便于实施管理。同时 LAS 系统的应用将促进实验室的标准化、自动化建设,带来工作流程和管理模式的改变。

# 第二章　检验科的质量管理

质量管理的概念最早应用于企业和商品的生产活动,那时人们对什么是质量管理还存在模糊认识,具体的管理行为和内容都比较简单。随着社会的发展进步,质量管理的理论和实践也在发展进步,大家对质量管理的认识逐步达成共识,国际标准化组织在 ISO 8402 文件和 ISO 9000:2000 文件中对质量管理都有规范的解释,指出:质量管理不仅包括了质量控制(QC)、质量保证(QA)、质量改进(QI)还包括制定质量方针,树立质量目标和进行质量策划。医学实验室引用质量管理,开始于 20 世纪 40 年代的美国。经过半个多世纪的探索发展,医学实验室质量管理由单一到系统,由残缺到逐步完善,对医学实验室特别是对医院检验科提升检验质量,维护科室信誉,树立科室形象起到了重要作用,现在已经成为检验科生存与发展不可缺少的保证之一。

## 第一节　医学实验室质量管理的起源与历史沿革

1.20 世纪 40 年代

美国宾夕法尼亚洲对各个实验室之间的结果准确性和可行性进行调查,发现同一标本差异很大,从而认识到必须要加强实验质量。美国纽约卫生局开始对实验室进行现场检查,督促改正缺点。

2.20 世纪 50 年代

欧美管理学者提出了一系列实验室质量管理的方法,措施和概念,首先是 Levy 和 Jennings 将工厂中使用的控制产品质量的方法引入实验室质量控制。当时最通行的做法是在每 20 个标本后加一个质控品,以质控品是否合格作为这 20 个标本是否发送报告的标准和依据。1958 年 Freier 和 Rauch 将此法应用到每日常规检验工作中。现习惯将此法称为室内质量控制(IQC)。此法还引用了计算、统计方法确定质控品结果是否符合标准,如使用±1SD、±2SD、±3SD 作为在控或失控的标准,故又称此法为统计质量控制法。

3.20 世纪 60 年代

1967 年美国通过了"临床实验室改进法案"简称 CLIA67,第一个将现场检查法制化。法案规定由"CDC"(疾病控制中心)派检验员每年对州级实验室进行现场检查,检查员根据此法案制定的检查表检查实验室的下列项目。

(1)标本的申请和报告是否合适。

（2）申请和报告是否具所需信息：患者姓名、标本收集、实验室收到标本的日期和时间。

（3）实验室报告保存完好并包括必要信息。

（4）有实验方法手册。

（5）有质量控制和仪器维护记录。

（6）实验室环境安排适宜，包括有安全和预防生物危害措施。

（7）检验人员资格符合要求。

4.20 世纪 70 年代

1972 年美国病理学会开会决定将同样标本分送不同实验室，并将回报的结果用统计学的方法处理，以对每个实验室检测能力进行客观评价。欧洲把这种活动称为室间质量评价，美国则称之为能力验证（PT）。至此室内质控 IQC 和室间质控 EQA 正式确立。

5.20 世纪 80 年代

1988 年美国提出实验室改进修正案，简称 CLIA88，明确地将质量保证（QA）活动分为 11 个方面。这 11 个方面规定比较具体，实验室易于执行，也容易检查，但不足之处在于对质量改进 QI 没有给予足够的重视，也没有提到质量体系这个先进概念。1987 年，国际标准化组织（ISO）颁布了编号 ISO 9000:198 的质量管理和质量保证标准文件。当时 ISO 总结了世界各国特别是西方工业发达国家全面质量管理的实践经验，总结并着重参照依据英国 BS 5750 文件，形成了 ISO 9000 系列标准，它提高了全面质量管理水平，统一了各国 GMP（良好实践准则），形成了国际统一的 GMP 标准（GMP 标准是 1973 年由 EFTA 首先提出，是指导工业化国家企业全面质量管理的一个标准）是各国进行全面质量管理的统一的规范性文件。因为 ISO 9000 是一系列标准文件，因此常有人称为 9000 族文件或 9000 族标准。1986 年，国际标准化组织发布了第一个国际标准 ISO 8402:1986，规定了质量管理和质量保证的相关术语并解释了术语的意思。

6.20 世纪 90 年代

1994 年 ISO 对 ISO 8402:1986 文件进行了修改，颁布了新的"质量管理和质量保证"术语，称 ISO 8402:1994，同时颁布了 ISO 9000:1994 文件，内容是"质量管理和质量保证标准"新版 ISO 9000 系列标准问世，标志着世界规模的质量体系认证工作进入了一个新的时期。1991 年颁布 ISO/IEC 标准化及相关活动的基本术语和定义，对什么是实验室、校准、验证等作了定义。

7.20 世纪末期至 21 世纪初期

2000 年 ISO 对 ISO 9000:1994 文件系列作了很大改动，并改名为"质量管理体系"代号为 ISO 9000:2000，在此新标准文件中除了引入质量控制（QC）、质量保证（QA）、质量改进（QI）概念外，还引入了一些新的质量管理理念，如质量方针、质量目标、质量策划等，总之，就是质量管理体系，并在全世界形成一个质量体系认证活动。2003 年，我国实验室认可委员会组织专家，为医学实验室量身定做了并等同采用了 ISO/GB 15189 文件，使医学实验室质量和能力的评定有了专用标准。

# 第二节 质量管理的概念

## 一、质量管理定义

国际标准化组织 ISO 8402 文件中将质量管理定义为"确定质量方针、目标和职责",并在质量体系中通过诸如:质量策划、质量控制、质量保证和质量改进,使其实施的全部管理职能的所有活动。在新的 ISO 9000:2000 文件中又将其定义为:在质量方面指挥和控制组织的协调的活动。

## 二、质量管理目的和意义

检验科以检测病人标本,提供实验信息为己任。检验质量直接关系到病人疾病的诊断、治疗、预后,甚至生命。检验质量的优劣直接反映了科室管理水平、技术水平和服务水平的高低。科室管理众多内容中,质量管理是核心,是科室的主题,并且随着形势的变化将不断赋予新的内容。目前,在市场经济和医疗保险的大环境下,医院和科室从非经营型管理向经营型管理模式转变。在这种转型中,科室要取得社会信誉,占有相当的医疗服务市场份额,必须提高并保证服务质量,作为科室管理者,只有加强全面质量管理,才能适应质量-效益型经营模式的根本转变。

过去的医疗服务是以疾病为中心的服务模式,现在根据世界卫生组织的要求改变为以病人为中心的服务模式,以病人为中心就是要全面满足病人的医疗服务需求,只有加强全方位的医疗服务质量管理,才能让病人满意,在市场竞争中做到质量和效益,质量和信誉双赢。

## 三、质量管理的主要内容

质量管理在不同领域不同行业有不同的内容。对于医院检验科来说,主要工作是为临床诊断和治疗提供实验数据,其最终成果主要体现在检验报告上,所以能否向临床提供准确、及时、可靠的检验报告,得到临床和病人的依赖与认可,满足临床和病人的要求,是检验科质量管理的核心问题。围绕这一核心问题,检验科的质量管理内容主要体现在以下 6 个方面。

(1)确定科室质量方针、目标和职责。

(2)建立质量体系。

(3)坚持质量控制。

(4)实施质量保证。

(5)持续质量改进。

(6)强化质量管理。

质量管理的理论与实践从 20 世纪 40 年代至今在不断发展,管理内容在不断丰富,上述 6 项内容以后可能还会发展,但就目前来说它们相辅相成,缺一不可。

## 四、与质量管理相关的文件与名词代码

随着标准化、规范化和质量需要的不断深入扩大,在科室质量管理方面,我们常接触以下文件与术语。

1.文件

(1)CLLA88:1988 年美国提出实验室改进修正案,简称 CLIA88。

(2)GP26-A:美国保健的质量体系模式文件。

(3)ISO 8402:1986:国际标准化组织关于质量管理和质量保证术语的文件。

(4)ISO 9001:1994:设计、开发、生产、安装和服务的质量保证模式。

(5)ISO 9002:1994:生产、安装和服务的质量保证模式。

(6)ISO 9003:1994:最终检验和试验的质量保证模式。

(7)ISO 9004:1994:质量管理和质量体系要素。

(8)ISO 9000:2000:质量管理体系。

(9)ISO 17025:1999:检测和校准实验室能力的通用要求。

(10)GB/T 15481-2000:检测和校准实验室能力的通用要求(等同采用 ISO 17025)。

(11)ISO/GB 15189-2003:医学实验室质量和能力的专用要求。

2.术语

(1)QC——质量控制,为满足质量要求新做的附合规章的作业技术和活动。

(2)QA——质量保证。

(3)QS——质量体系,为达到质量目的的全面和协调的工作。

(4)QI——质量改进。

(5)IQC——室内质量控制,为监测和本室检验质量和结果所采取的一系列检查控制手段。

(6)EQA——室间质量评价,多家实验室分析同一标本并由外部独立机构收集和反馈实验室上报结果,评价实验室测试结果的活动。

(7)QM——全面质量管理,管理范围含 QC、QA、QS、QI 等。

(8)TQM——质量管理,长期、全面、成功的管理途径。

## 五、质量管理策划

1.领导重视

科室主任负责组织成立质量管理领导小组,主任为组长,各专业组长任组员。主任带头学习并掌握质量管理的理论、方法与要求,然后带领全科去实践质量管理。

2.教育培训全员参与

通过学习使全科人员理解质量管理的目的和意义,提高认识,统一行动。介绍质量管理发展的历史、进程、内容,讲解质量管理体系要素,明确领导和科员在质量管理中的各自地位和作用等,使全科人员树立牢固的质量意识,积极参与科室质量管理,才能在各自的岗位上把住质量关。

3.全过程质量管理

领导小组制定科室质量方针和目标,总体规划质量要求,按组进行质量职能分解,从标本采集到报告发出均有质量管理措施,达到全过程质量管理,保证检测结果的准确可靠。

4.全方位质量管理

对科室现状进行调查和分析,掌握人员情况、质量基础情况、技术状况、科室管理现状等,使与检查相关的各种因素和环节都纳入管理和控制中。

5.理清关系

质量管理涉及多项内容,如 QC(质量控制)、QA(质量保证)、QS(质量体系)、QM(质量管理)等。弄清它们之间的关系,抓紧要的先做,然后扩展开来,例如先做好质量控制(QC)和质量保证(QA),有了踏实的 QC 和 QA 阶段工作基础就可以建立一个好的质量体系(QS),最终达到有效的质量管理(QM)。

6.做好质量统计和保存

运用统计图表和质控规则以及计算机,统计分析并且保存打印质量控制数据和资料。

7.投入质量成本

质量成本包括质控费、复查费、证明费,以及质量管理投入的其他费用等。

8.注意预防和改进

不断发现新情况解决新问题,预防和改进检验中的质量问题,不断完善和修改质量控制和质量管理规章制度,把工作做在前面可以起到事半功倍的效果。

# 第三节　质量管理体系的建立

## 一、确定科室质量方针、目标和职责

质量方针和目标是进行全面质量管理的灵魂,职责是落实质量管理的人的行动。

1.质量方针

质量方针只能根据自己科室的能力和工作目标而定,不必照搬照抄别人的方针。要保证自己能够做到。既然是方针,就要用精练简洁的语言表达质量管理的精髓思想。例如:用科学准确及时 6 个字表达一个科室的质量方针。

2.质量目标

质量目标是科室总目标中的一个子目标。质量目标的确立不能太大也不能太小,太大难以实现,太小又浪费人力物力。目标定到"跳一步能够着"是最好的。例如质量目标中的检验报告准确率如果定为100%很难做到,定到80%又太低,订到90%～95%比较符合实际。又如一年的检验差错率定为5%就太宽,100个检测出5个差错是不应该的,定到零差错又太严,不符合实际,要工作就会有错误,因此定为1%～2%比较合适。把差错降到最低始终是检验人员努力的方向。

### 3.明确职责

有了质量方针和目标,就要明确人的职责。规定各人该做的工作以达到质量方针和目标的要求。主任要负责组织、指挥和控制,监督与检查,组长要负责本组质量管理方案建立以及布置、分工和指定质量监督员,各组成员要各司其职按科室质量管理要求执行质量控制及质量保证的各明细条款。完成方针和目标主要靠执行者的自我控制,组长的带头作用和主任的检查督促。

# 二、建立质量管理体系

## (一)质量管理体系的概念

GB/T 15481-2000《检测与校准实验室能力的通用要求》中对质量管理体系定义为"为实施质量管理所需的组织结构、程序、过程和资源"。

## (二)质量管理体系建立的依据

### 1.国际标准 ISO 15189:2007

《医学实验室——质量和能力的专用要求》,ISO/IEC 17025《检测和校准实验室能力的通用要求》。

### 2.国家标准 ISO/GB 15189

《医学实验室——质量和能力的专用要求》是在等同采用 ISO 15189 的基础上,我国国家标准委员会组织专家针对我国医学实验室情况制定的专用要求,更贴近国内医学实验室情况,理解和执行起来均比较明确。

### 3.国家标准 GB/T 15481-2000

《检测和校准实验室能力的通用要求》(等同采用 ISO 17025 形成国家标准)。

## (三)建立质量管理体系的要素

科室是医院的一级组织,各类人员融于科室中,质量管理工作是要通过人去完成的。检验科质量管理体系包括四大要素。

### 1.组织结构

组织结构就是组织机构加职能。建立质量管理体系针对检验科的组织结构表现是科室层→各专业组层→工作人员层。其本质是科室各类工作人员的分工协作,目的是为实现质量方针和目标保证各级各类工作人员在岗位-责任-权力方面的对等,这种对等赋予了每个人相应的责任和权限,明确了管理层次和管理幅度,从整体的角度明确了全科及各专业组(室)上下级和同级之间的职权关系,把职权合理分配到各个层次及部门,建立起集中统一、步调一致、分工合作、协调配合的质量管理结构,为质量管理奠定组织基础和责任基础。

2.检验过程

将输入转化为输出的一组彼此相关的资源和活动称为过程。检验科接收标本到发出报告的过程就是将输入转化为输出的过程,与这个过程相互关联的资源有人、仪器、设备、试剂、操作手册、规章制度、检测方法、室内质控品、校准物等。其活动有验收标本、编号、离心、操作仪器、添加试剂、质控品检测、输入病人信息、检验标本、形成报告等一系列动作。除此外,过程中还存在由外部环境引起的对检测结果有影响的各种因素,例如实验室温度、湿度、灰尘、光照、电磁干扰等。因此,不论是资源方面、人的活动方面和外部环境影响方面任何一个环节的质量都会影响检查全过程的最终质量,造成检验结果质量问题,所以要对所有相关物质(资源)、活动(人的行为)和影响因素进行全过程控制。

3.程序及程序文件

为进行某项活动或过程所规定的途径称之为程序。程序用书面形式规定下来称之为"书面程序"或"程序性文件"。程序性文件是检验科人员工作的行为规范和准则。它规定某一检验项目或某一项工作由谁做,怎样做,注意什么等,程序文件有管理性的和技术性的两种,管理性程序文件多为各种规章制度,各级人员职责、岗位职责等,技术性程序文件也称作业指导书,操作规程或称 SOP 文件。技术性程序文件编制每一检测项目应该包含 CILA88 要求的 11 项内容,无论是管理性程序文件还是技术性程序文件的编制均需要实事求是,照搬其他科室的文件因情况不同,执行起来易与实际产生差异。文件制定、批准、使用按 GB 15189 要求进行,重要的是要使科室全体人员明白和了解,对不同专业组的工作人员要进行与其工作相关的程序文件的学习和培训,对管理性程序文件要组织全科人员学习了解,共同遵守。程序性文件来源于科室实际,是科室客观工作的反映,对科室人员有约束力,对保证质量能起到重要作用。

4.资源

资源统指人、财、物、技术及信息等,对检验科而言这些是保证具有高质量检测报告的必要条件。

## (四)建立质量管理体系的 21 项基本工作

形成质量管理体系并不是一件容易的工作,要使与质量相关的各种因素处于受控状态,需要科主任组织力量做很多相关的事情,由于各科室的规模和实际情况不同要做的事情也不尽相同,但根据我们的体会,大致有以下 21 项基本工作要做。

1.确定科室的组织结构

(1)建立质量管理体系要明确科室与医院的关系,这通常是医院行政关系中确定好的,科室在建立质量体系的时候把这种关系用隶属图或文字表达出来,成为体系文件的一部分即可。

(2)确定科室本身的组织结构,划分不同的专业组,指定组长,设立每组的技术负责人和质量负责人,明确各组工作人员岗位责任。

(3)成立科室质量管理组织,组成一个小组,负责监督科室整个质量体系的运行情况,指定一名质量主管直接对科主任负责,可以直接检查各组质量情况,不受专业组和个人的干扰。

2.确认科室工作人员的从业资格

科室技术人员应持有专业院校毕业证、上岗证或职称证书,防止人员使用中的作弊行为,资格证件应复印一份由科室保存,确认后还要定期对检验人员进行业务考核、培训及资格验证。

**3.制定规章制度**

制定行政和医、教、研等各种规章制度,形成科室的制度体系,用制度行使管理,减少各种干扰,使人员专心工作,避免精力分散造成质量问题。医院已有的规章制度可以直接收录应用。

**4.法律依据的收集、保存和应用**

国家法律法令作为科室依据性文件收集、保存和使用,树立依法保护病人和自己的利益的观念。与检验工作有关,应该基本收集,经常应用的法律法令性文件大致有:新的《医疗事故处理条例》和举证责任倒置新规则等;《传染病防治法》,因为检验科涉及传染病、性病、艾滋病检测内容;《药品管理法》,因为检验科使用的试剂、试药均属化学药品范畴;国家有关医学教育、科学研究管理的法律规定;医学伦理学相关法律法规;公民义务献血有关法律制度等。

**5.统计清理科室当前开展的检验项目**

逐项落实科室当前开展的检验项目,把本科检验项目分门别类地进行登记形成文件,检测项目应该不是被国家卫生部明令淘汰的,并且检测项目有可靠和公认的检验方法。如果是认可实验室,其检测项目按照 ISO 17025 文件规定必须经过认可部门的逐项审核批准。

**6.检验方法的确认及建立检验项目 SOP 文件**

检验项目 SOP 文件是最基本、最重要的程序性文件,它能保证操作过程的规范化和检验方法的标准化。检验方法应尽量采用国际或国家标准的方法,方法性能规格的确认在使用商品化试剂盒时要确认方法的准确度、精密度、特异性和灵敏度报告范围(线性)等,还要考虑参考值是否符合本科(本地区)的服务人群。

编写 SOP 文件按照中华人民共和国卫生行业标准(编号 WS/T 227-2002),临床检验操作规程编写要求进行编写,也可按照 CILA88 关于 SOP 文件编写的 12 项内容逐项编写。

(1)标本收集和处理的要求,以及标本拒收的标准。

(2)方法的操作步骤,包括检验的计算和结果的解释。

(3)用于检验的溶液、试剂、校准品、质控品、染色液和其他用品的来源和制备。

(4)校准和校准验证的方法。

(5)检验结果的报告范围。

(6)室内质控规则和失控限。

(7)当校准或质控结果达不到实验室预设的标准时所采取的纠正步骤。

(8)方法的有限性,干扰因素的影响。

(9)参考值范围。

(10)威胁生命的"紧急值"及报告规定。

(11)标本储存的条件应保证在完成检验前标本的完整性。

(12)当检验系统不能工作时,所采取的补救措施。

SOP 文件由科主任批准签字并注明日期,更换主任时手册由新主任再批准签字并注明日期;改变项目、新增项目、改变方法均应形成新的 SOP 文件并重复上述程序;SOP 文件均要有正本和副本,停止使用的 SOP 正本和副本保存至停用两年后销毁;每个工作人员不仅要熟悉

SOP文件的操作步骤,而且必须严格遵守执行每个操作步骤。

**7.确认检验仪器的合法性**

我国于1995年颁布法令,规定凡从国外进口的仪器、试剂必须在SDA注册登记方可销售,国内生产的仪器必须有生产许可证,并定期换证,使用不合法的仪器,管理者要负法律责任,因此在建立质量管理体系时要先确认本科仪器的合法性。

**8.建立仪器的SOP文件和使用保养记录**

仪器的合法性确认后,根据厂家提供的操作说明书编写仪器的SOP文件,其中包括:①开机程序;②关机程序;③常规操作程序;④特殊操作程序(如急诊、复检等);⑤仪器维护程序等。另外每台仪器配一本使用登记,使用者每天登记使用情况,使用登记一年一本,年底入库保存;每台仪器建立日保养、月保养记录本,记录仪器维护、保养、维修情况,一年一本,年底入库保存。

**9.确认试剂的合法性并严格管理**

科室使用的试剂如果是进口的要有SDA注册登记,国产的要有国家器械管理委员会和食品、药品管理委员会注册登记证,试剂管理中要建立试剂定购、保管、请领和应用规定,设立试剂耗材库专人保管试剂耗材,建立入库和出库登记,请领试剂由各小组长负责或由组长指定组内专人负责;年终主任公布各组试剂消耗与工作量情况,形成试剂应用和管理的有效机制。

**10.制定校准程序和校准验证**

校准是对检验系统的测试和调整过程,目的是提供检验反应和所测物质之间的准确关系。校准仪器用配套校准品进行校准,保证量值的最终溯源性,仪器厂家应提供并保证校准品的来源,仪器安装时、搬动后、大故障维修后、正常使用半年和一年时都要进行校准,校准后的仪器或检验系统要验证(CILA88要求),验证的方法可用已知浓度的样品,稀释成不同浓度进行检测,观察所测浓度是否准确,是否呈线性,以此来判断校准结果;校准的记录十分重要,每次校准均应有记录,可自制仪器校准记录表、试剂校准记录表等,详细记录校准数据和情况。

**11.仪器设备和容器的计量年检**

向当地计量部门提出申请对现用的仪器设备和容器进行计量年检,包括分光光度计年检、天平年检、计数、计量分析仪年检(血细胞分析仪、生化分析仪等);采血管、吸管、量杯、量筒年检、定量加样器年检等;年检后做详细记录,合格的使用、不合格的淘汰处理并做记录。

**12.冰箱、温箱的温度记录**

检验科常用25℃、37℃、56℃不等的恒温箱以及2～8℃或−20℃、−86℃不等的冰箱,这些均要建立温度记录对其进行监控,当发现超出规定温度时要进行处理,如何处理要有措施并保留处理记录。

**13.实验室的温度和湿度记录**

温度、湿度、电压、电磁波、振动、空间、气压和灰尘光照等一起构成实验室的环境条件,温度、湿度受自然界影响很大,对实验的影响也很大,因此实验室除了配置温、湿度计外,还要建立温度、湿度记录本,对实验室温度、湿度进行监控,当温度、湿度超出标准时要有处理措施和处理记录。

**14.实验室分区及安全隔离(实验室设施与环境)**

不相容活动的区域或实验室要进行隔离,采取措施防止交叉感染。实验室应该分清洁区、缓冲区和实验区,清洁区提供工作人员休息或办公,实验区为标本检测区,原则上不允许无关人员进入,缓冲区供工作人员换工作鞋、工作衣、工作帽,戴手套,必要时戴口罩,然后才能进入实验区。(工作鞋用皮制的而不用棉制或布制);实验区装挡光窗帘,防止过分日照,特殊实验室装空调或换气扇、抽风机,微生物试验室和分子生物实验室等配生物安全柜或净化工作台。保证环境条件不会对化验结果产生不良影响。

**15.确定蒸馏水应用标准**

检验科试验用水不仅量大而且要求高,所用蒸馏水的质量如何直接影响试验的准确性,通常蒸馏水的质量标准为:电阻>1兆欧,比电阻>60万欧·厘米,有些试验还要用双蒸水,绝对不能使用超标的蒸馏水,另外要注意贮水器的定期清洗,保持干净,避免杂质和细菌污染。

**16.做好室内质控工作**

室内质控已经成为检验科的常规和习惯,但要把它做好而不流于形式,还是要下功夫。首先制定各小组室内质量控制规定,坚持不懈,以此验证试剂仪器和工作质量,保证病人样本检测的可靠性;每天于检查病人标本前进行质控品检测,检测值±2SD为在控,可以进入病人标本检测程序,检测值±3SD为出控,要查明原因,纠正出控情况后才能进入病人标本检测;建立每日质控记录表、每月质控报表、每年质控汇总表和失控处理汇总表,每月还要形成L-J质控图,便于分析研究质控情况,年终以上资料全部归入科室库房统一保管2年以上。

**17.参加室间质量评价**

室间质评是卫生行政部门统一地区结果的科学依据,每个科室根据情况和需要可选择参加卫生部临检中心和省级临检中心组织的室间质评。室间质评样本的检测用常规仪器和试剂由常规工作人员进行,才能反映实验室的实际水平;因为质评结果是权威机构发布的客观报告,是科室检验结果从众性、准确性的反映,是各专业组工作质量的重要依据,所以科室主任对回报结果应及时审阅,并有针对性的给出评语;质评成绩不及格证明检测过程中出了问题,必须采取处理措施;质评成绩和处理纠正记录年终全部归入科室库房统一保存2~3年。

**18.制定检验结果报告制度**

实行检验申请单与报告单分开制,申请单由检验科保存2年,报告单或书面形式或电子形式发给临床。因检验报告具有法律效力,是医疗事故和纠纷处理的重要依据,因此检验报告录入病人信息要准确,检验者和审核者签名要完整,报告时间要完整正确,报告单要整洁干净,所有检验报告要留存根2~3年,异常检验结果应有标示,如H(高)、L(低)等,报告单最好有检验项目的中英文对照和参考值;建立危急值报告制度,提示患者可能有生命危险的检验结果称危急值,危急值往往不是急诊发现而是平诊发现,必须随时发现随时报告,提醒临床进行紧急处理。危急值报告与急诊报告不同,急诊报告只要申请单写"急"字,在半小时至2小时之内无论结果正常与否全部报告,危急值只需哪项危急报哪项不必全报,如果电话报告危急值和急诊结果,要建立报告记录表,报告时间是否准确及时往往是医疗纠纷焦点,报告者应完整记录报告时间,包括某年某月某日某时某分,同时要记录报告的检测项目、临床接收报告人姓名,最后报告者自己签名,记录保存2年。

19.制定保护病人医密规定

患者有隐私保护权、认知同意权和上诉权,科室要制定保护患者医密的规定,维护患者利益,博得病人信任,对涉及病人医密的报告单要按规定处理。

20.制定废弃物处理和生物安全防护规定

废弃物处理对保护环境、保护工作人员安全非常重要,检验科的废弃物以血、尿、便等人体物质为主,其公开和隐性的传染因素很多,因此要参照国家标准建立废弃物处理规定。生物安全防护意识自 2003 年"非典"发生以来越来越受到各级各类人员和机构的重视,检验科更加需要生物安全防护,因此要参照国家规定和行业标准建立生物安全防护规定。

21.质量管理体系文件的形成

前面 20 项工作做到了,质量管理体系文件的内容就大致成形了,接下来要把管理体系内容文件进行整理,编制质量体系文件。质量体系文件一般分为四个层次:第一层次是质量手则,供领导层使用,属于质量管理的纲领性文件,第二层次是程序性文件,供科室各实验组(室)使用,第三层次是作业指导书即 SOP 文件,供具体工作人员检测标本时使用,这两个层次文件属于支持性文件,第四层次是质量记录(表格、报告、记录等)用于质量管理、监督和改进时使用。质量管理体系文件的编制要注意以下方面。

(1)文件的系统性:文件与文件间应做到层次清楚,结构合理,协调有序,剪切恰当形成系统文件。

(2)适宜性:各种规定在制定时应考虑科室的规模、特色和实际情况,考虑科室服务对象的特点及范围,主要是为了满足临床和病人的需求。

(3)见证性:管理体系文件可以作为科室质量管理有效运行及持续改进的客观证据,可以作为向法律机构、认可机构、患者和临床证实质量管理体系有效运行的客观依据。因此措辞要恰当,分寸要掌握好,文件中的规定注意合理性和正确性。

(4)法规性:体系文件是科室质量管理和保证的行为准则。体系文件应在总体上遵循国家和上级政府机构的有关法规和管理条例的要求,同时结合本实验室的特点。对科室内部而言,质量管理体系文件是必须执行的法规文件。

质量管理体系 4 大要素和 21 项具体化工作的关系是框架与砖瓦的关系,4 大要素既相对独立又相互联系,缺一不可。21 项具体工作把与检验质量相关的各种要素联系起来并处于受控状态,4 大要素是纲领和方向,21 项具体内容是措施和方法途径,涉及检验质量相关的方方面面,因此形成了质量管理体系。

# 第四节 质量控制

质量控制是质量管理的一部分,也是质量管理体系的具体内容,但因为它的重要性和特殊性,因此质量控制要做专门的介绍。质量控制是为了达到质量要求所采取的作业技术和活动。质量控制又包括室间质量评价和室内质量控制,二者都要经过由技术人员在常规工作状态下检测定值质控品的含量浓度,来评价科室与多家实验室检测水平的比较,评价每天、每月检测标本结果的可靠程度,它是质量管理中非常重要的内容,是科室必须坚持的重要工作和活动。

# 一、室内质量控制(IQC)

## (一)定义

由实验室工作人员,在日常常规工作的基础上,采取一定的方法和步骤监测检验方法和检测系统的稳定性,连续评价实验室工作的可靠程度和常规工作的精密度,提高本室常规工作中批内、批间样本检验的一致性,以确定报告是否可靠,可否发出的一项工作。

## (二)目的

室内质控的主要目的是:提高常规测定工作的批间、批内标本检测结果的一致性;检测、控制本室测定工作的精密度;检测本室测定工作准确度的改变,保证每个样本测定结果的可靠性。

## (三)步骤

1.选择质控品

质控品选择应当注意以下几点要求:用人血清或动物血清做基质,分布均匀,无传染性,添加剂和调制物数量少,瓶间变异小,冻干品复溶后稳定,有效期在 1 年以上,质控品所含物质满足本实验室要求。最少应选 2 个或 3 个浓度水平的质控品,比如高、低或高、中、低浓度水平。

2.选择校准品

不同检测系统应选择不同的校准品,因为校准品存在基质效应,所以应该选择与仪器配套的校准品,也不能把定值质控血清和非定值质控血清用做校准品,因为在制作质控血清以及在对质控血清定值的时候,不同的厂家其方法、仪器、规格、用途不统一。校准品选择后遵守校准规则,发挥校准品作用,通过定期校准、更换试剂时校准等工作,来纠正仪器、试剂造成的偏差。

3.质控品的正确使用

如果是冻干质控品其复溶的时候要注意溶剂的质量,比如蒸馏水的质量,加量要准确,复溶的过程严格按说明书要求进行。如果是液体质控品如血液分析质控品、尿沉渣检测质控品,要注意使用前按说明书要求充分摇匀再进行测定。

4.用校准品或质控品监视分析方法的稳定性

当定性检验时,在进行患者标本一次检测时,使用一个阳性和一个阴性质控品跟随检测以监视方法的稳定性。当定量检验时,每天进行一次质控测定,至少测定两个浓度的质控品,以监视方法的稳定性。培养鉴定检验时,每周用 3 个标准菌株培养鉴定一次,检验培养基和微生物生化试验的合格性(标准菌株常用金黄色葡萄球菌菌、大肠埃希菌、铜绿假单胞菌)。

5.实验室的常规实验条件验证

验证方法可以用最佳条件下的变异(OCV)和常规条件下的变率(RCV)进行比较,具体方法如下:

(1)先做质控品最佳条件下的变异评价(OCV),在人员、仪器、试剂、实验室、环境等因素处于最佳条件下对同一批号质控血清连续测定 20d,每天一次,共获 20 个数据,求这 20 个数据的平均值、SD 和 CV%。

（2）再做质控品常规条件下的变率评价（RCV），在上述因素处于常规条件下对同一批号质控品连测 20 次，每天一次，求此 20 个数据的平均值、SD 和 CV％。

（3）常规条件下 CV 如果接近最佳条件下的 CV，说明常规条件良好，测试结果可以接受，否则说明常规条件存在问题需要改进，工作人员应该查找原因，使常规条件尽量保持良好状态。平均值、SD 和 CV 的计算公式如下：

$$\overline{X}=\frac{\sum X}{n}, SD=\sqrt{\frac{\sum(X-\overline{X})^2}{n-1}}, CV=\frac{S}{X}\times100\%$$

**6.设定靶值**

靶值由实验室自行设定，可用定值或非定值质控血清，靶值分为暂定靶值和常用靶值，暂定靶值一方面为常用靶值打基础，另一方面在常用靶值未出来前供实验室暂时用做室内质控的靶值，常用靶值在暂定靶值的数据基础上形成，作为实验室不更换质控品且质控品在有效期内的常用靶值。2 种靶值的设定如下。

（1）暂定靶值设定：室内质控工作开始的首月，把本室选用的质控品测定 20 次，每天一次，将每一项目的检测结果计算平均值，作为暂定靶值。以此靶值作为下一个月室内质控的靶值，一个月结束后将该月的在控结果与前 20 个质控检测结果汇总计算累计平均值，作为下一个月的质控靶值，以此类推连续 5 个月。

（2）常用靶值的设定：用首月的 20 个检测结果和后边 5 个月的在控检测结果汇总计算累计平均值，此平均值就作为本实验室质控品有效期内的常用靶值。需要注意的是，个别在有效期内浓度有变化的项目，需要根据情况调整靶值。

**7.制作质控图**

取相同的质控品连续测定 20d，得到 20 个数据，计算平均值和 SD，在方格纸上构建本实验室的质控图：在水平方向画出均值线和±1SD 线、±2SD 线和±3SD 线，形成 LevenJeni 质控图，每天检测质控样品并在质控图上标出相关结果，当质控结果在允许范围内时，进入病人标本检测并发出报告，当质控结果超出允许范围内时，停止工作分析原因，确认并解决相关问题后再进入检测程序，如更换试剂批号和质控物批号需做新的质控图。

**8.建立质控规则**

通常采用 Weisdgard 规则配合 L-J 质控图的应用来建立质控规则。

（1）在控规则：当质控品结果在均值±2S 范围内时为在控。

（2）12s 规则：当质控品结果超过均值±2S 时为警告规则。

（3）13s 规则：当一个质控品结果超过±3S 时为失控，实验无效，说明存在随机误差。

（4）R4s 规则：同批两个结果之差超过 4S，既一个质控品结果超过均值＋2S，另一个结果超过均值－2S 为失控，提示存在随机误差，第二批实验无效。

（5）22s 规则：质控品连续两个结果超过均值＋2S 或均值－2S 为失控，提示存在系统误差，第二批实验无效。

（6）41s 规则：一个质控品连续 4 次检测结果超过均值＋1S 或均值－1S 为失控，提示系统误差。最后一批实验无效。

（7）7T 规则：7 个连续的质控检测结果呈现向上或向下的趋势，提示系统误差，最后一批实验无效。

(8)10×规则:10 个连续的质控检测结果在均值一侧为失控,提示存在系统误差,最后一批实验无效。

**9.失控处理及原因分析**

(1)处理:①质控结果超出实验室确立的控制限,及时检查原因或复检质控品,换另一瓶质控品,检查试剂、仪器状态,测试过程有无问题,直到质控在控;②校准结果与上次不符合或超出仪器规定数据要求,及时找维修工程师或厂家代表,确实校准合格后方能进入病人标本检测;③填写失控记录和失控报告单,上交专业室组长,由组长做出是否发出与失控质控品相关的那批患者标本检验报告的决定。组长要正确有效地分析原因,如果假失控可以发出报告,如果真失控,要全部重测质控品,测定合格后再测定标本签发报告。另外组长要及时报告主任相关的处理情况、措施和结果,并做记录入档备案。

(2)原因分析:操作失误,如取错试剂、用错校准品、质控品失效没发现;仪器维护不良;所采用的质控规则、控制范围、质控标本数测定不当等。

(3)纠正办法:出现失控立即重测同一质控品,排除人为误差和偶然误差。如仍失控则打开新质控品,重测失控项目,如在控,可证明原质控品过期、变质、污染。如不在控则检查仪器、查明光源是否需要更换,比色杯是否需要清洗或更换,维护确认后再测质控品。如仍失控则检查试剂,可更换试剂后再测质控品。如不是试剂问题则用新的校准液重校仪器,重测失控项目。如仍失控则请专家和工程师帮助。因为上述 5 步纠正仍失控,可以推断仪器出现了重大故障,应与仪器厂商联系请求技术支援。

**10.室内质控数据的管理**

每个月对当月所有质控数据汇总并进行如下处理。

(1)每天将各个项目的质控品检测值点在 Levey-Jeninggc 图上并判断是否失控。

(2)每月对每个项目原始质控数据计算 $\overline{X}$、SD 和 CV,含失控数据。

(3)当月每个测定项目去除失控数据后再计算 $\overline{X}$、SD 和 CV 以及当月和以前每个测定项目所有质控数据的累计 $\overline{X}$、SD 和 CV。

(4)当月所有项目的质控数据汇总整理成一本、一图、一表,一本即当月所有质控项目原始数据含 $\overline{X}$、SD 和 CV,一图即当月每项目质控图,一表即当月失控累计报告表,含失控原因和纠正措施等。

(5)每年各小组将质量控制的一本、一图、一表交科室库房保存,保存时间 2～5 年。

(6)科主任要定期检查各组质控记录是否完整合乎要求,并按完成质控工作的情况给予评价、鼓励或提出改进要求。

**11.周期性评价**

实验室负责人(组长)应定期对室内质控数据和结果进行评价,查看以往各月 $\overline{X}$、SD 和 CV 之间是否明显不同,如发现显著性变异,应对质控图的 $\overline{X}$、SD 和 CV 进行修改或重新设计质控方法。

以上质控方法只适用于定量检测。定性检测尚无成熟的质控方法,通常是在检测标本同时带测阴性、阳性质控品。

# 二、室间质量评价（EQA）

## （一）室间质量评价定义

由卫生行政机构，采取一定的办法，连续、客观地评价实验室检测结果，发现误差并校正结果。提供各实验室的能力比对值（PT），使各室之间的结果具有可比性。EQA 是对实验室操作和实验方法的回顾性评价，是利用实验室间的比对来确定实验室能力的活动，也是对实验室维持较高检测水平进行考核、监督和确认的一种验证活动，对评价实验室所出具的数据是否可靠和有效提供客观证据。

## （二）室间质量评价的作用

1. 评价实验室是否具有胜任所从事检测工作的能力，由组织 EQA 的权威机构评价。

2. 作为实验室的外部措施，来补充实验室内部的质量控制程序。

3. 室间质量评价是权威机构进行实验室现场检查的内容，也是实验室证明实验质量的依据。

4. 增加患者对实验室的信任度，为医疗举证提供实验证据，这种信任和证据对实验室的生存与发展是非常重要的。

## （三）室间质量评价的目的

1. EQA 用相同或类似被测物对多个实验室测量结果进行对比，对确定实验室测量能力和质量进行持续监控。

2. 识别实验室存在问题，为实验室查找问题原因，制定补救措施，了解人员的操作能力和仪器的校准提供依据。

3. 确定某种检测方法的性能特征并进行方法学评价，从结果的 PT 值对试剂质量进行评价并为选用、更换试剂提供依据。

4. 增加实验室工作人员的信心。

5. 识别实验室间的差异。

## （四）PT 的含义及计算

室间质评定量成绩用 PT 反映，PT 的含义为定量分析的能力验证。验证标准：单项 PT≥80% 为满意的室间质评成绩，<80% 为不合格成绩，总项目 PT≥80% 也为满意的室间质评成绩。

PT 的计算：

$$单项\ PT\ 成绩=\frac{某项目合格数}{某项目总数}\times100\%$$

$$总\ PT\ 成绩=\frac{所在项目合格数}{所有项目总数}\times100\%$$

PT 成绩要求：

1. 单项 PT≥80%（满意 EQA 成绩）。

2. 总 PT≥80%（满意 EQA 成绩）。

3.连续两次活动 PT 合格（成功 EQA 成绩）。

4.三次活动中有两次 PT 合格（成功 EQA 成绩）。

### （五）室间质评的活动流程

每年国家卫生部临床检验中心和各省卫生厅临床检验中心向各医院或其他实验室发出 EQA 通知。各实验室根据情况选择参控项目并将质控费用寄至临床检验中心。临床检验中心定期将质控物寄至各实验室。参控实验室检测后将结果回报临床检验中心。临床检验中心对结果进行分析统计与评价，然后将结果评价成绩以 Web 方式或邮寄方式返回参控实验室。参控实验室接到成绩后，主任要签字并将成绩通报相关专业组，各组对不合格成绩进行分析，采取纠正措施并做记录。实验室保存成绩通知和记录。

### （六）失控原因及纠正措施

容易发生问题的常见原因如下。

1.物质原因

主要是仪器状态和校准，其他参与设备的性能，试剂的质量，质控物质量。

2.人的原因

主要是操作者的技术状况和责任心，是否按规定使用质控物并按 SOP 文件规范的按常规工作程序检测质控物。

3.其他原因

主要是检测方法的优劣，数据上报填写错误等。

制定纠正措施是为了维护实验室有准确可靠的检验结果，纠正措施分预防性措施和即时性措施，预防性措施主要根据实践经验对容易出问题的地方事先制定相应的措施，让大家遵照执行，防止发生问题。即时性措施针对临时出现的问题，实施解决并进行记录。

室间质评成绩出控实际反映的是实验室常规检测系统存在问题，因此除了针对临时出现的问题实施解决和注意，在下一次室间质评活动中避免类似问题发生以外，其他纠正措施和方法同室内质控。

4.质控记录和保存

（1）凡与质控相关内容均应记录，记录应清晰明了，当记录中出现错误时，对错误应划改，留下原来的数据痕迹，不可擦悼或涂改，欲修改内容填写在旁边，改动人也要签名在旁边。

（2）保管中注意防止损坏、变质和丢失。并规定各种记录的保存期，给予安全保护和保密。

（3）电子记录应备份，防止未经授权的侵入或修改。

# 第五节 质量保证

## 一、定义

ISO 8402-1994 文件对质量保证（QA）的定义是这样描述的：为了提供足够的信任表明实

体能够满足质量要求,而在质量体系中实施并根据需要进行证实的全部有计划和有系统的活动。

## 二、目的

科室(实验室)通过质量保证工作的规划和实施来评价其措施和程序的有效性,识别并纠正问题,保证报告的检测结果准确和及时,保证工作人员水平和能力。用所建立的 QA 措施和程序来监测和评价整个检测过程,也就是分析前、分析中、分析后的质量。

## 三、主要内容

### (一)分析前阶段质量保证

分析前阶段指从临床医师选择检验项目提出检测申请到采集标本将标本送至实验室这一阶段。这一阶段过去常被忽略,但现在其重要性已经得到了临床和检验科的认识,是保证检测结果准确可靠的先决条件。这一环节的质量如得不到保证,即使检验科有最好的技师、最好的仪器、最好的方法、试剂、最"准确"的检测,但它不能真实地反应患者当前的病情,只能起误导作用。

1.检验项目申请中的质量保证

检验项目选择和申请是医师的职责,选择检验项目注意掌握适当的原则,选好用好,不但能保证结果的有用有效,而且可以正确体现检验质量。

(1)注意有效性:选择前医生应当了解各项检验项目的临床价值,尽量选择对疾病诊断具有灵敏度高和特异性强的项目进行检查。有时二者不能兼顾,采取筛查时考虑敏感度高的项目,筛出可疑者后选特异性强的项目,如果是排除性检查,也应该选择特异性强的项目。

(2)注意经济性:选项时认真详尽的询问病史和体格检查,在得到初步诊断的基础上,从实际需要出发选择项目,做到有的放矢避免浪费。另外检验项目繁多,通常单项能明确诊断的选单项,如疟原虫检查、大便寄生虫检查等,单项不足以说明问题的选组合项目,既便于协同和优化结果,又能从多方面提供理化参数辅助诊断和治疗。也便于合理支出检查费用。

(3)注意时效性:根据检验内容的不同和检验过程简繁的区别,拿到检测结果的时间不一。了解报告发出的时间,如有的检验当天发报告,急诊检验 30min 或 2h 可发报告,有些检查需要较长时间才能出结果,如细菌培养,有的项目标本少,不可能天天检测,只能在规定时间内进行等,了解报告发出的时间,方便根据病情和住院时间长短决定先检查什么项目后检查什么项目。

(4)正确分析检验结果:有的检验结果可帮助明确诊断,有的只能辅助诊断,医生应结合临床资料综合分析应用检验结果,有利于下一步的选择。

(5)检验科的帮助:当临床医师不了解检验科有多少项目有诊断或鉴别诊断作用时,可向检验人员咨询。检验科有责任对于新的、临床医师还没有完全了解的检验项目进行介绍和推荐,同时对于临床医师忽略而病情需要做的某些项目,进行及时提醒。在检验标本过程中,发现检查内容以外的情况,如血清黄色过深,应建议医师做胆红素检查。有的临床医师对检验指标的应用不恰当,如肿瘤标志物应用于早期诊断灵敏度不是很高,不易得到理想结果,检验人员可以提出其他的检测建议等。

2.标本采集中的质量保证

包括病人方面各种因素的保证和护士方面各种因素的保证。

(1)病人方面各种因素的保证:鉴于标本来自患者的前提,标本采集前告诉患者进行必要的准备和控制,才能保证质量。

①患者的年龄、性别、民族不同,检测的结果也不同,开申请单和留取标本时不能搞错性别、年龄,避免张冠李戴。

②患者的状态控制:在平静和休息状态下采集标本。激动、兴奋、恐惧可使 WBC、Hb 等结果升高,运动后由于能量消耗,体液丢失,剧烈呼吸,可造成许多结果变化,如谷丙转氨酶、乳脱酶、肌酸激酶等一时性升高,血 $K^+$、$Na^+$、$Ca^+$、蛋白、血糖等变化不定。乘公共汽车到医院看病由于劳累、受冷、热空气刺激,也常使 WBC 升高,影响结果的真实性。容易造成错误判断。

③患者的饮食控制:通常,一顿标准餐后,可以使 TG 增高 50%,血糖上升 15%;而高糖饮食情况下,血糖结果会升高;摄入高蛋白或高核酸会导致血尿酸升高;高脂肪饮食、饱餐后采血,血清乳糜等都会影响许多结果的正确性;饮料和咖啡往往可使淀粉酶、AST、ACP 等升高。因此空腹采血的原则要坚持,只有急诊、特殊试验和不受饮食影响的项目例外。空腹以 12h 为宜,空腹过长则血糖、蛋白质降低,胆红素增高。

④患者的药物控制:所有药物对检测结果都有或大或小的影响,影响方式有:药理作用影响,比如甲状腺素类制剂治疗甲减的同时,可促进糖吸收和糖原的分解及糖异生作用使血糖增高,还可使胆固醇降解成胆酸,由粪便排出体外而造成体内胆固醇降低;毒性反应影响,有的药物对肝、肾、造血功能有影响,可以引起相关检测指标的变化;对测定方法的影响,有的药物带有颜色,容易干扰检验方法中的显色而使结果不准确;化学影响,有的药物可以参与检测过程中的化学反应,如抗坏血酸具有还原性,对氧化还原法的尿糖测定带来影响,有的药物可以抑制酶活性使酶结果降低等。

为了得到患者方面的质量保证,对患者要多作解释工作,消除其紧张和恐惧心理,对于尿、痰、便等多由病人自己进行采集的标本,医务人员要告知留取方法和注意事项,保证高质量标本能得到。

(2)护士方面各种因素的保证:护士采集标本是关键步骤,要控制很多环节。

①采样时间的控制:首先要在最具代表性的时间采样,原则上是晨起空腹时采集标本,因为可减少昼夜节律带来的影响,而且此时病人处于平静状态,便于组织日常工作等;其次要在检出阳性率最高的时间采样,例如细菌培养尽可能在使用抗生素以前,尿常规尽量取晨尿,早孕试验应在孕后 35d 送检等;再有要在对诊断最有价值的时间采样,例如急性心肌梗死免疫蛋白测定于发病 4～6h 采样较好,病毒性感染抗体检查于急性期和恢复期采双份血清意义较大,药物监测根据药物峰值效应,在药物分布期结束后监测,通常输液结束后 2～4h 进行,地高辛、洋地黄毒苷在输液后 6～8h 采样最好等。

②样本质量的控制:样本质量一方面指样本是否具有代表性,例如大便的脓、血部分,骨髓、脑脊液标本没有血液混入,痰标本没有唾液混入等;另一方面包括抗凝药的正确应用,防溶血、防污染(器械污染、化学物质污染、非病原菌污染、空气污染如血气标本等),防过失性采样,如在输液的同肢体抽血做生化检验等。

③标本的标识:不同检测项目的容器应有不同的标识,目前真空采血管不同的颜色大体可满足这一点。

④标本的保存及输送:标本采集后应立即送检,切忌在室温放置过久,放置过久会造成某些血液成分的变化如血糖降低,水分蒸发血液浓缩导致结果不准确,另外细菌培养的标本如不及时送检,也易引起病原菌死亡,污染自然界中的细菌或标本中的正常细菌大量繁殖造成虚假结果。标本应有专人负责送至实验室,运送途中要防止标本容器的破碎和标本丢失,确保不污染环境和保护工作人员安全。

3.检验科接收标本时的质量保证

检验科要严格执行标本验收和拒收制度。检验人员对影响标本质量的诸因素要十分熟悉,例如饮食、药物、溶血等的影响,对各种标本的采集要求也要十分熟悉,要主动走出实验室,深入临床科室了解标本采集情况,必要时进行帮助指导,还要及时把送检标本发生缺陷的情况反馈给相关临床科室,以便及时进行纠正或弥补。

分析前阶段质量保证从医师提出检验申请-患者准备-护士采集标本-护工传送标本-检验科验收标本这5个环节,涉及多种人员多种工作,因此存在质量缺陷的隐蔽性和责任的难确定性,一旦发生质量问题,追查原因和责任时往往比较困难,容易影响科间团结或引发纠纷,为此除了每个环节认真做好以外,积极主动分析原因,加强沟通是最重要的。

分析前阶段的质量保证不仅是一个技术问题,更多的是管理问题,因此医院质量管理部门应参与管理,对这项工作给以理解和重视并积极协调各科间关系,制定每一环节的质量保证措施、检查评比考核制度及办法等。

## (二)分析中的质量保证

分析中质量保证指检验样品经过验收合格进入检测程序到形成报告的这一系列活动。这一系列活动包括:

(1)血液标本的编号、离心、分离血清或血浆,然后上机待检;全血标本的混匀,其他标本的涂片、接种、纯化等。

(2)根据申请单要求将检测项目输入计算机或分析仪。

(3)按SOP文件进入样本分析检测程序,在这之前,科室的检测方法要已经被确认并验证,SOP文件已经做好,质量控制已经证明质控物在控,参考值已确定等。

(4)检验中出现过高过低或不好解释的结果要及时分析原因,再次检测,必要时与临床沟通询问标本留取、用药和病人状况,尽量查明原因,最终形成可靠的检测报告。

## (三)分析后阶段的质量保证

分析后质量保证指的是病人标本经过检测已经有了结果,对结果进行审核,然后发出报告直到临床应用这一阶段的工作。检测结果是检验科为临床提供的诊疗信息,检验报告是这些信息传递的载体,检验报告的形式常用书面检测报告单或计算机网络发送的电子报告。检验结果报告必须保证"完整、正确、及时、有效"。

检测结果的正确发出可以说是检验工作质量保证的最后一个环节,但从检验医学及服务质量来说应该延伸到检测结果合理解释及其为临床医师所应用这一环节。因为检测结果在初诊时的目的是确诊,确诊后即使同一个项目可能检测目的将转化为观察病情、判断预后或疗效。因此分析后质量保证主要进行以下工作:

(1)按照科室建立的报告签发审核制度,报告单发出前除操作者签名外,还应由资深检验人员进行审核并签名;审核报告单要注意有无漏项,结果填写是否清楚、正确,有无异常的难以解释的结果,结果书写有无错误,是否需要复查,结果是否可靠,最终决定报告可否发出等。

(2)特殊项目检测报告单及关系重大的检测报告,如 HIV 阳性报告、白血病报告、恶性肿瘤报告、发现罕见病原体报告等。须检验科主任或由主任授权的人员审核无误并签名后方可发出。

(3)危重患者和疑难患者的检测结果复核报告要及时、正确,疑难患者结果应做前后对比,慎重检查,并与临床资料结合分析。异常结果应明确复查限制,如血钾高于 6.5mmol/L,低于 3.0mmol/L,血小板 $<50\times10^{12}/L$ 等均应该慎重复查。

(4)按照危急值和紧急值报告制度及时报告危急值和紧急值,并记录报告时间,报告人及结果接收者。

(5)报告单发送:常规检查结果 24h 内发送书面报告,6h 内发送电子报告,急诊检查 2h 内电话报告结果,后追送电子或书面报告,细菌培养初报为电话报告,终报为书面报告等。为了防止检测报告单丢失或发错科室,为了替病人保守医秘,注意报告单保管,实行报告单发送签收制度。另外报告单上要申明检测结果仅对当次标本负责。

(6)结果疑问处理:临床医师接到报告后,如对检验结果有疑问应在 48h 内询问检验科,以便在标本存留期复查或分析原因。

(7)标本检测后的保存:这也是分析后质量保证的内容之一,对复查结果,处理短期内纠纷很重要。通常一般标本保存 2d,特殊标本如乙肝阳性保存 7d(冰箱),骨髓标本保存 3～5 年,细菌培养原始标本保存到报告发出为止。大小便和痰常规标本检完即处理,特殊情况放干净容器内于冰箱保存,精液、白带、脑脊液、胸腔积液、腹水标本保存 2d。

# 第六节  持续质量改进

检验科的质量管理必须长期坚持,并在不断巩固质量管理的成果,同时注意新情况,解决新问题。持续质量改进主要是通过有目的、系统化地调查和评价每个质量环节存在的问题并加以改进,使科室不断向优质高效的方向发展。

## 一、持续质量改进的目的及意义

### 1.提高服务质量

实验室必须根据质量管理中发现的问题,制定改进方案,实施改进计划,有的放失地实施改进,从而更有效地提高服务质量。

**2.推进科室全面发展,提升科室信誉和地位**

在开展专题立项的质量改进研究中,在科室范围内明确"质量管理,人人参与"的意识。在实施质量管理中开展群众性的研究改进活动,强化全员的质量意识和质量管理参与能力,才能高效地持续质量保证,从而推进科室全面发展,提升科室信誉和地位。

**3.完善质量体系**

通过持续质量改进,不断完善质量体系。质量体系会随着社会、医院总目标的改变而有所变化,持续改进才能废旧立新,坚持有用的,摒弃空虚的内容,使质量体系在科室运行和医疗行为,医疗法律和医疗道德中发挥重要作用,最终可以有效地提供高水平、高质量的医疗服务。

**4.减少医院纠纷**

持续质量改进对保证医疗安全、防范医疗事故、减少医院纠纷有重要作用。尽管医疗事故是极少数,医疗纠纷也不经常发生,但事故或纠纷一旦发生,对医院影响很大,而且背后必然隐藏着严重的质量问题。因此质量管理与医疗安全密切相关,过去处理事故与纠纷着重对当前事件的处理,缺乏有效的防范措施,质量管理和持续改进有利于不断完善有关预防措施,把事故和纠纷降至最低。

**5.持续质量改进才能与国际接轨**

目前国际国内各行各业把质量视如生命,宏观的质量管理来自各级国际和国内权威组织,他们以社会化的形式控制着行业质量,微观的质量管理体现在基层科室以及个人行为,形成了多层次的质量管理结构。检验科把本科的质量管理与各级卫生行政部门的质量管理相结合,形成积极参与社会化高层次质量管理的制度和程序,持续改进,逐步适应新时期的医疗工作,促进科室内涵发展,努力与国际标准接轨,完成质量体系认证。

# 二、持续质量改进的措施

## (一)坚持"三全"管理

"三全"管理是指全员质量管理、全过程质量管理、全部工作的质量管理。

**1.全员质量管理**

对全科人员实施质量教育并强化质量意识,落实全员岗位质量控制职责;落实全员质量考核,加强质量约束。

**2.全过程质量管理**

检验科的全过程质量管理就是质量管理体系中列出的从组织-过程-结果-资源的全面质量管理。

**3.全部工作的质量管理**

虽然质量管理是医疗检验的重中之重,但检验质量管理不是孤立的,它与科室科研、教学、后勤保障、职业道德,各级各层医疗关系和服务、预防保健等密切相关。因此,全部工作的规范化管理实际最终体现的是品德和质量,只有全部工作质量管理才能强化医疗工作质量管理。

（二）坚持"三级"规范

"三级"规范包括基础质量规范、环节质量规范和终末质量规范。

（三）坚持"四严"要求

"四严"要求是指要求质量管理组织的严密性、质量管理制度的严肃性、医疗技术操作规程的严格性、管理思维的严谨性。

# 三、持续质量改进的四大支柱

持续质量改进的四大支柱是指质量管理的标准化、质量教育的经常化、质量管理小组活动的权威化、质量管理工作系统化。

1.质量管理标准化

实现科室全面质量管理必须有一套完整的标准化体系，包括基础质量标准，工作环节质量标准，终末质量标准（ISO/GB 15189、17025、15481）。

2.质量教育的经常化

教育内容包括质量意识、质量管理、质量控制基本知识和技能、职业道德修养及教育的经常化、系统化，有利于建立质量管理的思想基础。

3.质量管理小组活动权威化

质量管理小组渗透在各专业组中，其中质量控制是技术性工作，它可解决许多质量攻关或质量改进课题，而且是建立质量管理的支柱性工作。

# 四、质量管理工作的循环体系

检验科的质量管理循环体系涉及医院、临检中心（国家级、省级）和科室本身。国家卫生部临检中心、省临检中心的室间质评及各种行业标准要求对科室质量管理和质量水平有统筹评价作用。医院经常检查科室检验和服务质量，并促其发扬成绩，纠正错误。科室内部的质量管理体系则能深入细节，管理科室医疗服务的方方面面。这种三层管理体系成为科室质量管理的指挥系统和循环体系。

# 五、质量改进与咨询服务

检验科提供咨询服务责无旁贷，利用会诊、查房、下科走访、学术会议等机会回应咨询可以增进检验与临床的沟通，对持续质量改进有积极的作用。为了提供良好的咨询服务，检验人员应该具备良好的业务知识。在咨询服务中经常碰到以下问题。

1.正常参考值和临床意义的解释

了解检验项目的正常参考值范围和临床意义是病人最关心的问题之一。因此检验人员应了解掌握生物属性不同对检验结果影响不同；性别、年龄、民族、居住地及妊娠等原因引起的检验结果差异；检测方法不同参考值可以不同，如乳酸脱氢酶（LDH）测定 P-L 法成人参考值范围为 280～460U/L，L-P 法为 190～245U/L；各实验室有各自的参考值范围以及同一项目在方法、仪器、试剂不同的情况下参考范围可以不同。

### 2.注意假阳性和假阴性错误

因为正常参考值制定有 3 种方法，一为正态分布原理法，即 ±2S 为参考值上、下限；二为百分位数法；三为接受器工作特征曲线（ROC 曲线）。不论何种方法，总有少数正常人的测定值落在异常范围内，也有少数病人的测定值落在正常参考值范围内，如正态分布法 95% 区间参考值确定法，则有 2.5% 左右的正常人测定值大于正常参考值上限，此为假阳性错误，同时有 2.5% 的人群测定值小于正常参考值下限，此为假阴性错误，尽管这两类错误发生的概率小，属小概率事件，但解释结果时必须注意说明。由于这两类错误基本发生在正常参考值范围上、下限附近，因此当标本检测结果在正常参考值上、下限附近时，不能轻易下正常或有病的判断，最好告知过一段时间复查后，再做对比分析。

### 3.注意临界值问题的解释

在定性测定中，阴性、阳性的判断有一个临界值问题，也就是测定方法的敏感度问题，不同厂家生产的试纸条，胶体金免疫分析法试纸条或板，其灵敏度不同，因此判断阴、阳性的临界值有差异。如粪隐血化学法试纸条灵敏为 0.2mg/L，胶体金免疫层析法可达 5μg/L；尿十项检测由于不同的仪器，试条检出限不同，有的尿蛋白"＋"检出限为 300mg/L，有的为 250mg/L；HBSAg 胶体金法敏感度为 2ng/mL，ELISA 法敏感度可达 0.5ng/mL 或更低。在目前临界值无法统一规定时，解释结果时务必注意。各科室使用的试剂不同其临界值不同，捕捉到标本的阴、阳性也会不同，容易出现各医院间的报告结果差异，如乙肝五项检测时，同一科室在换试剂前后也容易出现前后结果的不同。

### 4.了解敏感度和特异度的问题

这两个问题是评价检验方法的指标。敏感度指的是某病患者该试验阳性的百分率，如乙肝表面抗原检测，只要携带者 90% 能被 ELISA 法检出说明该法敏感度为 90%，真阳性 90%，假阴阳 10%。特异度指的是非该病患者该试验阴性的百分率，如 10 个人是乙肝阴性，用 ELISA 法检测本应 10 个全呈阴性，但有 2 个被检为阳性，只有 8 个检为阴性，其特异性就为 80%（真阴性）。当前还没有一个检测方法的敏感度和特异度均达 100%，都存在一定的假阴性或假阳性。

### 5.注意"窗口期"问题

"窗口期"在病毒感染疾病中比较明显，其含义为感染了某种病毒，但标志物的检测在一定时间内，可能出现阴性，也可能出现阳性但不强。遇此情况，要注意病程，采取每间隔一定时间后，再进行复查的办法予以核实。

### 6.注意标本质量问题

如采集标本时间及病人状态，是否正在输液或在输液的同肢体抽血；标本有无溶血、乳糜血或凝块；病人正在用什么药，对检测结果有何影响；采样的容器，抗凝剂、防腐剂、真空管是否有问题等。

### 7.医学决定水平的意义和解释

医学决定水平指的是临床上必须采取措施时的检测水平，它是一个阈值，不是参考值，高

于或低于这个阈值,决定对病人应采取某种治疗措施(表 2-6-1)。以血清钙为例:

正常参考值为 2.25~2.65mmol/L。检测值低于 1.75mmol/L,易发生低钙性抽搐,临床应及时补钙治疗。检测值高于 2.75mmol/L 以上,对诊断甲亢有意义,要采取相应措施。检测值高于 3.375mmol/L,可能出现高钙昏迷,应立即做出诊断和治疗。因此,1.75、2.75、3.375mmol/L 就成为 3 个医学决定水平,应提醒临床采取相应措施。

表 2-6-1　重要生化项目的医学决定水平

| 项目 | 参考值 | 医学决定水平 | 临床意义及措施 |
|---|---|---|---|
| 血糖 | 3.9~6.1mmol/L | ≤2.5mmol/L(空腹) | 低糖血症,补糖 |
| | | ≥7.0mmol/L(空腹) | 糖尿病可能,监测 |
| | | 11.0mmol/L(餐后) | 高度指示糖尿病,治疗 |
| $K^+$ | 3.7~5.0mmol/L | ≤3.0mmol/L | 周身麻痹 |
| | | ≥5.8mmol/L | 进一步查清原因 |
| | | ≥7.5mmol/L | 心律失常 |
| $Na^+$ | 138~146mmol/L | ≤115mmol/L | 昏迷、半昏迷、神志不清 |
| | | ≤135mmol/L | 考虑引起低血钠的原因 |
| Cl | 98~109mmol/L | ≤90mmol/L | 考虑引起血 $Cl^-$ 过少的原因 |
| | | ≥112mmol/L | 考虑引起高 $Cl^-$ 的原因 |
| Cr | 62~133$\mu$mol/L | ≥141.6$\mu$mol/L | 进一步检查弄清 Cr 增高的原因 |
| | | ≥531$\mu$mol/L | 严重肾功能损伤 |

8.了解检测项目联合应用的意义

检测项目联合应用有为提高疾病诊断率采取的序列试验,如 $\gamma$-GT(谷氨酰氨基转移酶)、AFU(岩藻糖苷酶)、AFP(甲胎蛋白)的联合应用可提高原发性肝癌的诊断率;为多方位了解疾病的变化采取的平行试验,如泌尿系感染诊断可同时检测真菌、滴虫、支原体、衣原体、细菌培养等,能又快又准地反映感染情况,还为病人减轻负担;为了解某一器官功能的状况采取的联合检测,了解肝功检查酶学、胆色素、蛋白等项目,了解肾功检查尿素、尿酸和肌酐等。

联合应用和组合应用有一定的区别,联合应用表示不同标本、不同专业工作室,甚至包括其他科室检查,如放射,磁共振成像、检验,病理等不同专业检查项目的共同使用;组合应用表示同一标本在同一专业工作室中所做的各种试验的联合检测,如常规生化、常规血液分析、尿液分析等。

# 六、持续质量改进与循证检验医学

循证医学是以科学证据为基础的临床医学,其本质是发现证据并严格遵循证据来指导临床思路以达到最佳的治疗效果。循证医学要具备三个要素,一是患者就诊的目的和愿望;二是医师的临床经验,专业技能及工作能力;三是有说服力的临床试验证据。循证医学的主要任务是用严格的评价方法和评价标准去发掘文献中有价值的科研成果、新的治疗经验、新的知识方法、吸取精华而达到提高医疗水平的目的。

循证检验医学是在大量可靠的临床资料和经验的基础上研究检测项目应用的价值,为临床不断提供有价值的,可靠的,实用而经济的检测项目,为诊断和治疗的决策服务,为临床提供理化指标证据,也就是检测数据和结果。数理证据的特性具有科学、可靠、有说服力的特点,有质量的检测数据和结果才是科学的、可靠的、有说服力的,因此才能叫做实验诊断证据。持续质量改进坚持循证检验医学就是为了保证实验诊断证据的以下两点。

1.真实性

工作中使用的方法要与标准诊断方法(金标准)做对比试验。金标准主要指活体组织检查、病原检查、细胞检查、影像检查、外科手术发现、尸检、长期随访结果、临床医学专家共同制定的公认的综合诊断标准以及实验室经典方法。采用盲法将诊断性试验与金标准进行对比,证明方法的可靠性,才能保证结果客观、准确、避免发生偏差。对比方法,采用病例组标本(包括各型病例如典型、不典型病例、轻、中、重型病例、治疗前及治疗后病例),对照组标本(包括标准方法确诊该病病例各 30 例以上进行比较)。

2.适用性

该试验可否推广应用,能否合理估算患者临床上的验前概率(有多少人,多少标本做该项目检测),验后概率是否有助于患者处理和治疗,也就检测结果在临床上应用价值的大小。

循证检验医学为了保证实验诊断证据(检验报告的数据和结果)的可靠,通常进行 5 项工作:①确定问题,包括检验项目的临床价值问题和检验方法学评价问题;②寻找最佳证据,利用期刊和电子检索系统查阅有关文献;③评价证据,按标准从真实性、可靠性、实用性及适用性方面评价;④将最佳证据用于临床决策;⑤通过实践,提高学术水平和医疗质量。

# 第三章　临床血液检验

## 第一节　血液一般检验标本的采集与处理

### 一、静脉血的采集

#### (一)原理

利用负压的原理,使用真空采血管或注射器将针头刺入浅静脉后,通过真空负压控制定量采集静脉血或通过手工控制吸取一定量的静脉血。

#### (二)试剂与器具

压脉带、垫枕和手套;75%乙醇、消毒棉球或棉签;一次性无菌针头、持针器和真空采血管,或者使用注射器和试管;胶带。

#### (三)操作

1.核对

对照申请单核对患者身份。

2.采血部位的选择

患者取坐位或仰卧位,前臂置于桌面枕垫上或水平伸直。检查患者的肘前静脉,为使静脉血管充分暴露,可让患者握紧拳头,系上压脉带。采血人员可用示指触摸寻找合适的静脉,触摸时能感觉到静脉所在区域较周围其他组织的弹性大,一般肘臂弯曲部位或稍往下区域是比较理想的穿刺部位。如在一只手臂上找不到合适的静脉,则用同样的方法检查另一只手臂。如需从腕部、手背或脚部等处的静脉采血,最好由有经验的采血人员进行。

3.静脉穿刺的准备

选择好合适的穿刺部位后,放松压脉带,依照《医疗机构消毒技术规范》(WS/T 2012—367)的要求,使用75%~80%(体积分数)的乙醇溶液擦拭消毒2遍,作用3分钟,消毒范围强调以穿刺部位为中心,由内向外缓慢旋转,逐步涂擦,共2次,消毒皮肤面积应≥5cm×5cm。

4.静脉穿刺

①将患者的手臂置于稍低位置,在穿刺点上方约6cm处系紧压脉带,嘱受检者紧握拳头,使静脉充盈显露。采血人员一手拿着采血装置,另一只手的手指固定穿刺部位下方的皮肤,以

使静脉位置相对固定。②手握持针器或注射器,保持穿刺针的方向和静脉走向一致,穿刺针与皮肤间的夹角约为 20°,针尖斜面朝上。③将穿刺针快速、平稳地刺入皮肤和静脉。使用真空采血器时一只手固定住持针器和穿刺针,另一只手将真空采血管从持针器另一端推入;使用注射器穿刺成功后右手固定针筒,左手解开压脉带后,再缓缓抽动注射器针栓至采集到所需血量。④血液开始流出即可解开压脉带,或者在开始采最后一管标本后立即解开压脉带,同时嘱患者松开拳头。⑤消毒干棉球压住穿刺点,拔出针头,嘱患者继续按压棉球并保持手臂上举数分钟,如患者无法做到,则由采血人员按压穿刺点直至不出血。⑥在静脉穿刺处贴上不会引起过敏的胶条以助止血,如穿刺点的按压力度和时间不够,可能会导致皮下出血,形成淤斑。⑦来回颠倒采血管数次将标本和抗凝剂混匀,但不可剧烈摇晃。⑧将采血针弃于利器盒内。⑨按实验室要求在每支采血管上贴好标签。⑩如是门诊患者,嘱其静坐片刻,确认无头晕、恶心等不良反应后再允许患者离开。

**(四)注意事项**

(1)采血部位通常选择肘前静脉,如此处静脉不明显,可采用手背、手腕、腋窝和外踝部静脉;幼儿可采用颈外静脉。

(2)使用真空采血器前应仔细阅读厂家说明书。使用前不要松动一次性真空采血试管盖塞,以防采血量不准。

(3)使用注射器采血时,切忌将针栓回推,以免注射器中气泡进入血管形成气栓,造成严重后果。

(4)采血过程中应尽可能保持穿刺针位置不变,以免血流不畅。

(5)压脉带捆扎时间不应超过 1 分钟,否则会使血液成分的浓度发生改变。

(6)如果一次需要采集多管血液标本时,应按以下顺序采血:血培养管-需氧、血培养管-厌氧,凝血项管,无抗凝剂管(含或不含促凝剂和分离胶),有抗凝剂管。

(7)如遇受检者发生晕针,应立即拔出针头,让其平卧。必要时可用拇指压掐或针刺人中、合谷等穴位,嗅吸芳香氨酊等药物。

## 二、末梢血的采集

**(一)试剂与器具**

(1)一次性使用的无菌采血针。

(2)75%乙醇棉球。

(3)一次性手套和消毒干棉球。

(4)不同检测所需特殊器具(如用于制作血涂片的玻片、微量移液管、血细胞计数稀释液、微量血细胞比容测量管)。

**(二)操作**

(1)采血部位:成人以无名指或中指的指尖内侧为宜;特殊患者(如烧伤),必要时可从足跟部两侧或大拇指采血;婴儿理想的采血部位是足底面两侧的中部或后部,针刺的深度不应超过 2mm,靠近足底面后部的针刺深度不应超过 1mm。

（2）可轻轻按摩采血部位，使其自然充血，用75％乙醇棉球消毒局部皮肤，待干。

（3）操作者用左手拇指和示指紧捏穿刺部位两侧，右手持无菌采血针，自指尖内侧迅速有力地穿刺，快速拔出采血针并弃于利器盒内。

（4）用消毒干棉球擦去第一滴血，按需要依次采血。采血顺序：血涂片、EDTA抗凝管、其他抗凝管、血清及微量采集管。

（5）可轻柔按压周围组织以获得足量的标本。

（6）采血完毕，用消毒干棉球压住伤口，止血片刻。

## （三）注意事项

（1）所选的采血部位要避开冻疮、炎症、水肿和瘢痕等患处；除特殊情况外，不宜从耳垂采血。

（2）不宜从婴儿的手指以及脚后方跟腱处采血，以防止可能造成骨组织和神经组织的损伤。

（3）采血部位宜保持温暖，有利于血液顺畅流出。

（4）消毒皮肤后应待乙醇挥发，皮肤干燥后方可采血，否则流出的血液不呈圆滴状，也可能会导致溶血。

（5）穿刺深度一般不超过2mm；针刺后，稍加按压以血液能流出为宜。

# 三、抗凝剂的选用

血液一般检验常用的抗凝剂有以下3种：

1.枸橼酸钠（柠檬酸钠）

枸橼酸能与血液中的钙离子结合形成螯合物，从而阻止血液凝固。市售枸橼酸钠多含2个分子结晶水的分子量（MW）为294.12，常用浓度为109mmol/L（32g/L）。枸橼酸钠与血液的比例多采用1：9（V：V）。常用于凝血试验和红细胞沉降率测定（魏氏法血沉测定时抗凝剂为0.4mL加血1.6mL）。

2.乙二胺四乙酸二钠（EDTA-Na$_2$·H$_2$O，MW336.21）或乙二胺四乙酸二钾（EDTA-K$_2$·2H$_2$O，MW404.47）

抗凝机制与枸橼酸钠相同。全血细胞分析用EDTA-K$_2$·2H$_2$O，1.5～2.2mg可阻止1mL血液凝固。由于EDTA-Na$_2$溶解度明显低于EDTA-K$_2$，故EDTA-K$_2$特别适用于全血细胞分析，尤其适用于血小板计数。由于其影响血小板聚集及凝血因子检测，故不适合做凝血试验和血小板功能检查。

3.肝素

是一种含有硫酸基团的黏多糖，分子量为15000，与抗凝血酶结合，促进其对凝血因子Ⅻ、Ⅺ、Ⅸ、Ⅹ和凝血酶活性的抑制，抑制血小板聚集从而达到抗凝。通常用肝素钠盐或锂盐粉剂（125U＝1mg）配成1g/L肝素水溶液，即每毫升含肝素1mg。取0.5mL置小瓶中，37～50℃烘干后，能抗凝5mL血液。适用于血气分析、电解质、钙等测定，不适合凝血象和血液学一般检查（可使白细胞聚集并使血涂片产生蓝色背景）。

## 四、血涂片制备

### (一)器材

清洁、干燥、无尘、无油脂的载玻片(25mm×75mm,厚度为0.8~1.2mm)。

### (二)操作

血涂片制备方法很多,目前临床实验室普遍采用的是手工推片法,即用楔形技术制备血涂片方法,在玻片近一端1/3处,加1滴(约0.05mL)充分混匀的血液,握住另一张边缘光滑的推片,以30°~45°使血滴沿推片迅速散开,快速、平稳地推动推片至载玻片的另一端。

### (三)注意事项

(1)血涂片应呈舌状,头、体、尾三部分清晰可分。

(2)推好的血涂片在空气中晃动,使其尽快干燥。天气寒冷或潮湿时,应于37℃恒温箱中保温促干,以免细胞变形缩小。

(3)涂片的厚薄、长度与血滴的大小、推片与载玻片之间的角度、推片时的速度及血细胞比容有关。一般认为血滴大、角度大、速度快则血膜越厚;反之则血膜越薄。血细胞比容高于正常时,血液黏度较高,保持较小的角度,可得满意结果;相反,血细胞比容低于正常时,血液较稀,则应用较大角度、推片速度较快。

(4)血涂片应在1小时内染色或在1小时内用无水甲醇(含水量<3%)固定后染色。

(5)新购置的载玻片常带有游离碱质,必须用约1mol/L HCl浸泡24小时后,再用清水彻底冲洗,擦干后备用。用过的载玻片可放入含适量肥皂或其他洗涤剂的清水中煮沸20分钟,洗净,再用清水反复冲洗,蒸馏水最后浸洗后擦干备用。使用时,切勿用手触及玻片表面。

(6)血液涂片既可直接用非抗凝的静脉血或毛细血管血,也可用EDTA抗凝血制备。由于EDTA能阻止血小板聚集,故在显微镜下观察血小板形态时非常合适。但EDTA抗凝血有时能引起红细胞皱缩和白细胞聚集,因此最好使用非抗凝血制备血涂片。

(7)使用EDTA-K$_2$抗凝血液样本时,应充分混匀后再涂片。抗凝血样本应在采集后4小时内制备血涂片,时间过长可引起中性粒细胞和单核细胞的形态学改变。注意制片前,样本不能冷藏。

## 五、血涂片染色

### (一)瑞氏染色法

1.原理

瑞氏染色法使细胞着色既有化学亲和作用,又有物理吸附作用。各种细胞由于其所含化学成分不同,对染料的亲和力也不一样,因此,染色后各种细胞呈现出各自的染色特点。

2.试剂

(1)瑞氏染液

①瑞氏染料　　　　　　　　　　0.1g

②甲醇(AR)                                       60.0mL

瑞氏染料由酸性染料伊红和碱性染料亚甲蓝组成。将瑞氏染料放入清洁干燥研钵里,先加少量甲醇,充分研磨使染料溶解,将已溶解的染料倒入棕色试剂瓶中,未溶解的再加少量甲醇研磨,直至染料完全溶解,甲醇全部用完为止,即为瑞氏染液。配好后放室温,一周后即可使用。新配染液效果较差,放置时间越长,染色效果越好。久置应密封,以免甲醇挥发或氧化成甲酸。染液中也可加中性甘油 2~3mL,除可防止甲醇过早挥发外,也可使细胞着色清晰。

(2)pH 6.8 磷酸盐缓冲液

磷酸二氢钾(KH$_2$PO$_4$):0.3g。

磷酸氢二钠(Na$_2$HPO$_4$):0.2g。

加少量蒸馏水溶解,再用蒸馏水加至 1000mL,

3.操作

以血涂片染色为例。

(1)采血后推制厚薄适宜的血涂片(见血涂片制备)。

(2)用蜡笔在血膜两头画线,然后将血涂片平放在染色架上。

(3)加瑞氏染液数滴,以覆盖整个血膜为宜,染色约 1 分钟。

(4)滴加约等量的缓冲液与染液混合,室温下染色 5~10 分钟。

(5)用流水冲去染液,待干燥后镜检。

4.注意事项

(1)pH 对细胞染色有影响。由于细胞各种成分均由蛋白质构成,蛋白质均为两性电解质,所带电荷随溶液 pH 而定。对某一蛋白质而言,如环境 pH<pl(pl 为该蛋白质的等电点),则该蛋白质带正电荷,即在酸性环境中正电荷增多,易与酸性伊红结合,染色偏红;相反,则易与亚甲蓝结合,染色偏蓝。因细胞着色对氢离子浓度十分敏感,为此,应使用清洁中性的载玻片,稀释染液必须用 pH 6.8 缓冲液,冲洗片子必须用中性水。

(2)未干透的血膜不能染色,否则染色时血膜易脱落。

(3)染色时间的长短与染液浓度、染色时温度及血细胞多少有关。染色时间与染液浓度、染色时温度成反比;染色时间与细胞数量成正比。

(4)冲洗时不能先倒掉染液,应用流水冲去,以防染料沉淀在血膜上。

(5)如血膜上有染料颗粒沉积,可用甲醇溶解,但需立即用水冲掉甲醇,以免脱色。

(6)染色过淡,可以复染。复染时应先加缓冲液,创造良好的染色环境,而后加染液,或加染液与缓冲液的混合液,不可先加染液。

(7)染色过深可用水冲洗或浸泡水中一定时间,也可用甲醇脱色。

(8)染色偏酸或偏碱时,均应更换缓冲液再重染。

(9)瑞氏染液的质量好坏除用血涂片实际染色效果评价外,还可采用吸光度比值(RA)评价。瑞氏染液的成熟指数以 RA(A650$_{nm}$/A525$_{nm}$)=1.3±0.1 为宜。

## (二)瑞氏-吉姆萨复合染色法

1.原理

吉姆萨染色原理与瑞氏染色相同,但提高了噻嗪染料的质量,加强了天青的作用,对细胞核着色效果较好,但和中性颗粒着色较瑞氏染色法差。因此,瑞氏-吉姆萨(Wright-Giemsa)复合染色法可取长补短,使血细胞的颗粒及胞核均能获得满意的染色效果。

2.试剂

瑞氏-吉姆萨复合染色液

Ⅰ液:取瑞氏染粉 1g、吉姆萨染粉 0.3g,置洁净研钵中,加少量甲醇(分析纯),研磨片刻,吸出上层染液。再加少量甲醇继续研磨,再吸出上层染液。如此连续几次,共用甲醇 500mL。收集于棕色玻璃瓶中,每天早、晚各振摇 3 分钟,共 5 天,以后存放一周即能使用。

Ⅱ液:pH 6.4～6.8 磷酸盐缓冲液

| | |
|---|---|
| 磷酸二氢钾(无水) | 6.64g |
| 磷酸氢二钠(无水) | 2.56g |

加少量蒸馏水溶解,用磷酸盐调整 pH,加水至 1000mL。

3.操作

瑞氏-吉姆萨染色方法基本上与瑞氏染色法相同。

### (三)30 秒快速单一染色法

1.试剂

(1)贮存液

| | |
|---|---|
| 瑞氏染粉 | 2.0g |
| 吉姆萨染粉 | 0.6g |
| 天青Ⅱ | 0.6g |
| 甘油 | 10.0mL |
| 聚乙烯吡咯烷酮(PVP) | 20.0g |
| 甲醇 | 1000mL |

(2)磷酸盐缓冲液(pH 6.2～6.8)

| | |
|---|---|
| 磷酸二氢钾 | 6.64g |
| 磷酸氢二钠 | 0.26g |
| 苯酚 | 4.0mL |
| 蒸馏水加至 | 1000mL |

(3)应用液:1 液、2 液按 3∶1 比例混合放置 14 天后备用。

2.操作

将染液铺满血膜或将血片浸入缸内,30 秒后用自来水冲洗。

### (四)快速染色法

1.试剂

Ⅰ液:

| | |
|---|---|
| 磷酸二氢钾 | 6.64g |
| 磷酸氢二钠 | 2.56g |
| 水溶性伊红 Y | 4.0g(或伊红 B 2.5g) |
| 蒸馏水 | 1000mL |

| | |
|---|---|
| 苯酚 | 40mL |

煮沸,待冷后备用。

Ⅱ液:

| | |
|---|---|
| 亚甲蓝 | 4g |
| 蒸馏水 | 1000mL |
| 高锰酸钾 | 2.4g |

煮沸,待冷后备用。

2.操作

把干燥血涂片浸入快速染色液的I液中30秒,水洗,再浸入Ⅱ液30秒,水洗待干。

# 第二节  血常规检查

# 一、白细胞计数及白细胞分类计数

## (一)参考值

1.白细胞计数

成年人末梢血$(4.0 \sim 10) \times 10^9/L$

成年人静脉血

男$(3.97 \sim 9.15) \times 10^9/L$

女$(3.69 \sim 9.16) \times 10^9/L$

儿童$(8 \sim 10) \times 10^9/L$

婴儿$(11 \sim 12) \times 10^9/L$

新生儿$(15 \sim 20) \times 10^9/L$

2.成年人白细胞分类计数参考值范围

见表3-2-1。

表3-2-1  成年人白细胞分类参考值范围

| 白细胞类别 | 分类比 | 绝对值$(\times 10^9/L)$ |
|---|---|---|
| 中性粒细胞杆状核 | 1%～6% | 0.04～0.6 |
| 中性粒细胞分叶核 | 50%～70% | 2.0～7.0 |
| 淋巴细胞 | 20%～40% | 0.8～4.0 |
| 单核细胞 | 3%～10% | 0.12～1.0 |
| 嗜酸性粒细胞 | 0.5%～5% | 0.02～0.5 |
| 嗜碱性粒细胞 | 0～1% | 0～0.1 |

### (二)临床意义

1.白细胞生理性增高

①日间变化:清晨低、午后高,平静低、活动后高,一天结果最高与最低可相差 1 倍。②高温、严寒、饱餐、疼痛及激动时增高。③妊娠后期和分娩增高。④剧烈运动后,可达 $35\times10^9/L$。

2.白细胞总数及中性粒细胞病理性增高

外周血白细胞总数>$10\times10^9/L$,中性粒细胞分类超过 70％时,称为中性粒细胞增高。

(1)急性感染或炎症:特别是化脓细菌引起的局部炎症和全身性感染,如脓肿、化脓性脑膜炎、肺炎、阑尾炎、中耳炎、腭扁桃体炎、脓胸、肾盂肾炎、输卵管炎、胆囊炎及败血症等。

(2)其他感染所导致的疾病:流行性出血热、乙型脑炎、狂犬病、钩端螺旋体病、肺吸虫病等。

(3)广泛的组织损伤或坏死:如大手术后、大面积烧伤、严重创伤、心肌梗死1~2 天后、肺梗死等。

(4)急性大出血:特别是内出血,急性溶血后 12~36 小时。

(5)急性中毒:如安眠药、农药、蛇毒、毒蕈碱、尿毒症及糖尿病酮症酸中毒等。

(6)药物:使用肾上腺皮质激素、肾上腺素等。

(7)恶性肿瘤:肿瘤组织坏死产物刺激骨髓粒细胞释放,某些肿瘤如肝癌、胃癌可产生促粒细胞生成因子。恶性肿瘤晚期出现明显增高,而且有明显的核左移现象,呈所谓类白血病反应。

(8)其他:类风湿关节炎、痛风以及免疫性溶血性贫血等。

(9)血液病:慢性粒细胞白血病、急性粒细胞白血病等。

3.白细胞总数及中性粒细胞病理性减少

当中性粒细胞绝对值低于 $2.0\times10^9/L$,称粒细胞减少症,低于 $0.5\times10^9/L$,称中性粒细胞缺乏症。

(1)某些病毒性感染:如流感、病毒性肝炎、风疹、麻疹、水痘等。某些细菌性感染,如伤寒和副伤寒。

(2)血液系统疾病:如再生障碍性贫血、原发性粒细胞缺乏症、恶性组织细胞病、非白血性白血病、阵发性睡眠性血红蛋白尿等。

(3)理化因素:如放射线、放疗、化学物质如苯、铅、汞等。

(4)药物:解热镇痛药物,如抗生素(氯霉素)、抗肿瘤药、抗甲状腺药、抗糖尿病药、免疫抑制药、抗结核药等。

(5)某些自身免疫性疾病:如系统性红斑狼疮等。

4.淋巴细胞增多

外周血淋巴细胞绝对值>$4.0\times10^9/L$,称为淋巴细胞增高,≥$15\times10^9/L$ 时为高度增多。

(1)主要为病毒性感染所致,如风疹、流行性腮腺炎、传染性单核细胞增多症、传染性淋巴细胞增多症、病毒性肝炎、百日咳、流行性出血热以及结核、布氏杆菌病等。

(2)急、慢性淋巴细胞性白血病、淋巴瘤等淋巴细胞增多。

（3）组织器官移植出现排异反应淋巴细胞增多。

5.淋巴细胞减少

主要见于应用肾上腺皮质激素、烷化剂、免疫缺陷性疾病、丙种球蛋白缺乏症等。

6.嗜酸性粒细胞增高

外周血嗜酸细胞＞$0.5×10^9/L$或分类比超过5％时，称为嗜酸细胞增多症。

（1）过敏性疾病：支气管哮喘、风疹、食物过敏、血管神经性水肿、血清病等。

（2）寄生虫感染：蛔虫病、血吸虫病、肺吸虫病、钩虫病等。

（3）某些皮肤病：湿疹、剥脱性皮炎、银屑病、天疱疮等。

（4）某些恶性肿瘤：如淋巴瘤、肺癌、慢性粒细胞性白血病、鼻咽癌、嗜酸性粒细胞性白血病等。

7.嗜碱性粒细胞增多

（1）嗜碱性粒细胞性白血病、慢性粒细胞性白血病、骨髓纤维化等。

（2）恶性肿瘤，特别是转移癌时嗜碱性粒细胞增多。

8.单核细胞增多

（1）亚急性感染心内膜炎、疟疾、黑热病、结核活动期、传染性单核细胞增多症等。

（2）单核细胞性白血病、恶性组织细胞病、淋巴瘤、多发性骨髓瘤等。

### （三）影响白细胞计数因素

目前多数医院采用血细胞分析仪测定白细胞，以下情况会影响白细胞计数准确性。复查时，建议采用手工显微镜计数。

（1）血液中有核红细胞增多使白细胞计数增高，因为有核红细胞不能被溶血剂溶解。如新生儿、溶血性贫血、急性及慢性白血病、红白血病、髓外造血等使有核红细胞增多。

（2）冷球蛋白血症低温时出现聚集，导致白细胞计数增高。标本应在37℃水浴后测定。

（3）低色素性贫血或红细胞内含有大量SHb或HbCO抵抗溶血剂作用，使白细胞计数增高。

（4）某些新生儿或某些肝硬化患者红细胞膜异常，不能被溶血剂溶解，使白细胞计数增高。

（5）多发性骨髓瘤M蛋白增多时，M蛋白与溶血剂反应聚集成小颗粒使白细胞计数增高。

# 二、外周白细胞形态变化

## （一）异型淋巴细胞增多

常见于病毒感染，尤其是传染性单核细胞增多症、流行性出血热等，可达10％以上。病情恢复数周或数月后异型淋巴细胞才逐渐消失。

## （二）中性粒细胞核象变化

1.核左移

嗜中性粒细胞杆状核＞5％。中度核左移杆状核＞10％，伴有少量晚幼粒或中幼粒。重度核左移杆状核＞25％，伴有较多晚幼粒或中幼粒，总数增多伴重度核左移，说明患者感染严重，机体尚有反应能力。总数不高甚至减少伴重度核左移，说明患者感染严重，机体反应能力差。

**2.核右移**

中性粒细胞5叶核＞3％,常伴总数减少,是造血功能衰退的表现。见于叶酸、维生素 $B_{12}$ 缺乏,如巨幼细胞性贫血、恶性贫血、肿瘤化疗等。

### (三)类白血病反应及诊断

**1.定义**

某种因素刺激机体的造血组织而引起的某种细胞增多或发生核左移反应,似白血病现象,称为类白血病反应。它的分型较多,包括粒细胞型、红白血病型、浆细胞型以及混合细胞型,其中以中性粒细胞型最多见。本病最多见于某些细菌和病毒的严重感染,亦常出现于恶性肿瘤广泛播散、急性溶血及某些药物反应。本病以儿童及青少年较多见,男女发病率无差别。其治疗和预后取决于引起该反应的基本疾病,如果这些基本疾病是可以治愈的,则类白血病反应也会消失。

**2.诊断依据**

有明确的病因,如较严重的感染、中毒、恶性肿瘤、大出血、急性溶血、过敏性休克、服药史等。实验室检查红细胞与血红蛋白测定值基本正常,血小板计数正常,骨髓细胞分类正常或基本正常,与周围血象表现不同步,无白血病细胞瘤样形态。

**3.类白血病反应类型**

(1)粒细胞型类白血病反应:白细胞计数 $50 \times 10^9$/L 以上,或外周血出现原粒和幼粒细胞;往往成熟中性粒细胞胞质中出现中毒性颗粒和空泡,骨髓除了有增生和核左移现象外,没有白血病的细胞形态畸形,成熟中性粒细胞碱性磷酸酶积分明显增高。常见于肺炎、脑脊髓膜炎、白喉、结核病(主要为粟粒性结核、浸润性结核溶解播散期肺外结核)等重症传染病以及肺和胃肠道恶性肿瘤晚期患者。

(2)淋巴细胞型类白血病反应:白细胞计数轻度或明显增多,分类中成熟淋巴细胞占40％以上,并可有幼稚型淋巴细胞出现。常见于百日咳、水痘、传染性单核细胞增多症、传染性淋巴细胞增多症、结核病等。

(3)单核细胞型类白血病反应:白细胞计数＞ $30 \times 10^9$/L,单核细胞＞30％。常见于结核病、巨细胞病毒感染、亚急性细菌性心内膜炎等。

(4)嗜酸粒细胞型类白血病反应:外周血象中嗜酸粒细胞明显增多,无幼稚细胞,骨髓原始细胞不多,也无 pH 染色体以及嗜酸粒细胞形态异常等。常见于寄生虫感染,如血吸虫病、丝虫病、疟疾、棘球蚴病(包虫病)等。

(5)红白血病型类白血病反应:外周血中有幼红细胞及幼粒细胞,骨髓中除粒细胞系增生外,尚有红细胞系增生。

(6)白细胞不增多型类白血病反应:白细胞计数不高,但外周血象中出现幼稚细胞。

# 三、红细胞计数及血红蛋白测定

## (一)参考值

成年男性 RBC(4.09～5.74)× $10^{12}$/L Hb 131～172g/L。

成年女性　RBC(3.68～5.13)×$10^{12}$/L　Hb 113～151g/L。

## (二)临床意义

### 1.红细胞计数和血红蛋白增多

单位容积血液中红细胞计数和血红蛋白超过参考值高限。成年人男性 RBC>6.0×$10^{12}$/L,Hb>172g/L,成年女性 RBC>5.5×$10^{12}$/L,Hb>160g/L,即为增多。

(1)相对性增多:由于某些原因使血浆中水分丢失,血液浓缩,使红细胞和血红蛋白含量相对增多。如连续剧烈呕吐、大面积烧伤、严重腹泻、大量出汗等;另见于慢性肾上腺皮质功能减退、尿崩症、甲状腺功能亢进等。

(2)红细胞绝对性增多:临床称为红细胞增多症。按发病原因分为真性增多和继发性增多。

①红细胞继发性增多:由于促红细胞生成素代偿性增多所致,见于严重的先天性及后天性心肺疾病和血管畸形,如法洛四联症、发绀型先天性心脏病、阻塞性肺气肿、肺源性心脏病、肺动-静脉瘘,以及携氧能力低的异常血红蛋白病等。在另一些情况下,患者并无组织缺氧,促红细胞生成素的增多并非机体需要,红细胞和血红蛋白增多亦无代偿意义,见于某些肿瘤或肾疾病,如肾癌、肝细胞癌、肾胚胎瘤、肾上腺皮质瘤、子宫肌瘤、多囊肾以及肾盂积水等。

②真性红细胞增多症:真性红细胞增多症是一种原因不明的慢性骨髓增殖性疾病,其特点是骨髓造血功能普遍亢进,尤以红细胞系统增生显著,红细胞持续显著增多,伴有白细胞、血小板增多,血液总容量显著增多,血液黏度增高。红细胞可达(7～10)×$10^{12}$/L,血红蛋白可达180～240g/L。临床表现皮肤红紫、头晕、头痛、高血压、肝脾肿大,可合并血栓形成和出血,部分患者可转变为白血病。本病多见于中老年人,男性多于女性。由于起病缓慢,大多于发病后数年才被诊断,有的因出现并发症就医而发现本病。

### 2.红细胞和血红蛋白减少

(1)生理性减少:3 个月的婴儿至 15 岁以前的儿童,因生长发育迅速而致造血原料相对不足,红细胞和血红蛋白可较正常人低 10%～20%。妊娠中、后期由于孕妇血容量增加使血液稀释,老年人由于骨髓造血功能逐渐减低,均可导致红细胞和血红蛋白含量减少。

(2)病理性减少:见于各种贫血、白血病、大出血等。根据贫血程度分为 4 级:轻度贫血、男 Hb<120g/L,女 Hb<110g/L;中度贫血,Hb<90g/L;重度贫血,Hb<60g/L;极度贫血,Hb<30g/L。以下情况可导致红细胞和血红蛋白病理性减少。①红细胞生成减少所致的贫血:如再生障碍性贫血、多发性骨髓瘤、白血病、骨髓纤维化等伴发的贫血;②因造血物质缺乏或利用障碍引起的贫血:如缺铁性贫血、铁粒幼细胞性贫血、叶酸及维生素 $B_{12}$ 缺乏所致的巨幼细胞性贫血;③因红细胞膜、酶遗传性缺陷或外来因素造成红细胞破坏过多导致的溶血性贫血:如遗传性球形红细胞增多症、珠蛋白生成障碍性贫血、阵发性睡眠性血红蛋白尿、异常血红蛋白病、免疫性溶血性贫血、心脏体外循环大手术及一些化学、生物因素等;④失血:急性失血或消化道溃疡、钩虫病、月经过多等慢性失血所致的贫血。

## 四、红细胞指数及贫血的形态学分类

(1)红细胞平均体积(MCV)是指血液中每一个红细胞的平均体积,以飞升为单位(fl)。血细胞分析仪参考值 80～100fl。

（2）平均红细胞血红蛋白（MCH），是指血液中平均每一个红细胞所含 Hb 含量。单位皮克（pg）。血细胞分析仪参考值 27～34pg。

（3）红细胞平均血红蛋白浓度（MCHC）是指每升红细胞的血红蛋白浓度。血细胞分析仪320～360g/L。

（4）红细胞体积分布宽度（RDW），反映周围红细胞体积大小是否均匀的参数，RDW 增大，表明红细胞大小不等。血细胞分析仪参考值＜0.15（＜15％）。

（5）MCV，MCH 和 MCHC 贫血形态学分类鉴别见表 3-2-2。

表 3-2-2　MCV、MCH 和 MCHC 贫血形态学分类鉴别表

| 贫血类型 | MCV | MCH | MCHC | 病因 |
|---|---|---|---|---|
| 正细胞性贫血 | 正常 | 正常 | 正常 | 急性失血性贫血，急性溶血性贫血、再生障碍性贫血、白血病等 |
| 大细胞性贫血 | ↑ | ↑ | 正常 | 叶酸及维生素 $B_{12}$ 缺乏，恶性贫血、骨髓增生异常综合征，部分再生障碍性贫血 |
| 单纯小细胞性贫血 | ↓ | ↓ | 正常 | 慢性炎症，尿毒症、恶性肿瘤、风湿性疾病等 |
| 小细胞低色素性贫血 | ↓ | ↓ | ↓ | 缺铁性贫血，如胃溃疡、钩虫病、月经过多等，铁粒幼细胞贫血，轻度 β-地中海贫血 |

（6）MCV 和 RDW 贫血形态学分类鉴别表见表 3-2-3。可利用 MCV 与 RDW 鉴别轻型 β-地中海贫血与缺铁性贫血：轻型 β-地中海贫血与缺铁性贫血均为小细胞低色素性贫血，MCV 均可减小。但缺铁性贫血红细胞大小不均，RDW 增高，而轻型 β-地中海贫血 RDW 正常。

表 3-2-3　MCV、RDW 贫血形态学分类鉴别表

| 贫血类型 | MCV | RDW | 病因 |
|---|---|---|---|
| 正常细胞均一性 | 正常 | 正常 | 急性失血性贫血，再生障碍性贫血、白血病、遗传性球形红细胞增多症等 |
| 正常细胞不均一性 | 正常 | ↑ | 混合型营养缺乏性贫血，早期缺铁性贫血和巨幼细胞性贫血 |
| 大细胞均一性 | ↑ | 正常 | 部分再生障碍性贫血 |
| 大细胞不均一性 | ↑ | ↑ | 叶酸和维生素 $B_{12}$ 缺乏，巨幼细胞贫血 |
| 小细胞均一性 | ↓ | 正常 | 轻型 β-地中海贫血 |
| 小细胞不均一性 | ↓ | ↑ | 缺铁性贫血 |

## 五、血细胞比容测定

### （一）参考值

成年男性 0.38～0.51；成年女性 0.33～0.45。

（二）临床意义

1.增高

真性红细胞增多症，继发性红细胞增多症，如肺心病、硅沉着病、法洛四联症、高山病等，以及急性心肌梗死、脱水、严重烧伤等，也可见于剧烈运动或情绪激动的正常人。血细胞比容是影响全血黏度的主要因素，血细胞比容增高可导致全血黏度增高，易引起血栓形成。

2.降低

各种贫血等，也见于正常孕妇。

# 六、网织红细胞计数

## （一）参考值

成年人 $0.5\%\sim1.5\%$（手工），$0.5\%\sim2.5\%$（血细胞分析仪）；网织红细胞绝对值（$24\sim84$）$\times10^9$/L，新生儿 $3\%\sim6\%$。

## （二）临床意义

1.网织红细胞增多

表示骨髓造血功能旺盛，常见于以下情况。

（1）溶血性贫血：溶血时大量网织红细胞进入血循环，可达 $6\%\sim8\%$，急性溶血时，可达约 $20\%$，甚至 $50\%$ 以上，绝对值超过 $100\times10^9$/L。急性失血后，$5\sim10$ 天网织红细胞达高峰，2 周后恢复正常。

（2）放疗、化疗后恢复造血时，网织红细胞短暂和迅速增高，是骨髓恢复较敏感的指标。

（3）红系无效造血：骨髓中红系增生活跃，外周血网织红细胞计数正常或轻度增高。

2.网织红细胞减少

表示骨髓造血功能低下，见于再生障碍性贫血、再生障碍危象、化疗或放疗等。

3.观察贫血疗效

缺铁性贫血和巨幼细胞性贫血患者治疗前，网织红细胞仅轻度增高（也可正常或减少），给予铁剂或维生素 $B_{12}$ 及叶酸治疗后，用药 $3\sim5$ 天后，网织红细胞开始上升，$7\sim10$ 天达到高峰，2 周左右逐渐下降，表明治疗有效。

# 七、血小板计数

## （一）参考值

血细胞分析仪静脉血：男（$85\sim303$）$\times10^9$/L，女（$101\sim320$）$\times10^9$/L。

## （二）临床意义

1.生理性变化

正常人一天可有 $16\%$ 的变化，早晨低、午后高、平静低、活动后高、春季低、冬季高、月经前低、月经后高。同一份血样实验最大允许误差 $25\%$。

2.血小板数量增多

$>400\times10^9/L$ 称为血小板增多,$>600\times10^9/L$ 称为血小板增多症。

(1)原发性增多:多在 $(1000\sim3000)\times10^9/L$,多见于慢性粒细胞性白血病、特发性血小板增多症、真性红细胞增多症、骨髓纤维化早期。

(2)继发性增多:多在 $500\times10^9/L$ 以下,见于溶血性贫血、缺铁性贫血、脾切除后、急慢性感染、某些癌症患者、药物反应(如肾上腺素、长春新碱)等。

3.血小板数量减少

$<100\times10^9/L$ 称为血小板减少,$<50\times10^9/L$ 时,轻度损伤可有皮肤紫癜。$<20\times10^9/L$ 时,可有自发性出血。

(1)骨髓生成减少,见于急性白血病、再生障碍性贫血、化疗、放疗、巨幼细胞性贫血、骨髓纤维化晚期等。

(2)血小板破坏过多和分布异常,如特发性血小板减少性紫癜、脾功能亢进、血栓性血小板减少性紫癜、弥散性血管内凝血、先天性血小板减少症、恶性淋巴瘤、肺癌、风疹、输血后血小板减少症等。

(3)某些细菌和病毒性感染,如伤寒和麻疹等。

# 八、血小板平均体积(MPV)

## (一)参考值

$7\sim11fl$。

## (二)临床意义

MPV 指血小板体积的平均值,血小板平均寿命 10d 左右,血小板体积随血小板“日龄”增加而逐渐减小。

1.鉴别血小板减少原因

(1)血小板破坏过多骨髓代偿功能良好者,血小板减少,MPV 增大。如特发性血小板减少性紫癜、脾功能亢进、血栓性血小板减少性紫癜、弥散性血管内凝血、血栓前状态或血栓性疾病时 MPV 常增大。

(2)骨髓造血功能低下导致血小板数量减少时 MPV 下降。见于急性白血病、再生障碍性贫血、化疗、放疗、巨幼细胞性贫血、骨髓纤维化晚期等。

2.作为骨髓造血功能恢复的早期指标

骨髓造血功能衰竭时,血小板与 MPV 同时下降,是骨髓造血功能衰竭的指标之一。骨髓造血功能恢复时,MPV 增大先于血小板增高,MPV 增大先于网织红细胞增高。

# 九、血小板体积分布宽度(PDW)

## (一)参考值

$15\%\sim17\%$。

## （二）临床意义

PDW 反映血小板容积大小的离散度。PDW 降低表明血小板大小均匀，PDW 增高表明血小板大小悬殊，见于急性髓系白血病、巨幼细胞性贫血、脾切除、巨大血小板综合征、血栓性疾病、特发性血小板减少性紫癜。

# 十、红细胞沉降率

## （一）参考值

男 $0\sim15mm/1h$ 末；女 $0\sim20mm/1h$ 末。

## （二）临床意义

红细胞沉降率俗称血沉。血沉增快往往出现红细胞聚集性增高，全血黏度增高。

血沉增快见于急性或慢性感染，如风湿热、急性感染性心内膜炎、黑热（病）、急性病毒性肝炎、结核病等。还可见于其他疾病，如类风湿关节炎、心肌梗死、肺梗死、高胆固醇血症、甲状腺功能亢进或减退症、肾病、过敏性紫癜等、多发性骨髓瘤、系统性红斑狼疮、恶性肿瘤、白血病、重度贫血、门脉性及胆汁性肝硬化等。

# 第三节  ABO 血型鉴定

# 一、ABO 血型鉴定

人类 ABO 血型系统包括四种主要的表现型：A、B、O 和 AB。ABO 血型由红细胞上 A 和 B 抗原的有或无决定，ABO 系统还以血清中存在自然发生的规则抗体为特点，即血清中含有针对自身红细胞所缺的 A 或 B 抗原产生的同种凝集素（也称为"天然抗体"）。人类红细胞上 A 和 B 抗原的有或无与血浆中抗 A 和抗 B 抗体的产生存在着相反的互补关系。例如 O 型个体红细胞上缺少 A 和 B 抗原，其血清中含有抗 A 和抗 B 抗体。

利用红细胞凝集试验，通过正反定型可准确鉴定 ABO 血型。所谓正定型，也称为红细胞定型试验，是指用标准抗 A 和抗 B 试剂来测定红细胞上的 A 抗原和 B 抗原；所谓反定型，也称为血清定型试验，是指用标准 A 型细胞和 B 型细胞来测定血清中有无相应的抗 A 和抗 B 抗体。"天然抗体"的免疫原可能是肠道及环境中的细菌，例如在大肠埃希菌的脂多糖外壳中含有 ABO 类似结构。

## （一）试管法

试管法是 ABO 定型试验的经典方法。

1.样本

抗凝或者不抗凝的样本均可用于 ABO 鉴定试验。红细胞可以悬浮在自身血清、血浆或盐水中，也可以洗涤后悬浮于盐水中。通常情况下，试管法正定型被检样本与反定型中试剂红细胞的细胞悬液浓度皆为 2%～5%。

2.试剂

(1)抗 A 血清。

(2)抗 B 血清。

(3)2%～5%的 $A_1$ 型,B 型红细胞盐水悬液。

(4)如果需要,可增加抗 A,B 试剂和 $A_2$ 血型红细胞。

3.操作

(1)正定型:检测红细胞上的 A 或 B 抗原。①加 1 滴抗 A 到一支洁净试管中并标记;②加 1 滴抗 B 到一支洁净试管中并标记;③如果需要,可选做加 1 滴抗 A,B 在第三支试管,并标记;④向每一试管滴加 1 滴 2%～5%的待检红细胞悬液;⑤轻轻混匀,按照校准速度和时间离心,通常(900～1000)×g 离心 15 秒;⑥轻轻重悬细胞扣,检查凝集情况;⑦观察、解释、记录试验结果,并与血清(血浆)试验结果对照。

(2)反定型:检测血清或血浆中的抗体。①取 2 支洁净试管,分别标记 $A_1$ 和 B,分别向其中滴加 2～3 滴血清或血浆;②加 1 滴 $A_1$ 型试剂红细胞到标记 $A_1$ 的试管;③加 1 滴 B 型试剂红细胞到标记 B 的试管;④如果需要,加 1 滴 $A_2$ 试剂红细胞到一支已加入 2～3 滴血清或血浆的试管中,并做好标记;⑤轻轻混合试管内容物,按照校准速度和时间离心,通常(900～1000)×g 离心 15 秒;⑥检查是否有溶血现象。然后轻轻重悬细胞扣,检查凝集情况;⑦观察、解释、记录试验结果,并与红细胞试验结果对照。

4.结果判定

(1)细胞试验中的凝集以及血清或血浆试验中的溶血或凝集均为阳性结果。

(2)细胞扣重悬后表现为均匀的细胞悬液是阴性结果。

(3)凝集强度判断标准参见表 3-3-1。

(4)如果红细胞定型试验与血清定型试验结果不一致,应通过进一步试验解决,然后才给出 ABO 血型结果。

(5)混合视野凝集的情况,应进一步找出原因:例如是否混合血样标本,近期有无输血史,是否白血病急性期或者 ABO 亚型等。

表 3-3-1　凝集反应解释

| 肉眼观察所见 | 凝集强度 | 评分 Score |
| --- | --- | --- |
| 一个结实的凝集块 | 4＋ | 12 |
| 数个大的凝集块 | 3＋ | 10 |
| 中等大小的凝块,背景清晰 | 2＋ | 8 |
| 小的凝集块,背景浑浊(颗粒状,但确定成块) | 1＋ | 5 |
| 非常细小的凝集,背景浑浊(细小颗粒状) | 1＋w | 4 |
| 几乎看不见的凝集,背景浑浊 | w＋或＋/－ | 2 |
| 没有凝集 | 0 | 0 |

续表

| 肉眼观察所见 | 凝集强度 | 评分 Score |
|---|---|---|
| 凝集和不凝集的细胞同时存在,混合视野 | mf | |
| 完全溶血 | H | |
| 部分溶血,还有一些红细胞 | PH | |

5.注意事项

(1)红细胞试验中抗体试剂与待测红细胞产生 3＋～4＋的凝集为阳性反应。血清与试剂红细胞的反应经常较弱。血清试验可以在室温孵育5～15分钟以增强弱凝集反应,观察结果时既要看有无凝集,更要注意凝集强度,有助于弱凝集的发现。

(2)试管法定型反应快,需时短,特别是紧急输血时,可立即离心观察结果;通过离心增强凝集,可发现亚型和较弱的抗原,抗体反应,结果准确可靠,是 ABO 定型的常规方法。

### (二)玻片法

1.样本

用玻片法进行 ABO 正定型时,待检红细胞悬液的浓度是 10％～15％。玻片法一般只能做正定型。

2.试剂

(1)抗 A。

(2)抗 B。

3.操作

(1)加1滴抗 A 到一洁净的玻璃片或白瓷板凹孔中,并做好标记。

(2)加1滴抗 B 到一洁净的玻璃片或白瓷板凹孔中,并做好标记。

(3)向以上玻片上或白瓷板凹孔中的每一种试剂中分别加1滴充分混匀的待检红细胞悬液。

(4)充分混合抗体试剂和细胞,用搅拌棒将混合物均匀分散。

(5)不断地从一边到另一边轻轻倾斜转动玻片或白瓷板,持续大概2分钟。在此期间不要将玻片或瓷板放在热的表面上。

(6)读取,解释并记录所有玻片或白瓷板凹孔中的结果。

4.结果判定

(1)任何 ABO 定型试剂与红细胞反应表现强凝集都是阳性结果。

(2)在反应2分钟末红细胞仍呈现均匀悬液是阴性结果。

(3)弱阳性或可疑结果应使用试管法进一步确认。

5.注意事项

(1)玻片法可能存在感染性标本暴露的风险,需注意防范。

(2)玻片法可作为 ABO 血型初筛或复检。

(3)玻片法定型简单,不需离心设备,适合大规模血型普查,但该法反应时间较长,不适合急诊定型。

（4）玻片法不适合检测血清或血浆中的抗体,故不适用于抗体鉴定和交叉配血。

（5）玻片法不适合检测 ABO 亚型。亚型红细胞抗原与抗体的凝集反应慢、凝集强度弱,可能导致定型有误。

（6）我国输血技术操作规程要求玻片法正反定型均做,而美国血库协会（AABB）操作手册中玻片法仅用于正定型。

### （三）柱凝集法

1.样本

同玻片法和试管法。

2.试剂

（1）ABO 试剂红细胞。

（2）柱凝集血型卡。

3.操作

（1）配制好检测样本的红细胞悬液和试剂红细胞悬液。通常用于柱凝集试验的红细胞悬液浓度比试管法低,比如可选用 1％ 或 0.8％ 的红细胞盐水悬液 $50\mu l$,个别新生儿卡中选用 5％ 的红细胞盐水悬液 $10\mu l$。

（2）在正定型的柱凝集检测管中分别加入样本的红细胞悬液。

（3）在反定型的柱凝集检测管中先加入反定型红细胞悬液再加入检测样本的血清或血浆。

（4）在专用柱凝集离心机中离心。

（5）判读并记录凝集反应结果。

4.结果判定

根据红细胞在凝胶柱内的反应情况解释凝集强度。出现凝集和（或）溶血结果为阳性,不凝集为阴性。柱凝集法凝集强度判读表 3-3-2。

表 3-3-2　柱凝集法反应强度解释

| 反应强度 | 红细胞在凝胶内的反应情况 |
| --- | --- |
| 4＋ | 红细胞全部位于凝胶表面 |
| 3＋ | 大部分红细胞位于凝胶表面,少部分位于凝胶中上部 |
| 2＋ | 大部分红细胞位于凝胶中部,少部分位于凝胶中下部 |
| 1＋ | 红细胞位于凝胶中下近底部 |
| ＋/－ | 绝大部分红细胞沉积在管尖底部,极少部分位于凝胶中近底部 |
| Dcp | 同时存在两群细胞,分别位于凝胶表面和管尖底部,即混合视野凝集 |
| H | 红细胞复合物部分或完全消失,柱内液体为均匀透明红色,即发生溶血 |
| － | 红细胞全部沉积在管尖底部 |

5.注意事项

微柱凝集试验技术是较新的血型血清学检测技术,具有易于操作标准化、自动化、判读客观和可靠、结果可长期保存、有利于大量样本操作等优点,但在检测过程中,红细胞悬液中如有颗粒物质,或血样本的血浆中存在冷抗体或蛋白异常,都会干扰检测结果的判读。柱凝集血型卡法有可能难于鉴别或漏检某些 ABO 亚型抗原。

### (四)微孔板法

微孔板技术可用来检测红细胞上的抗原和血清中的抗体。一块微孔板相当于 96 根"短"试管,因此,其检测原理与试管法相同。

微孔板可以是硬的,也可以是软的,其底部是 U 形或 V 形的。U 形底微孔板使用更为广泛,因为使用这种微孔板,可以在离心后重悬红细胞观察结果,或者将微孔板以一定角度安置,在红细胞流动模式下观察结果。两种判读方法都可以估计凝集强度。

1.样本

同玻片法和试管法。

2.仪器

(1)分配仪(可选):将等量液体分配到微孔板中的自动仪器。

(2)微孔板结果判读仪(可选):自动光度仪,通过分析 U 形底孔中的吸光度,判定阳性和阴性结果。仪器的微处理器会显示血型检测的结果。必须根据生产厂商的说明,准备血清、血浆或者细胞样本。

(3)离心机:需要购买用于常规台式离心机的特种平板载体。要建立合适的离心条件。根据生产厂商的说明,推荐使用下列离心时间和离心力。①对于柔软的 U 形微孔板:红细胞检测、血浆和血清检测均为 $700g \times 5$ 秒;②对于硬 U 形微孔板:红细胞检测、血浆和血清检测均为 $400g \times 30$ 秒。

3.试剂

(1)抗 A。

(2)抗 B。

(3)2%~5%的 $A_1$ 型,B 型红细胞盐水悬液。

(4)如果需要,可增加抗 A,B 试剂和 $A_2$ 血型红细胞。

4.操作

(1)检测红细胞:①在干净 U 形微孔板的两孔中分别加入 1 滴抗 A 和 1 滴抗 B,如果需要,在第 3 孔中加入抗 A,B;②在含有血型检测试剂的孔中,分别加入 1 滴 2%~5%红细胞生理盐水悬液;③温和地轻拍微孔板壁,混匀红细胞和试剂;④用合适的条件离心微孔板;⑤轻拍微孔板,或者使用机械摇板器,或者将板放置一定角度,使液体流动,以重悬红细胞;⑥判读,解释,记录结果。将结果和血浆或血清结果进行比较。

(2)检测血浆或血清:①在每孔中加入 1 滴待测血浆或血清;②在 U 形微孔板含有血浆或血清的每孔中分别加入 1 滴 2%~5% $A_1$ 和 B 型试剂红细胞悬液。如果选择检测 $A_2$,将 $A_2$ 红细胞加到第 3 孔内;③温和地轻拍微孔板壁,混匀各组分;④用合适的条件离心微孔板;⑤轻拍微孔板,或者使用机械摇板器,或者将板放置一定角度,使液体流动,以重悬红细胞;⑥判读,解释,记录结果。将结果和红细胞结果进行比较。

5.解释

(1)红细胞定型试验中的凝集,血浆或血清定型试验中的溶血或凝集,均被判定为阳性结果。

（2）红细胞重悬后表现为均匀的细胞悬液是阴性结果。

（3）细胞试验和血浆或血清试验的结果如果出现矛盾，在记录患者或献血者的ABO血型前，必须解决这个问题。

6.注意事项

为加强弱的血浆或血清的反应，微孔板可以在室温孵育5～10分钟，然后重复离心、判读、记录的过程。

# 二、ABO亚型鉴定

ABO血型系统中除了A型、B型、AB型和O型四种主要的表现型以外，人群中还有一部分A和B血型的变异型，称为ABO亚型。如A亚型有$A_2$、$A_3$、$A_x$、$A_m$、$A_{el}$等，而B亚型有$B_3$、$B_x$、$B_m$和$B_{el}$等。ABO亚型受控于稀有的ABO等位基因，在人群中的频率很低，通常在几千分之一到几万分之一。

## （一）ABO正反定型试验

1.原理

ABO亚型在常规的ABO定型试验中常常表现为正反定型结果不一致。共同特点是红细胞上的A或B抗原数量减少，正定型中红细胞与抗A，抗B试剂的反应与正常A或B型红细胞相比显著减弱，有些甚至不凝集，ABO亚型红细胞上的H抗原表达常常增强。某些ABO亚型血清中除了ABO天然抗体之外，还会产生抗$A_1$（或抗B）。由于ABO亚型种类很多，不同ABO亚型常呈现独特的正反定型结果。

2.结果分析

（1）ABO亚型正反定型结果：ABO亚型呈现独特的正反定型结果，比如$A_3$或$B_3$红细胞与抗A或抗B试剂表现混合视野凝集反应；$A_2$红细胞与抗A试剂凝集较强，但不与抗$A_1$试剂反应，因此抗$A_1$试剂可以用来鉴定$A_2$红细胞；与抗A相比，抗A，B常常与$A_x$红细胞呈增强的凝集反应等。每一种亚型红细胞上的抗原与血清中的抗体在ABO正反定型试验中表现各不相同，尚无特定的抗血清可以将它们简单地加以区分。B亚型的命名和血清学特点常常与A亚型相对应，但B亚型在人群中的数量和种类比A亚型少。$A_2$是相对常见并且比较重要的一种A亚型，但是目前为止尚未发现与$A_2$亚型血清学上相对应的$B_2$亚型。

正定型属于细胞抗原定型，反定型属于血清抗体定型。ABO血型鉴定必须正反定型都做，相互印证。如果ABO正反定型结果不符，需要找到造成不一致的原因，疾病、亚型、不规则抗体、冷抗体以及自身抗体干扰是ABO正反定型不一致的主要原因。

（2）正反定型结果不一致的原因：既可能是技术性问题也可能是红细胞和血清本身的问题，常见有以下几种原因。

①试剂抗血清：效价太低、亲和力不强。如抗A血清效价不高，可将A亚型误定为O型，AB型误定为B型。

②红细胞悬液：过浓或过淡，抗原-抗体比例不适当，使反应不明显，误判为阴性反应。

③受检者红细胞上抗原位点：红细胞上抗原位点过少（如ABO亚型）或抗原性减弱（见于

白血病或恶性肿瘤)以及类 B 等。

④受检者血清:血清中蛋白浓度紊乱(如高球蛋白血症),或实验时温度过高,常引起红细胞呈缗钱状排列;或受检者血清中缺乏应有的抗 A 和(或)抗 B 抗体,如丙种球蛋白缺乏症;或血清中有 ABO 血型以外的抗体,如自身抗 I 或其他不规则抗体,常引起干扰;或老年人血清中 ABO 抗体水平有所下降。

⑤红细胞溶解:各种原因引起的红细胞溶解,误判为不凝集。

⑥其他:由细菌污染或遗传因素引起多凝集或全凝集;新生儿 ABO 抗原尚未发育完全等。

⑦ABO 亚型:ABO 亚型在常规的 ABO 定型试验中常常表现为正反定型结果不一致。

(3)正反定型结果不一致的解决办法

①重复试验并分析可能原因:正反定型结果不符时,应重复试验并分析可能的原因,首先应当排除技术性原因造成的正反定型不符。当怀疑正反定型不符是由于 ABO 亚型所致时,可增加必要的试验内容,例如正定型补充红细胞与抗 $A_1$,抗 H,抗 A,B 试剂的反应,反定型增加血清与 $A_2$ 红细胞的反应。必要时可通过吸收放散试验检测红细胞上的弱 A 和弱 B 抗原,还可以通过检测唾液中的血型物质帮助推测 ABO 亚型。

②排除技术性原因造成的正反定型不符:严格执行操作规程,使用质量合格的试剂,细心观察和解释试验结果,重新做试验 1 次。对一些疑难问题必须及时请示上级主管,并进一步检查。

a.初步检查步骤:重新从受检者采取 1 份新鲜血液标本,这样可以纠正因污染或搞错样本造成的不符合。将红细胞洗涤 1～3 次,配成 5% 的盐水细胞悬液,用抗 A、抗 B、抗 $A_1$、抗 A,B 及抗 H 做试验可以得到其他有用的信息。对待检红细胞做直接抗球蛋白试验,如结果呈阳性,表示红细胞已被抗体致敏;用 $A_1$、$A_2$、B、O 红细胞及自身红细胞检查待检血清。如果怀疑是抗 I,用 O 型(或 ABO 相合的)脐血红细胞检查。如果试验结果未见凝集,应将细胞及血清试验至少在室温和 4℃ 放置 30 分钟,用显微镜检查核实。如疑为 A 抗原或 B 抗原减弱,则可将受检红细胞与抗 A 或抗 B 血清作吸收及放散试验,以及受检者唾液作 A、B、H 血型物质测定。人群中大约 80% 的个体属于 ABH 分泌型,可以通过其唾液检测血型物质的种类;如试验结果红细胞呈缗钱状排列,加生理盐水 1 滴混匀,往往可使缗钱现象消失。应注意不应先加盐水于受检者血清中,再加试剂红细胞做试验,以免使血清中抗体被稀释。如受检者为 A 型血而疑为有类 B 抗原时,可用下列方法进行鉴别:观察细胞与抗 A 及抗 B 的凝集强度,与抗 A 的反应要比与抗 B 的反应强,这种区别用玻片法做试验更为明显;用受检者红细胞与自身血清做试验,血清中的抗 B 不凝集自身红细胞上的类 B 抗原;检查唾液中是否有 A、B 物质,如果是分泌型,可检出 A 物质或(和)B 物质;核对患者的诊断。类 B 抗原的形成与结肠癌、直肠癌、革兰阴性杆菌感染有关。如发现多凝集现象,应考虑由遗传产生的 Cad 抗原活性、被细菌酶激活的 T 或 TK 受体或产生机制不太明了的 Tn 受体所引起。多凝集红细胞具有以下特点:能被人和许多家兔的血清凝集;能与大多数成年人的血清凝集,不管有无相应的同种抗体;不被脐带血清凝集;通常不与自身的血清凝集;如有条件可用外源凝集素加以鉴别。

b.A、B 反定型红细胞悬液的制备:分别采取已知 A、B 血型的红细胞,经盐水洗涤 3 次,以压紧红细胞配成不同浓度的红细胞悬液;为了防止红细胞悬液敏感性不一致,可随机采取 3 个或 3 个以上同型的健康成人血液,按 A、B 型分别混合后,按上法制备;如条件许可,可分别制备 $A_1$、$A_2$ 及其他亚型的红细胞悬液,以供 ABO 亚型鉴定时参考;如欲将红细胞保存,应严格注意无菌技术采集血液,以 ACD 保存液按 4∶1 抗凝,置 4℃冰箱可保存 3 周。临用时取出一部分经盐水洗涤后配制成所需的浓度。如以红细胞保存液保存,在 4℃下可保存 4～5 周。红细胞保存液的配法:5.4%葡萄糖液 640mL 及 109mmol/L 枸橼酸钠 264mL 混合后,加新配的 1%硫柳汞液 1.8mL,经高压灭菌的(110℃,15 分钟)溶液最后 pH 为 7.4,使用时压积红细胞与保存液的容积比为 6∶1。

### (二)吸收和放散试验确认弱 A 或弱 B 亚型

1.原理

一些 ABO 亚型的抗原非常弱,以至于直接凝集试验检测不到,甚至在降低孵育温度和增强抗体强度后仍检测不到这些弱抗原。可先用抗 A 或抗 B 吸附于红细胞上的 A 抗原或(和) B 抗原,然后将结合的抗体放散下来,放散液通过与试剂 $A_1$ 和 B 红细胞的反应,来评价放散液中是否有抗 A 或抗 B 抗体。对于正定型单克隆抗 A,抗 B 及人源抗 A,抗 B 均无法检出抗原,且反定型检出相应抗体的标本,需要进行吸收放散试验。

2.样本

待检红细胞。

3.试剂

人源性抗 A 和(或)抗 B 试剂。由于某些单克隆 ABO 定型试剂对 pH 和渗透压的改变较为敏感,这些试剂可能不适合用于吸收和放散试验。

(1)放散试剂。

(2)3 份不同个体的 O 型红细胞。

(3)3 份不同个体的 $A_1$ 或 B 型红细胞

4.操作

(1)用生理盐水洗涤 1mL 待测红细胞至少 3 遍,最后一遍吸弃所有上清液。

(2)加 1mL 抗 A 试剂(如果怀疑 A 亚型)或 1mL 抗 B 试剂(如果怀疑 B 亚型)到洗涤好的压积红细胞。

(3)混匀红细胞和抗体,置 4℃孵育 1 小时,这期间可偶尔混匀一下。

(4)离心混合物,移除所有上清试剂。

(5)将细胞转移到一个洁净的新试管中。

(6)用大量(至少 10mL)冷盐水(4℃)至少洗涤 8 遍。保留末次洗涤上清分装到新的试管中,与放散液做平行试验。

(7)选用一种适合的放散方法(如热放散)重获 ABO 抗体。

(8)检测放散液和(第 6 步中获得的)末次洗涤液,分别与 3 个 O 细胞以及 3 个 $A_1$ 或 B 红细胞反应(根据吸收所用抗体选择合适的 $A_1$ 或 B 细胞)。向两组试管中分别加 2 滴放散液和洗涤液,然后向试管中加上述红细胞悬液 1 滴,立即离心检查凝集。

(9)如果离心后没有观察到凝集,室温孵育 15～30 分钟。

（10）如果室温孵育后仍没有凝集，37℃孵育15～30分钟，做间接抗球蛋白试验。

5.结果判定

（1）放散液中出现抗A或抗B，说明待测红细胞上有A或B抗原。只有符合以下情况，试验结果才是有效的：①任何阶段，放散液与所有3个抗原阳性的红细胞反应；②放散液与所有3个O型细胞不反应；③末次洗涤液与所有6个细胞均不发生反应。

（2）放散液与抗原阳性的红细胞不反应表明待测红细胞上不表达A或B抗原。不反应也可能是没有正确做好吸收放散试验。

（3）放散液与某些或全部抗原阳性细胞以及O细胞反应，说明试验过程中保留了一些额外的抗体。

（4）如果末次洗涤液与抗原阳性细胞反应，试验是无效的。放散试验前，未结合的试剂抗体没有洗涤干净。

（5）$A_1$，B或O细胞或所有3种细胞可以平行进行吸收放散试验，作为该实验的阳性或阴性对照。

# 第四节　Rh血型鉴定

## 一、Rh血型定型

原理：Rh血型系统是输血医学中仅次于ABO系统的第二大血型系统。Rh血型系统常见的抗原有D和C、c、E、e五种，分别由RHD基因和RHCE基因编码，RhD和RhCE蛋白均是反复穿膜的蛋白质。使用相应的抗D、抗C、抗c、抗E和抗e五种血型试剂可以鉴定这些抗原。临床上，D抗原是Rh抗原中免疫原性最强的抗原，也是最具有临床意义的抗原，一般只作D抗原鉴定，凡带有D抗原者称为Rh阳性，不带D抗原者称为Rh阴性。采用常规血清学技术，中国汉族人群中Rh阳性比例约为99.7%，Rh阴性比例0.2%～0.4%。欧洲和北美白人Rh阳性率在82%～88%，大约95%的非洲黑人是D阳性。

本节以鉴定RhD抗原为例，介绍Rh血型试管法、玻片法和微量板法的鉴定方法，除这三种方法之外，Rh血型的鉴定也可用柱凝集法、酶法和聚凝胺法进行定型。利用Rh血型定型试剂中的IgM抗D血型抗体和红细胞在盐水介质中反应，有相应抗原的红细胞发生凝集，无相应抗原的红细胞不发生凝集，从而判断待检红细胞上所具有的RhD抗原。

### （一）试管法

1.样本

抗凝或不抗凝的血液标本都可以用于Rh定型。红细胞可以悬浮于自身血清、血浆、盐水中或洗涤后悬浮于盐水中。

2.试剂

（1）IgM抗D试剂。

（2）6％小牛血清白蛋白，或 Rh 对照试剂。

3.操作

（1）加 1 滴抗 D 到一洁净试管，并做好标记。

（2）加 1 滴 6％小牛血清白蛋白，或试剂厂商提供的 Rh 对照试剂到第二个洁净试管中，并标记。

（3）分别加 1 滴 2％～5％红细胞悬液到每支试管中。

（4）轻轻混合，通常（900～1000）g 离心 15 秒。

（5）轻轻重悬细胞扣，检查凝集。

（6）评价反应强度，记录试验管和对照管的试验结果。

4.结果判定

（1）抗 D 管凝集，对照管不凝集表明红细胞是 RhD 阳性。

（2）对照管和抗 D 管均阴性，说明待测红细胞是 RhD 阴性结果。此时如果检测的是患者标本则可以认为是 RhD 阴性。但根据多数国际行业协会的标准，要求对献血者血样和孕妇血样需做进一步确认试验，以排除弱 RhD 抗原的存在。

（3）对照管凝集则试验无效，可能需要移除红细胞上的 IgM 或 IgG 抗体。

5.注意事项

（1）适合的试剂包括低蛋白单克隆试剂和高蛋白多克隆抗 D 试剂。

（2）本试验只是 RhD 血型鉴定的初检，确认 RhD 血型需进一步进行弱 D 鉴定。

（3）玻片法、微量板法和柱凝集卡等方法也可用于 RhD 血型的初筛试验。但由于玻片法的灵敏度较低，一般很少在临床 RhD 鉴定中使用该方法。

## （二）玻片法

1.样本

用玻片法进行 Rh 定型时，待检红细胞悬液的浓度是 40％～50％。

2.试剂

适合用于玻片法的低蛋白抗 D 试剂。

3.操作

（1）试验前，将洁净玻片预热到 40～50℃。

（2）加 1 滴抗 D 到一洁净的玻璃片或白瓷板凹孔中，并做好标记。

（3）加 1 滴合适的对照试剂到另一洁净的玻璃片或白瓷板凹孔中，并做好标记。

（4）向以上玻片上或白瓷板凹孔中的每一种试剂中分别加 1 滴充分混匀的 40％～50％待检红细胞悬液。

（5）充分混合抗体试剂和细胞，用搅拌棒将混合物均匀分散。

（6）不断地从一边到另一边轻轻倾斜转动玻片或白瓷板，持续大概 2 分钟。

（7）读取，解释并记录所有玻片或白瓷板凹孔中的结果。

4.结果判定

（1）抗 D 试剂与红细胞反应表现凝集，而对照为阴性反应，表明待检红细胞是 RhD 阳性。

（2）抗 D 试剂与对照均为阴性反应，表明待检红细胞可能是 RhD 阴性，进一步使用试管法间接抗球蛋白试验可以检出玻片法检测不到的弱 D 表型。

(3)如果对照反应阳性,在没有进一步试验之前,不能解释为 RhD 阳性。

5.注意事项

(1)玻片法可能存在感染性标本暴露的风险,需注意防范。

(2)玻片法不适合检测弱 D 表型。

### (三)微孔板法

1.样本

根据生产厂商的说明。自动化技术需要抗凝样本。

2.试剂

只使用获得许可,能用于微孔板检测的抗 D 试剂。参照生产厂商的说明,使用特定的试剂、仪器及正确的操作。

3.操作

(1)在干净的微孔板孔中加入 1 滴抗 D 试剂。如果该试剂需要使用 Rh 对照,在第 2 孔中加入 1 滴 Rh 对照。

(2)在每孔中加入 1 滴 2%～5%生理盐水红细胞悬液。

(3)轻轻拍打平板的边沿,混匀各组分。

(4)根据生产厂商的说明,使用合适的条件离心平板。

(5)轻拍微孔板,或者使用机械摇板器,或者将板放置一定角度,使液体流动,以重悬红细胞。

(6)检测凝集,判读、解释、记录实验结果。

(7)为加强弱反应,将阴性结果的样本在 37℃,孵育 15～30 分钟,重复步骤(4)～(6)。

4.结果判定

(1)抗 D 孔中出现凝集,同时,对照组中是均匀的悬液,说明该红细胞是 D 阳性。

(2)抗 D 孔和对照孔中均未出现凝集。来自患者的样本可以被定为 D 阴性。

(3)对于献血者的样本以及来自母亲产生 Rh 免疫球蛋白的婴儿样本,需进一步检测是否具有弱 D 抗原。

### (四)柱凝集法

1.样本

同玻片法和试管法。

2.试剂

已加抗 D 试剂的柱凝集血型卡。

3.操作

(1)配制好检测样本的红细胞悬液和试剂红细胞悬液。通常用于柱凝集试验的红细胞悬液浓度比试管法低,比如可选用 1%或 0.8%的红细胞盐水悬液 $50\mu l$,个别新生儿卡中选用 5%的红细胞盐水悬液 $10\mu l$。

(2)在柱凝集卡的 RhD 检测管中分别加入样本的红细胞悬液。

(3)在专用柱凝集离心机中离心。

(4)判读并记录凝集反应结果。

4.结果判定

根据红细胞在凝胶柱内的反应情况解释凝集强度。出现凝集和(或)溶血结果为阳性,不凝集为阴性。

# 二、弱 D 型鉴定

已报道有 100 多种 RHD 等位基因编码的 RhD 蛋白带有氨基酸置换,导致了多种 D 抗原变异型,包括弱 D、部分 D 和 Del 表现型。

## (一)原理

携带弱 D 抗原的红细胞仍被归类为 D 阳性。弱 D 型红细胞与某些抗 D 试剂在盐水介质中不发生凝集,但在间接抗球蛋白试验中发生凝集。因此,当在盐水介质中发现红细胞与 IgM 抗 D 不凝集时,不应立即鉴定为 RhD 阴性,需进一步排除弱 D 型的可能。当献血者初筛检测为阴性时需进一步进行 Rh 阴性确认试验,以排除弱 D,但是如果检测的是患者样本,则可不必再确认。

"部分 D",又称不完全 D 红细胞,是由于缺失 D 抗原的一部分抗原表位而得名。目前人们将部分 D 分类为 $D^I \sim D^{VII}$,每个表位中又有若干个亚类。部分 D 表型常常是由于 RHD 和 RHCE 形成杂交基因,导致 RhD 基因的部分片段被 RHCE 基因替代,杂交基因编码的蛋白质丢失 D 抗原的部分表位。部分 D 表型的个体输入正常 RhD 阳性红细胞,有可能会产生抗 D。有些部分 D 则与弱 D 类似,是由于 RHD 基因编码的蛋白质发生氨基酸置换所致。这类"部分 D"与"弱 D"两者不同之处是弱 D 的氨基酸替代常常发生在 RhD 蛋白的细胞内区段或跨膜区,而部分 D 的氨基酸替代则发生在 RHD 蛋白的膜外区。

Del 红细胞表达非常少的 D 抗原,常规的血清学定型试验无法检出,需通过更加敏感的吸收放散技术才能检测到。常规血清学诊断的 Rh 阴性个体中,有一部分实际上是 Del 表现型。亚洲人中 Del 占到 Rh 阴性的 10%~30%;白种人 Del 的频率要少得多,仅有大约 0.027%。

## (二)样本

通常使用洗涤后的红细胞悬液,试管法悬液浓度皆为 2%~5%,柱凝集法为 0.8% 或 1%。

## (三)试剂

不是每一种抗 D 试剂都适用于 Rh 阴性确认试验。通常采用室温反应的单克隆 IgM 抗 D,结合一种用于抗球蛋白试验的单克隆或多克隆 IgG 抗 D,用来进一步检测弱 D 表现型。

(1)抗 D 试剂。

(2)6% 小牛血清白蛋白,或 Rh 对照试剂。

(3)抗人球蛋白试剂,多特异性或抗 IgG。

(4)IgG 抗体致敏的红细胞。

## (四)操作

试验流程应使用合适的对照。

(1)加 1 滴抗 D 到一洁净的试管中,并做好标记。

(2)加 1 滴 6%小牛血清白蛋白,或试剂厂商提供的 Rh 对照试剂作为对照试剂到第二个洁净试管中,并标记。

(3)向每支试管加 1 滴 2%～5%的红细胞生理盐水悬液。

(4)混匀并孵育测试管和对照管,通常在 37℃孵育 15～30 分钟。

(5)孵育后可以离心并轻轻重悬细胞扣,检查凝集。

(6)用生理盐水至少洗涤细胞 3 遍。每次洗涤,通常(900～1000)g,离心 1 分钟,弃上清。

(7)倒扣吸干剩余上清液后,加 1 滴或 2 滴抗人球蛋白试剂,或根据试剂制造商的要求加抗人球蛋白试剂。

(8)轻轻混匀,并以校准的速度和时间离心,通常(900～1000)g 离心 15 秒。

(9)轻轻重悬,检查凝集强度并记录结果。

(10)加入 IgG 致敏的质控红细胞以确认阴性抗球蛋白试验的有效性。

### (五)结果判定

(1)抗 D 管凝集,对照管没有凝集,表明红细胞是 D 阳性。将结果报告成 D 阳性,或者 D 变异型。

(2)抗 D 管和对照管均没有凝集,则提示被检红细胞上无 D 抗原表达,是 D 阴性。

(3)允许使用待检红细胞的直接抗球蛋白试验作为对照,但是在间接抗人球蛋白试验过程中,最好使用一种 Rh 或白蛋白对照试剂,可以排除所有试剂成分造成的假阳性。

(4)对照管在任何阶段出现凝集,则试验无效。先从红细胞上移除 IgG 抗体可能对试验是有帮助的。

### (六)注意事项

(1)在临床输血中弱 D 型个体输注 RHD 阳性红细胞后可产生抗 D 抗体。所以受血者(患者)为弱 D 型,作 Rh 阴性论,应输注 Rh 阴性血液;供血者(献血者)为弱 D 型者,应作 Rh 阳性论,不应当输血给 Rh 阴性的受血者。

(2)在选用 IgM 和 IgG 抗 D 试剂时,所选用的抗 D 应能尽可能多的识别不同 D 表位。其中 $D^{IV}$、$D^{V}$、$D^{VI}$ 表位被认为是必须可识别的。

(3)中国人 RhD 阴性群体中有 10%～30%的个体是 Del 表型。这类表型的个体在受到 D 抗原免疫刺激时,几乎不产生应答。

(4)对于"部分 D"表型个体,由于缺失 D 抗原的一部分抗原表位,表现为与某些单克隆抗 D 不凝集而与另外的单克隆抗 D 试剂发生凝集。进一步鉴定其带有或缺失的 RhD 表位,需使用一组分别针对不同 D 表位的特殊抗 D 抗体。例如:DIAGAST 公司的 D-Screen 试剂盒,是一组针对 RhD 蛋白不同表位的单克隆抗 D 试剂。有些部分 D 表型的个体,如 $D^{VIII}$ 表型,可产生缺乏其表位的抗 D 抗体,$D^{VIII}$ 型妇女与 Rh 阳性丈夫生育的婴儿可能发生新生儿溶血病。

# 第五节　血液寄生虫检查

## 一、疟原虫检查

1.检验项目名称

疟原虫检查。

2.采用的方法

薄血片法,厚血片法。

3.附注

(1)采血时间:间日疟及三日疟患者应在发作后数小时至 10 小时左右采血,此时,早期滋养体已发育成易于鉴别形态的晚期滋养体,恶性疟患者,应在发作后20 小时左右采血。

(2)厚血片的溶血要及时,溶血不完全,会影响检验质量。厚血片的存放期限在夏季不超过 48 小时,冬季不超过 72 小时。

(3)染色后,水洗时不要先倒去染液,应让流水把染液带走,使沉渣漂浮冲走。

(4)油镜检查,薄血片须至少检查 100 个视野,厚血片至少检查 20 个视野,才能报告"未检出疟原虫"。

(5)疟原虫必须分类报告。找到环状体后,须再仔细寻找更为成熟的阶段,以便分类;如确实未找到更为成熟阶段的疟原虫,可报告为"检出环状体疟原虫"。

(6)有可能出现 2 种或 3 种疟原虫混合感染时,以间日疟与恶性疟原虫混合感染为常见,须注意鉴别。

(7)注意区别易与疟原虫混淆的其他杂物,特别是厚血片检查时,应在薄血片上仔细寻找证实,才能报告。

(8)除上述 3 种疟原虫外,在我国云南曾发现过少数卵形疟原虫引起的病例。卵形疟原虫的形态基本上与三日疟原虫相似,但虫体稍大,受感染的红细胞略胀大,且红细胞边缘是不整齐锯齿状,滋养体后期及裂殖体前期的原虫呈圆形或卵圆形。

## 二、微丝蚴检查

1.检验项目名称

微丝蚴检查。

2.采用的方法

鲜血片法,厚血片法,试管浓集法。

3.附注

(1)未染色标本要与棉花纤维相鉴别。棉花纤维长短、大小不一致,且其中无体细胞,也不活动。

（2）采血时间以晚间 9～12 时为宜。采血前让患者躺卧片刻。

（3）对夜间采血有困难的患者可采用诱出法，即在白天按每千克体重口服海群生 2～6mg,15min 后取血检查。

## 三、阿米巴滋养体检查

1.检验项目名称

阿米巴滋养体检查。

2.采用的方法

生理盐水涂片法,碘液涂片法,体外培养和核酸诊断。

3.附注

（1）对肠阿米巴病而言,粪检仍为最有效的手段。但由于虫体在受到尿液、水等作用后会迅速死亡,故应注意快速检测、保持 25～30℃的温度和防止尿液等污染。

（2）某些抗生素、致泻药或灌肠液等均可影响虫体的生存和活动,从而影响检出率。

（3）对脓肿穿刺液等亦可行涂片检查,但虫体多在脓肿上,故穿刺和检查时应予注意。

## 四、钩虫检查

1.检验项目名称

钩虫检查。

2.采用的方法

粪便检查虫卵或经钩蚴培养检出幼虫是确诊本病的依据。常用的方法有直接涂片法、饱和盐水浮聚法、改良加藤法、钩蚴培养法。

3.附注

（1）饱和盐水浮聚法是诊断钩虫感染最常用的方法。

（2）直接涂片法简便易行,适用于感染率较高的地区,但对于轻度感染易漏诊。

（3）感染钩虫后需要 5～6 周才能在粪便中检到虫卵,而此时因虫卵阴性而被误诊的妇女,可引起停经、流产等。

（4）钩虫感染早期或急性期的患者,外周血中嗜酸性粒细胞常达 15％以上,最高可达 86％,称为嗜酸性粒细胞增多症。

## 五、蛔虫检查

1.检验项目名称

蛔虫检查。

2.采用的方法

病原学诊断主要依据从粪便中查见虫卵或虫体。常用的方法有直接涂片法、饱和盐水浮聚法、沉淀法。

3.附注

(1)蛔虫产卵量大,卵壳厚而透明是蛔虫卵的主要特征。

(2)蛔虫卵对外界环境的抵抗能力强,甚至在无氧的条件下也能存活2～3个月。

# 第六节 贫血的检验

## 一、尿含铁血黄素检测

1.检验项目名称

尿含铁血黄素检测。

2.采用的方法

普鲁士蓝反应法。

3.主要临床意义

正常人为阴性,Rous试验阳性提示有慢性血管内溶血,尿中有铁排出。阳性主要见于慢性血管内溶血,如PNH;也见于溶血性输血反应、机械性红细胞损伤、烧伤、氧化型药物性溶血(伴有或不伴有葡萄糖-6-磷酸脱氢酶缺乏)、镰状细胞贫血、梭状芽孢杆菌外毒素血症以及血色病等。但在溶血初期,虽然有血红蛋白尿,上皮细胞内尚未形成可检出的含铁血黄素,此时本试验可呈阴性反应。急性血管内溶血时,如早期测定常为阴性,几天以后,尿含铁血黄素测定才转为阳性。当发生出血性胰腺炎时,由于腹腔中的红细胞分解,最终可导致尿含铁血黄素试验呈阳性。

4.附注

(1)所有试管、玻片、试剂均应防止铁剂污染,否则出现假阳性。

(2)一般应做阴性对照,如亚铁氰化钾与盐酸混合后即显深蓝色,表示试剂已污染高铁,不宜再用。

## 二、红细胞渗透脆性试验

1.检验项目名称

红细胞渗透脆性试验。

2.试验原理

渗透脆性试验检测红细胞对不同浓度低渗盐溶液的抵抗力。在低渗盐溶液中当水渗透至红细胞内部达一定浓度时,红细胞发生膨胀破裂。据不同浓度的低渗盐溶液中红细胞溶血的情况反映红细胞其表面积与容积的比值,反映对低渗盐溶液的抵抗性。比值愈小,红细胞抵抗力愈小,渗透脆性增加;反之抵抗力增大,渗透脆性降低。

3.参考范围

简易半定量法开始溶血:3.8～4.6g/L NaCl溶液。完全溶血:2.8～3.2g/L NaCl溶液。

4.临床意义

(1)渗透脆性增加见于遗传性球形红细胞增多症(HS)和遗传性椭圆形红细胞增多症,亦见于自身免疫性溶血性贫血伴球形红细胞增多症,这类患者开始溶血在5.0g/L以上,甚至可达到7.2g/L以上。

(2)渗透脆性减低见于各型珠蛋白生成障碍性贫血,HbC、HbD、HbE病,缺铁性贫血,脾切除术后及其他一些红细胞膜有异常的疾病,如肝脏疾病等。

5.附注

(1)每次检查均应有正常对照,正常对照与被检者氯化钠浓度相差0.4g/L,即有诊断价值。在乳白色背景下观察、判断完全溶血管,必要时可离心后观察。黄疸患者开始溶血不易观察,严重贫血患者红细胞太少,均可用等渗盐水将红细胞洗涤后再配成50%红细胞悬液进行试验。

(2)氯化钠必须干燥、称量精确,用前新鲜配制。

(3)注射器和小试管必须清洁干燥。血液标本应直接滴入液体中,不能沿管壁流入。血液与氯化钠溶液之比为1:100。

(4)不能用枸橼酸盐或双草酸盐作抗凝,以免增加离子强度,影响溶液的渗透压。若用上述无机盐抗凝,则应用等渗盐液洗涤一次,然后配成50%红细胞悬液进行检查。

# 三、血清铁蛋白测定

1.检验项目名称

血清铁蛋白测定(方法:化学发光法)。

2.英文缩写

SF。

3.参考区间

成人:男性15～200$\mu$g/L;女性12～150$\mu$g/;小儿低于成人;青春期至中年,男性高于女性。

4.临床意义

血清铁蛋白(SF)含量也能准确反映体内储铁情况,与骨髓铁染色结果有良好的相关性。SF的减少是诊断缺铁性贫血敏感方法之一。缺铁性贫血时SF<14$\mu$g/L(女性<10$\mu$g/L)。降低亦可见于失血、慢性贫血等。

血清铁蛋白增高见于肝脏疾病、血色病、输血引起的铁负荷过度,急性感染,以及铁粒幼红细胞性贫血患者。恶性肿瘤如肝癌、乳腺癌、肺癌、白血病及淋巴瘤患者中部分病例血清铁蛋白可明显增高,其血清铁蛋白浓度与储铁无关,与肿瘤细胞的合成和释放增加有关。

## 四、血清和红细胞叶酸测定

1.检验项目名称

血清和红细胞叶酸测定。

2.采用的方法

放射免疫法(RIA)。

3.参考区间

血清叶酸:成人:男性 8.61～23.8nmol/L;女性 7.93～20.4nmol/L。

红细胞叶酸:成人:340～1020nmol/L。

4.临床意义

红细胞与血清的叶酸浓度相差几十倍,体内组织叶酸缺乏,但当未发生巨幼细胞贫血时,红细胞叶酸测定对判断叶酸缺乏尤其有价值。叶酸减低有助于诊断由于叶酸缺乏引起的巨幼细胞贫血,此外可见于红细胞过度增生叶酸利用增加,如溶血性贫血、骨髓增生性疾病等。

5.附注

(1)加样必须准确,并尽量减少器材设备等主客观因素的影响。

(2)为提高试验的准确性,每批试验均应同时建立标准曲线,包括测定管在内均应双管平行测定,取平均数进行计算。

(3)每批试验均必须制作标准管($S_0$)及非特异性吸附管(NSB)。标准管不加待测标本,反映第一抗体的最大结合力,一般要求其与标记抗原的最大结合率在 $30\% \sim 60\%$;而 NSB 管不加待测标本与第一抗体,反应标记抗原与第一抗体以外的其他物质的结合力,一般要求小于 $10\%$。

(4)由于试验使用放射性同位素,故一切操作和废物的处理需按 RIA 的国家规定进行。

## 五、血清维生素 $B_{12}$ 的测定

1.检验项目名称

血清维生素 $B_{12}$ 的测定。

2.采用的方法

放射免疫法。

3.参考区间

成人 148～660pmol/L。

4.主要临床意义

血清维生素 $B_{12}$ 降低对巨幼红细胞性贫血诊断有重要价值;而白血病患者血清维生素 $B_{12}$ 含量明显增高;真性红细胞增多症、某些肿瘤和肝细胞损伤时也可增加。

## 六、自身溶血试验及其纠正试验

1.试验项目名称

自身溶血试验及其纠正试验。

2.试验原理

红细胞在 37℃孵育 48 小时,其间由于膜异常引起钠内流倾向明显增加,ATP 消耗过多;或糖酵解途径酶缺乏所引起 ATP 生成不足等原因可导致溶血,称为自身溶血试验。在孵育时,加入葡萄糖或 ATP 作为纠正物,观察溶血可否有一定的纠正,称为纠正试验。

3.参考范围

健康人红细胞孵育 48 小时,不加纠正物的溶血率为 0.2%～4.0%,加葡萄糖的溶血率为 0.1%～0.6%,加 ATP 纠正物的溶血率为 0.1%～0.8%。

4.临床意义

(1)遗传性球形红细胞增多症自身溶血率增加,能被葡萄糖或 ATP 纠正。

(2)G6PD 缺乏症等戊糖旁路代谢缺陷的患者自身溶血率增加,能被葡萄糖纠正。

(3)丙酮酸激酶缺乏症时不能利用葡萄糖产生 ATP,其自身溶血率明显增加,不能被葡萄糖纠正,能被 ATP 纠正。

(4)获得性溶血性贫血或自身免疫性溶血时试验结果常各有不同,对诊断意义不大。

(5)本试验不够灵敏和特异,仅对遗传性球形红细胞增多症有较大诊断价值,其他仅作为筛选试验。

## 七、高渗冷溶血试验

1.检验项目名称

高渗冷溶血试验。

2.试验原理

在高渗状态下,温度骤然变化影响红细胞膜脂质的流动性,并可能累及膜磷脂与膜骨架蛋白结合位点,红细胞容易破裂而发生溶血。当膜蛋白缺陷致膜表面积与体积比值降低,溶血率明显增加。当膜表面积与体积比值增加,溶血率降低。高渗冷溶血试验即测定红细胞在不同的高渗缓冲液中,从 37℃水浴立即置于 0℃水浴一定时间的最大溶血率。

3.参考范围

9mmol/L 或 12mmol/L 蔗糖:最大溶血率为 66.5%～74.1%;

7mmol/L 蔗糖:最大溶血率为 0.1%～16.9%。

4.临床意义

(1)遗传性球形红细胞增多症明显增加。

(2)珠蛋白生成障碍性贫血和异常血红蛋白病明显降低。

(3)自身免疫性溶血基本正常。

## 八、阵发性睡眠性血红蛋白尿症的检验

### (一)酸化血清溶血试验

1.检验项目名称

酸化血清溶血试验。

2.试验原理

阵发性睡眠性血红蛋白尿(PNH)患者体内存在对补体敏感的红细胞,即红细胞在酸性的正常血清中孵育,补体被激活,PNH红细胞被破坏而产生溶血。而正常红细胞不被溶解,无溶血现象。如血清经56℃加热30分钟,使补体灭活,患者红细胞即不被溶解。

3.参考范围

健康人:阴性。

4.临床意义

阳性主要见于PNH,敏感度较低,有30%以上患者呈阴性反应。某些自身免疫性溶血性贫血发作严重时可呈阳性。

5.附注

(1)一切用具要干燥,避免溶血。

(2)血清酸化后用塞盖好,避免$CO_2$逸出而降低血清的酸度,导致溶血程度降低。

(3)若患者经多次输血,其血中所含的不正常红细胞将相对减少,可呈弱阳性或阴性,对此可延长保温时间(4~6小时),再观察有无溶血。

### (二)蔗糖溶血试验

1.检验项目名称

蔗糖溶血试验。

2.试验原理

蔗糖溶血试验是由于蔗糖溶液离子强度低,经孵育后可使补体与红细胞膜结合加强,蔗糖溶液进入补体敏感的红细胞内,导致渗透性溶血。

3.参考范围

定性试验:正常为阴性。

定量试验:正常溶血率低于5%。

4.临床意义

PNH患者蔗糖溶血试验为阳性或溶血率增加,可作为PNH的筛检试验。部分自身免疫性溶血性贫血患者本试验可为阴性,白血病、骨髓硬化时可出现假阳性。

5.附注

(1)所用器具必须清洁干燥,以免溶血造成假阳性。

(2)每次试验应同时做正常对照。

### (三)蛇毒因子溶血试验

1.检验项目名称

蛇毒因子溶血试验

2.试验原理

蛇毒因子溶血试验多采用从眼镜蛇毒中提取的一种蛇毒因子,能直接激活血清中的补体C3,通过旁路途径激活补体系统,PNH患者的红细胞补体系统激活后,促使PNH补体敏感红细胞破坏、溶血。

3.参考范围

健康人溶血率低于5%,溶血率高于10%为阳性。

4.临床应用

本试验为特异性PNH病试验,特异性比Ham试验高,PNHⅢ型红细胞对本试验敏感性最高,PNHⅡ型次之,PNHⅠ型不敏感。

5.附注

(1)对照管的吸光度应控制在0.05左右,若大于0.10,应重做。

(2)只有阳性对照大于10%,阴性对照小于5%本试验结果才有意义。

(3)本试验的特异性比蔗糖溶血试验和酸化血清溶血试验高。

### (四)血细胞表型分析

1.检验项目名称

血细胞表型分析

2.方法

流式细胞仪原理。

3.试验原理

PNH是一种获得性基因突变导致的克隆性疾病,其异常的血细胞膜糖化肌醇磷脂锚(GPI-anchor)连接蛋白如CD59、CD55等表达明显减低或缺乏,细胞膜对补体的敏感性增强而引起溶血性贫血。用GPI连接蛋白如CD59、CD55的单克隆抗体作分子探针,流式细胞术分析红细胞和粒细胞膜CD59、CD55等分子的表达量和计数其缺乏表达(阴性)细胞的数量对PNH诊断与鉴别有重要的临床意义。

4.参考范围

以CD59、CD55阴性的红细胞大于5%和CD59、CD55阴性的中性粒细胞大于10%作为PNH诊断的临界值,非PNH患者和健康人均小于5%;PNH患者CD59、CD55阴性的红细胞均大于9%,多数患者大于20%,CD59、CD55阴性的中性粒细胞均大于16%。正常人外周血红细胞膜与中性粒细胞膜上的CD59和CD55阳性表达率为100%。各实验室应建立自己的参考值。

5.临床意义

该试验的灵敏度和特异度可达100%,而Ham试验的灵敏度为50%左右,但试验所需的流式细胞仪其价格比较贵,试验价格也较高。

## 九、抗人球蛋白试验

1.检验项目名称

抗人球蛋白试验

2.试验原理

抗人球蛋白试验检测自身免疫性溶血性贫血的自身抗体。分为检测红细胞表面有无不完全抗体的直接抗人球蛋白试验和检测血清中有无不完全抗体的间接抗人球蛋白试验。直接试验应用抗人球蛋白试剂与红细胞表面的 IgG 分子结合,如红细胞表面存在自身抗体,出现凝集反应。间接试验应用(RH)D 阳性 O 型红细胞与受检血清混合孵育,如血清中存在不完全抗体,红细胞致敏,再加入抗人球蛋白血清,可出现凝集。

3.参考范围

健康人直接和间接抗人球蛋白试验均为阴性。

4.临床意义

自身免疫性溶血性贫血、冷凝集素综合征、新生儿同种免疫性溶血、阵发性冷性血红蛋白尿、药物性免疫性溶血等直接抗人球蛋白阳性,当抗体与红细胞结合后,有过剩抗体时直接和间接试验均阳性。

5.附注

抗人球蛋白试验是免疫性溶血性贫血重要的诊断方法,最好同时用直接或间接法,直接法具有半定量测定价值,可作为病情程度变化和随访的指标。临床上常分为三型:①多数是抗 IgG 及抗 C3 型,预后差;②抗 IgG 型;③少数是抗 C3 型,预后好。抗 IgA 型偶见。约有 10% 的病人临床类似自身免疫性溶血性贫血,但抗人球蛋白试验是阴性,遇可疑结果应重复检测。

# 第七节　骨髓细胞检验

## 一、骨髓细胞形态学检查(CBM)

1.检验方法

涂片染色法。

2.检验标本

骨髓片。

3.检验部门

血液室。

4.送检要求

请医生详细填写申请单,每例送骨髓片 3～5 张,若须进行细胞化学染色检查时,可再推 3～5 张。

5.正常骨髓象

骨髓增生活跃,各个系统的血液细胞按一定的比例组合在一起,细胞形态无明显异常,巨核细胞和成簇血小板可见到,并能见少量正常非造血性细胞,成熟红细胞大小均匀,染色正常,无其他异常细胞和血液寄生虫。骨髓增生程度分级判断标准见表 3-7-1。

表 3-7-1 骨髓增生程度分级判断标准

| 增生程度 | 红细胞与有核细胞之比 | 常见疾病 |
| --- | --- | --- |
| 增生极度活跃 | 1：1 | 急慢性白血病等 |
| 增生明显活跃 | 10：1 | 白血病、增生性贫血等 |
| 增生活跃 | 20：1 | 正常骨髓、某些贫血等 |
| 增生减低 | 50：1 | 造血功能低下 |
| 增生极度减低 | 300：1 | 急性再生障碍性贫血等 |

6.临床意义

确定造血系统疾病如急、慢性白血病等；诊断某些类脂质沉积病；诊断某些感染性疾病；诊断恶性肿瘤转移；协助诊断某些血液病及其相关疾病；协助鉴别诊断某些血液病及其相关疾病。

## 二、粒红比值（M：E）

1.检验方法

涂片染色法。

2.检验标本

血片或骨髓片。

3.检验部门

血液室。

4.送检要求

涂片后立即送检。

5.参考区间

粒红比例为 2～4：1。

6.临床意义

粒红比值是指粒细胞与未成熟红细胞的数量比。

（1）比值增大（＞4：1）：粒细胞相对增多，见于白血病、粒细胞性类白血病反应、单纯红细胞再生障碍性贫血或传染性疾病。

（2）比值减低（＜2：1）：红细胞相对增多，见于粒细胞缺乏症、各种增生性贫血、脾功能亢进及放射病早期。

（3）比值正常：多发性骨髓瘤、原发性骨髓纤维化（骨髓硬化症）、再生障碍性贫血及真性红细胞增多症等比值正常。

## 三、粒细胞系统

1.检验方法

涂片染色法。

2.检验标本

骨髓片 2 张。

3.检验部门

血液室。

4.送检要求

涂片后立即送检。

5.参考区间

正常骨髓象中,粒细胞系约占有核细胞 1/2,一般原始粒细胞＜2％,早幼粒细胞＜5％,中幼粒细胞＜9％,晚幼粒细胞及杆状粒细胞不超过 20％,分叶核细胞占 10％左右,嗜酸性粒细胞＜5％,嗜碱性粒细胞＜1％。

6.临床意义

(1)以原粒细胞及早幼粒细胞增多为主(20％～90％):见于急性粒细胞白血病、慢性粒细胞白血病急粒变。

(2)以中性中幼粒细胞增多为主(20％～50％):见于亚急性粒细胞白血病、类白、慢粒。

(3)以中性晚幼粒及杆状核粒细胞增多为主:常见于慢性粒细胞白血病,各种感染、代谢性障碍(如尿毒症、酸中毒)、某些药物和毒性影响、消化道恶性肿瘤、严重烧伤、大出血、大手术等。

(4)嗜酸性粒细胞增多:常见于过敏性疾病、慢性粒细胞白血病、放射治疗后反应、寄生虫等。

(5)粒细胞减少:见于理化因素(长期接触 X 线、化学药品等)及严重感染所致的粒细胞缺乏症、再障、急性造血停滞。

# 四、淋巴细胞系统

1.检验方法

涂片染色法。

2.检验标本

骨髓片 2 张。

3.检验部门

血液室。

4.送检要求

涂片后立即送检。

5.参考区间

约占 20％以下,小儿可达 40％。

6.临床意义

以原始淋巴细胞及幼稚淋巴细胞增多为主,见于急性淋巴细胞白血病、淋巴瘤等。成熟淋巴细胞增多为主,见于慢淋、传染性单核细胞增多症、传染性淋巴细胞增多症及百日咳等。

## 五、单核细胞系统

1.检验方法

涂片染色法。

2.检验标本

骨髓片 2 张。

3.检验部门

血液室。

4.送检要求

涂片后立即送检。

5.参考区间

不超过 5％,均为成熟阶段的细胞。

6.临床意义

原始单核细胞及幼单核细胞增多见于骨髓增生异常综合征、急性单核细胞白血病,急性粒、单核细胞白血病等以及恶性肿瘤、化疗和放疗恢复期等。

## 六、巨核细胞系统

1.检验方法

涂片染色法。

2.检验标本

骨髓片 2 张。

3.检验部门

血液室。

4.送检要求

涂片后立即送检。

5.参考区间

7~35 个/片,原幼巨核细胞 0~5％,颗粒型巨核细胞 10％~27％,成熟巨核细胞 44％~60％,裸核细胞 8％~30％。

6.临床意义

以原始巨核细胞增多为主见于巨核细胞白血病。以幼巨核及颗粒增多为主见于慢性粒细胞白血病、原发性血小板减少性紫癜、脾功能亢进等,急性失血以成熟巨核细胞增多为主。巨核细胞减少,见于急性、慢性再生障碍性贫血,急性白血病及阵发性睡眠性血红蛋白尿。

## 七、浆细胞系统

1.检验标本

骨髓片 2 张。

2.检验部门

血液室。

3.送检要求

涂片后立即送检。

4.参考区间

<1%。

5.临床意义

原浆细胞、幼浆细胞增多见于多发性骨髓瘤及浆细胞性白血病。再生障碍性贫血、粒细胞减少症等可见成熟浆细胞轻度增多。

## 八、过氧化物酶染色(POX)

1.检验标本

血片或骨髓片。

2.检验部门

血液室。

3.送检要求

取材后立即送检。

4.参考区间

淋巴细胞和红细胞在其成熟的各个阶段均无 POX,中性粒细胞发育的各个阶段均有 POX,正常人成熟嗜碱性粒细胞均无 POX,嗜酸性粒细胞呈 POX 强阳性反应。

5.临床意义

有助于急性白血病类型的鉴别:急性淋巴细胞白血病呈现阴性反应;急性单核细胞性白血病呈现阳性或弱阳性反应;急性早幼粒细胞白血病呈强阳性反应;急性粒细胞白血病呈阳性反应。

## 九、中性粒细胞碱性磷酸酶染色(NAP)

1.检验标本

血片或骨髓片。

2.检验部门

血液室。

3.送检要求

取材后立即送检。

4.参考区间

积分 30～130 分。

5.临床意义

(1)积分升高:见于类白血病反应、急性细菌性感染、再生障碍性贫血。

(2)积分降低:见于没有治疗的慢性粒细胞白血病、阵发性血红蛋白尿和骨髓增生异常综合征。病毒感染正常或降低。

(3)用来鉴别慢粒和类白反应及观察慢粒疗效鉴别急粒和急淋、鉴别真性红细胞增多症和继发性红细胞增多症等。

## 十、酸性磷酸酶染色

1.检验标本

血片或骨髓片。

2.检验部门

血液室。

3.送检要求

取材后立即送检。

4.参考区间

正常粒细胞除原粒阴性外,其余各阶段呈弱阳至中度阳性,单核细胞为弱至强阳性,红系为阴性,淋巴细胞可呈弱阳性,浆细胞和巨核细胞可呈中度阳性。

5.临床意义

(1)诊断毛细胞白血病:毛细胞性白血病可呈现强阳性或中度阳性,且不被 L(+)-酒石酸抑制。

(2)鉴别淋巴细胞类型:T 淋巴细胞 ACP 染色呈阳性反应,B 淋巴细胞阴性或颗粒细小的弱阳性。

(3)鉴别细胞:戈谢细胞 ACP 染色呈强阳性;尼曼-匹克细胞呈阴性或弱阳性。

## 十一、苏丹黑 B 染色(SBB)

1.检验标本

血片或骨髓片。

2.检验部门

血液室。

3.送检要求

取材后立即送检。

4.临床意义

(1)鉴别急性白血病类型:SBB 染色与 POX 染色临床意义相似,由于较早的原粒细胞

SBB 有时也能显示阳性反应,其灵敏度高于 POX,但其特异性不如 POX。

(2)诊断类脂质沉积病:神经磷脂和脑苷脂 SBB 均为阳性,有助于对类脂质沉积病的诊断。

# 十二、过碘酸-雪夫反应(PAS)

1.检验标本

血片或骨髓片。

2.检验部门

血液室。

3.送检要求

取材后立即送检。

4.参考区间

(1)一般原粒细胞呈阴性反应,早幼粒细胞以下随着细胞成熟而阳性增强,成熟中性粒细胞最强。

(2)嗜酸性粒细胞颗粒不着色,细胞质为阳性,嗜碱性粒细胞阳性。

(3)淋巴母细胞阳性程度低,随着细胞成熟阳性程度稍增加。

(4)单核细胞仅有少量、细小颗粒。

(5)幼红细胞为阴性。

(6)巨核细胞和血小板为阳性。

5.临床意义

(1)幼红细胞 PAS 染色强阳性见于红血病及红白血病。溶血性贫血有的为弱阳性,巨幼细胞性贫血和再生障碍性贫血一般为阴性。

(2)急性粒细胞白血病呈阴性或弱阳性;急性淋巴细胞白血病的原、幼淋巴细胞为红色颗粒状或块状阳性,少数为阴性反应;急性单核细胞白血病的原、幼单核细胞为红色细颗粒、胞质边缘及伪足处颗粒明显,分化差的原单核细胞为阴性;急性巨核细胞白血病的原巨核细胞为红色颗粒、块状阳性或强阳性。

# 十三、铁粒染色

1.检验标本

血片或骨髓片。

2.检验部门

血液室。

3.送检要求

取材后立即送检。

4.参考区间

(1)细胞外铁＋～＋＋。

（2）铁粒幼红细胞 $12\%\sim44\%$。

5.临床意义

（1）诊断缺铁性贫血：细胞外铁减少或消失，重度贫血时，细胞内铁明显减少（常 $<10\%$）甚至为阴性。

（2）诊断铁粒幼红细胞性贫血：可出现环形铁粒幼红细胞增多，常 $>15\%$。

## 十四、特异性酯酶染色

1.检验标本

血片或骨髓片。

2.检验部门

血液室。

3.送检要求

取材后立即送检。

4.参考区间

中性粒细胞（除原粒外）及肥大细胞可呈现阳性反应。嗜酸和嗜碱粒细胞为阴性或弱阳性，巨核细胞、淋巴细胞、浆细胞、幼红细胞、血小板为阴性。

5.临床意义

（1）鉴别急性白血病类型：急性粒细胞白血病大多呈现阳性反应，急性单核细胞、淋巴细胞白血病时呈阴性。

（2）鉴别嗜碱性粒细胞与肥大细胞：前者阴性，后者阳性。

## 十五、非特异性酯酶染色

1.检验标本

血片或骨髓片。

2.检验部门

血液室。

3.送检要求

取材后立即送检。

4.参考区间

单核细胞、吞噬细胞阳性，且受到氟化钠抑制；粒细胞、淋巴细胞、巨核细胞、血小板、幼红细胞等呈阴性。

5.临床意义

（1）鉴别急性白血病：急性单核细胞白血病的幼稚细胞呈强阳性。急性粒细胞白血病幼稚细胞为弱阳性，但 AML-M$_3$ 早幼粒细胞呈现强阳性。急性淋巴细胞白血病为阴性。

（2）氟化钠抑制试验：可使单核细胞明显抑制，有助于上述三种与急性白血病的鉴别。

# 第四章  临床体液及排泄物检验

## 第一节  脑脊液检验

### 一、一般性状检查

主要观察颜色与透明度,可记录为水样透明(白细胞 $200/\mu L$ 或红细胞 $400/\mu L$ 可致轻微混浊)、白雾状混浊、微黄混浊、绿黄混浊、灰白混浊等。脓性标本应立即直接涂片进行革兰染色检查细菌,并及时接种相应培养基。

1.红色

如标本为血性,为区别蛛网膜下隙出血或穿刺性损伤,应注意以下情况。

(1)将血性脑脊液试管离心沉淀(1500r/min),如上层液体呈黄色,隐血试验阳性,多为蛛网膜下隙出血,且出血的时间已超过 4h,约 $90\%$ 患者为 12h 内发生出血。如上层液体澄清无色,红细胞均沉管底,多为穿刺损伤或因病变所致的新鲜出血。

(2)红细胞皱缩,不仅见于陈旧性出血,在穿刺外伤引起出血时也可见到。因脑脊液渗透压较血浆高所致。

2.黄色

除陈旧性出血外,在脑脊髓肿瘤所致脑脊液滞留时,也可呈黄色。黄疸患者(血清胆红素 $171\sim257\mu mol/L$)的脑脊液也可呈黄色。但前者呈黄色透明的胶冻状。脑脊液蛋白不低于 $1.50g/L$,红细胞高于 $100\times10^9$ 个/L,也可呈黄色。橘黄色见于血液降解及进食大量胡萝卜素。

3.米汤样

由于白(脓)细胞增多,可见于各种化脓性细菌引起的脑膜炎。

4.绿色

可见于绿脓假单胞菌、肺炎链球菌、甲型链球菌引起的脑膜炎、高胆红素血症和脓性脑脊液。

5.褐或黑色

见于侵犯脑膜的中枢神经系统黑色素瘤。

## 二、蛋白定性试验

### (一)原理

脑脊液中球蛋白与苯酚结合,可形成不溶性蛋白盐而下沉,产生白色混浊或沉淀,即潘氏试验。

### (二)结果判断

阴性:清晰透明,不显雾状。

极弱阳性:微呈白雾状,在黑色背景下,才能看到。

阳性(+):灰白色云雾状。

(++):白色混浊。

(+++):白色浓絮状沉淀。

(++++):白色凝块。

### (三)临床意义

正常时多为阴性或极弱阳性。有脑组织和脑脊髓膜疾患时常呈阳性反应,如化脓性脑脊髓膜炎、结核性脑脊髓膜炎、梅毒性中枢神经系统疾病、脊髓灰白质炎、流行性脑炎等。脑出血时多呈强阳性反应,如外伤性血液混入脑脊液中,亦可呈阳性反应。

## 三、有形成分检查

### (一)细胞总数

检验项目名称:细胞总数

采用的方法:细胞板计数

检验项目名称:白细胞计数

参考区间:正常人脑脊液中无红细胞,仅有少量白细胞。白细胞计数:成人$(0\sim8)\times10^6/L$;儿童$(0\sim15)\times10^6/L$;新生儿$(0\sim30)\times10^6/L$。以淋巴细胞及大单核细胞为主,两者之比约为7:3,偶见内皮细胞。

附注:

(1)计数应及时进行,以免脑脊液凝固,使结果不准确。

(2)细胞计数时,应注意新型隐球菌与白细胞的区别。前者不溶于乙酸,加优质墨汁后可见不着色的荚膜。

(3)计数池用后,应用75%乙醇消毒60min。忌用酚消毒,因会损伤计数池的刻度。

### (二)细胞分类

检验项目名称:细胞分类

采用的方法:直接分类法或染色分类法

参考区间:脑脊液白细胞分类计数中,淋巴细胞所占比例成人为$40\%\sim80\%$,新生儿为$5\%\sim35\%$;单核细胞所占比例成人为$15\%\sim45\%$;新生儿为$50\%\sim90\%$;中性粒细胞所占比例成人为 0～6％,新生儿为 0～8％。

临床意义：

(1)中枢神经系统病变的脑脊液,细胞数可增多,其增多的程度及细胞的种类与病变的性质有关。

(2)中枢神经系统病毒感染、结核性或霉菌性脑脊髓膜炎时,细胞数可中度增加,常以淋巴细胞为主。

(3)细菌感染时(化脓性脑脊髓膜炎),细胞数显著增加,以中性粒细胞为主。

(4)脑寄生虫病时,可见较多的嗜酸性颗粒。

(5)脑室或蛛网膜下隙出血时,脑脊液内可见多数红细胞。

**(三)真菌检查-新型隐球菌检查**

检验项目名称:真菌检查-新型隐球菌检查

检测方法：

(1)取脑脊液,以 2000r/min 离心 15min,以沉淀物作涂片,加优质经过滤的细墨汁 1 滴,混合,加盖玻片检查。

先用低倍镜检查,如发现在黑色背景中有圆形透光小点,中间有一细胞大小的圆形物质,即转用高倍镜仔细观察结构,新型隐球菌直径 5～20μm,可见明显的厚荚膜,并有出芽的球形孢子。

每次镜检应用空白墨水滴作为对照,以防墨汁污染。

(2)球菌病人约有 50％阳性率。

报告方式:墨汁涂片找到"隐球菌属"。

# 第二节 浆膜腔积液检验

## 一、标本采集的注意事项

(1)由穿刺取得的标本为防止细胞变性、出现凝块或细菌破坏溶解等,送检及检查必须及时。

(2)为防止凝固,最好加入 100g/L,乙二胺四乙酸二钠或二钾(EDTA 钠盐或钾盐)抗凝,每 0.1mL 可抗凝 6mL 浆膜腔积液,及时完成细胞涂片检查。

(3)pH 测定应用肝素抗凝专用采样器。

## 二、浆膜黏蛋白定性试验

### (一)结果判断

阴性:清晰不显雾状。

可疑（±）：渐成白雾状。

阳性（＋）：加后呈白雾状。

（＋＋）：白薄云状。

（＋＋＋）：白浓云状。

## （二）附注

在滴下穿刺液后，如见浓厚的白色云雾状沉淀很快的下降，而且形成较长的沉淀物，即Rivalta反应阳性。如产生白色混浊不明显，下沉缓慢，并较快消失者为阴性反应。

# 三、总蛋白定量及白蛋白定量测定

主要临床意义：

（1）渗出液中含有较多的浆膜黏蛋白，故称 Rivalta 阳性，而漏出液为阴性，但如果漏出液经长期吸收蛋白浓缩后，也可呈阳性反应。有人主张用高清腹水白蛋白梯度（SAAG：血清白蛋白浓度减去腹水白蛋白浓度）来鉴别漏出液与渗出液，漏出液是指高 SAAG（≥11g/L），渗出液是指低 SAAG（<11g/L）。如 SAAG<11g/L，一般不出现门脉高压。

（2）炎性疾患（化脓性、结核性等）蛋白含量多为 40g/L 以上；恶性肿瘤为 20～40g/L；肝静脉血栓形成综合征为 40～60g/L；淤血性心功能不全、肾病综合征患者的腹水中蛋白浓度最低，为 1～10g/L；肝硬化腹水多为 5～20g/L。

# 四、腺苷脱氨酶测定

主要临床意义：

腺苷脱氨酶（ADA）能催化腺苷水解产生次黄嘌呤和氨，是重要的腺苷分解酶，以 T 淋巴细胞内含量最丰富，尤其与 T 淋巴细胞的数量、增殖和分化有关。结核性胸膜炎时显著增高，在 40U/L 以上，甚至超过 100U/L。肝炎、肝硬化、肝癌低于 20U/L。在结核性胸膜炎的诊断上有很重要参考价值。

# 五、癌胚抗原测定

主要临床意义：

癌胚抗原（CEA）可作为浆膜腔积液中的肿瘤标记物，大部分良性瘤在 5μg/L 以下，癌性在 5μg/L 以上，结核性胸腹水在 2μg/L 以下，对癌性胸腹膜炎诊断有重要意义。积液 CEA 与血清 CEA 比值大于 1.0 时，高度怀疑为癌性积液。积液 CEA 与血清 CEA 比值大于 4.3 是恶性变的一个指标，因为 CEA 绝大多数可由癌细胞直接分泌而来。同时 CEA 又可作为治疗指标的观察。

## 六、显微镜检查

主要临床意义：

（1）以多形核白细胞为主，提示化脓性炎症或早期结核性积液。在结核性渗出液的吸收期可见嗜酸性粒细胞增多。

（2）以淋巴细胞增多为主，提示慢性炎症。可见于结核性渗出液，病毒感染，系统性红斑狼疮的多发性浆膜炎等。

（3）以间皮细胞及组织细胞增多为主，提示浆膜上皮脱落旺盛，可见于淤血，恶性肿瘤等。

（4）心包积液有核细胞数量超过 $1000 \times 10^6/L$ 多提示为心包炎。

（5）腹水有核细胞数量超过 $500 \times 10^6/L$，主要为中性粒细胞（大于 $50\%$），提示为细菌性腹膜炎。

（6）积液中找到癌细胞是诊断恶性肿瘤的有力证据。

# 第三节　滑膜液检验

## 一、标本收集

滑膜液收集应用消毒注射器，正常时滑膜液量甚少，病理时则可多达 $3 \sim 10mL$，因检查项目不同，容器不同，故应事先准备有关标本容器，微生物培养应置于灭菌消毒试管，显微镜检查应用肝素抗凝标本，每毫升约用肝素钠 25U（不可采用肝素锂，草酸盐或 EDTA 干粉，以免造成人为结晶，干扰显微镜检查），如有可能，患者宜空腹 $4 \sim 6h$，以达到血液内组分与滑膜内组分平衡，且血液标本应与滑膜标本在同一时间采集。采集后立即送检。

## 二、临床意义

滑膜液存在于关节面与滑膜围成的关节腔内，来自血管、毛细淋巴管的过滤液及滑膜细胞的分泌。关节发生炎症等疾病时，常累及滑膜，使其正常化学成分和细胞成分发生改变。滑膜液穿刺可用于关节炎的诊断和鉴别诊断。

# 第四节　精液检验

**（一）标本收集**

（1）在 3 个月内检查两次至数次，两次之间间隔应大于 7 天，但不超过 3 周。

（2）采样前至少禁欲 3 天，但不超过 7 天。

（3）采样后 1h 内送到检验科。

（4）用清洁干燥广口塑料或玻璃小瓶收集精液，不宜使用避孕套内的精液。某些塑料容器具有杀死精子的作用，但是否合适应该事先做试验。

（5）应将射精精液全部送检。

（6）传送温度应在 20℃～40℃。

（7）容器必须注明患者姓名和（或）识别号（标本号或条码）、标本采集日期和时间。

（8）和所有体液一样，精液也必须按照潜在生物危险物质处理，因为精液可能含有肝炎病毒、人类免疫缺陷病毒和疱疹病毒等。

### （二）一般性状检查

一般性状检查包括记录精液量、颜色、透明度、黏稠度和是否液化。

#### 1.外观

正常精液呈灰白色或乳白色，不透明。棕色或红色提示出血。黄色可能服用某种药物。精子浓度低时精液略显透明。正常精液是一种均匀黏稠的液体，射精后立即凝固，30min 后开始液化。若液化时间超过 60min 考虑为异常，应记录这种情况。正常精液可含有不液化的胶冻状颗粒。

#### 2.量

用刻度量筒或移液管测定。正常一次全部射精精液量为 2～5mL。精液量过多或过少是不育的原因之一。

#### 3.黏稠度

在精液全部液化后，用 Pasteur 滴管吸入精液，然后让精液依靠重力滴落，并观察拉丝长度。正常精液呈水样，形成不连续小滴。黏稠度异常时，形成丝状或线状液滴（长度大于 2cm）。也可使用玻璃棒或注射器测定黏稠度。

#### 4.酸碱度

用精密试带检查。正常人 pH 为 7.2～8.0，平均 7.8。

## 一、精子存活率

检验项目名称：精子存活率

采用的方法：精子低渗膨胀试验（HOS）

参考区间：在排精 30～60min 内，约有 70% 以上精子应为活动精子。精子低渗膨胀试验应有 60% 以上精子出现尾部膨胀。

附注：

（1）如室温低于 10℃时，应将标本先 37℃温育 5～10min 后镜检。

（2）某些标本试验前就有尾部卷曲的精子，在 HOS 实验前，计算未处理标本中尾部卷曲精子的百分数，实际 HOS 试验结果百分率就等于测定值减去未处理标本中尾部卷曲精子百分率。

（3）HOS 也是精子尾部膜功能试验。

## 二、精子活力

检验项目名称:精子活力

参考区间:正常精液采集后 60min 内,a 级＋b 级精子达 50％以上。

结果判断:

a 级:快速前向运动:37℃时速度大于等于 $25\mu m/s$,或 20℃速度大于等于 $20\mu m/s$（$25\mu m$ 大约相当于精子 5 个头部的长度,或半个尾部的长度）。

b 级:慢速或呆滞地前向运动。

c 级:非前向运动（速度小于 $5\mu m/s$）。

d 级:不动。

## 三、精子计数

检验项目名称:精子计数

参考区间:正常男性精子数大于等于 $20\times10^6/mL$。

附注:

（1）收集精液前避免性生活 3～7 天。收集精液标本后应在 1h 内检查,冬季应注意保温。

（2）出现一次异常结果,应隔一周后复查,反复查 2～3 次方能得出比较正确的结果。

（3）如低倍镜、高倍镜检查均无精子,应将精液离心沉淀后再涂片检查,如两次均无精子则报告"无精子"。

## 四、精子形态观察

检验项目名称:精子形态观察

采用的方法:巴氏染色法

参考区间:正常人精液中正常形态者大于等于 30％（异常精子应少于 20％,如超过 20％ 为不正常）。

结果判断:评估精子正常形态时应采用严格标准,只有头、颈、中段和尾部都正常的精子才正常。精子头的形状必须是椭圆形,巴氏染色精子头部长 4.0～5.0$\mu m$,宽 2.5～3.5$\mu m$,长宽之比应在 1.50～1.75,顶体的界限清晰,占头部的 40％～70％。中段细,宽度小于 $1\mu m$ 约为头部长度的 1.5 倍,且在轴线上紧贴头部,细胞质小滴应小于正常头部大小的一半。尾部应是直的、均一的,比中段细,非卷曲,其长约为 $45\mu m$。

所有形态学处于临界状态的精子均列为异常。异常的精子可有:①头部缺陷:大头、小头、锥形头、梨形头、圆头、无定形头、有空泡头、顶体过小头、双头等;②颈段和中段缺陷:颈部弯曲、中段非对称地接在头部、粗的或不规则中段、异常细的中段等;③尾部缺陷:短尾、多尾、发卡形尾、尾部断裂、尾部弯曲、尾部宽度不规则、尾部卷曲等。

# 五、精子凝集

检验项目名称:精子凝集

精子凝集是活动精子以各种方式,如头对头、尾对尾或头对尾等彼此粘在一起。以分级方式报告,从"－"(没有凝集)到"＋＋＋"(所有可动的精子凝集到一起)。凝集的存在,提示可能为免疫因素引起不育。

# 六、非精子细胞

检验项目名称:非精子细胞

精液含有的非精子细胞成分,称为"圆细胞",这些细胞包括泌尿生殖道上皮细胞、前列腺细胞、生精细胞和白细胞。正常人精液中圆细胞小于 $5×10^6/mL$。

正常精液中白细胞主要是中性粒细胞,数量不应超过 $1×10^6/mL$。过多提示感染,为白细胞精子症。

# 七、其他成分

精液中可以有结晶体、卵磷脂小体、淀粉样体、脂滴、脱落上皮细胞等。

参考区间:如表 4-4-1 所示。

表 4-4-1 　 WHO 精液检查参考区间

| 检查项目 | 1987 年 | 1992 年 | 1999 年 |
| --- | --- | --- | --- |
| 射精量(mL) | ≥2 | ≥2 | ≥2 |
| pH | 7.2～8.0 | 7.2～8.0 | ≥7.2 |
| 精子计数($10^6/mL$) | ≥20 | ≥20 | ≥20 |
| 总精子数/射精($10^6/$次) | ≥40 | ≥40 | ≥40 |
| 精子形态(%正常) | ≥50 | ≥30 | ≥15(严格正常标准) |
| 精子存活率(%) | ≥75 | ≥75 | ≥50 |
| 精子活力(a、b、c、d 级)a 级(%) | ≥25 | ≥25 | ≥25 |
| a 级＋b 级(%) | ≥50 | ≥50 | ≥50 |

# 第五节 阴道分泌液检验

## 一、清洁度检查

取阴道分泌物,用生理盐水涂片,高倍镜检查,根据所含白细胞(或脓细胞)、上皮细胞、杆菌、球菌的多少,分成Ⅰ~Ⅳ度,判定结果如表4-5-1所示。

表4-5-1 阴道涂片清洁度判定表

| 清洁度 | 杆菌 | 球菌 | 上皮细胞 | 脓细胞或白细胞个数 |
| --- | --- | --- | --- | --- |
| Ⅰ | 多 | — | 满视野 | 0~5个/高倍视野 |
| Ⅱ | 中 | 少 | 1/2视野 | 5~15个/高倍视野 |
| Ⅲ | 少 | 多 | 少 | 15~30个/高倍视野 |
| Ⅳ | — | 大量 | — | >30个/高倍视野 |

临床意义:清洁度在Ⅰ~Ⅱ度内视为正常,Ⅲ、Ⅳ度为异常,多数为阴道炎,可见阴道霉菌、阴道滴虫等病原体。单纯清洁度增高而不见滴虫、霉菌者,可见于细菌性阴道炎。

## 二、滴虫检查

阴道滴虫呈梨形,比白细胞大2倍,顶端有鞭毛4根,在温度25℃~42℃下可活动。因此,在寒冷天,标本要采取保温措施。滴虫活动的最适pH为5.5~6.0。

## 三、霉菌检查

在湿片高倍镜下见卵圆形孢子,革兰染色后油镜下可见革兰阳性孢子或假菌丝与出芽细胞相连接,成链状及分枝状。找到阴道霉菌是霉菌性阴道炎的诊断项目。

## 四、线索细胞及胺试验

线索细胞及胺试验是加德纳菌、动弯杆菌属等阴道病的实验室诊断依据。

1.线索细胞

为阴道鳞状上皮细胞黏附大量加德纳菌及其他短小杆菌后形成。生理盐水涂片高倍镜下可见该细胞边缘呈锯齿状,细胞已有溶解,核模糊不清,其上覆盖有大量加德纳菌及厌氧菌,使其表面毛糙,出现斑点和大量细小颗粒。涂片革兰染色后,显示黏附于脱落上皮细胞内的细菌为革兰阴性或染色不定的球杆菌,其中,柯氏动弯杆菌是一短小的(平均约1.5μm)革兰染色不定菌,羞怯动弯杆菌是一长的(平均约 3.0μm)革兰染色阴性菌,阴道加德纳菌是一种微需氧的、多形性的革兰染色不定杆菌。线索细胞是诊断细菌性阴道病的重要指标。

2.pH 值

pH 试纸法检查。细菌性阴道病 pH 大于 4.5。

3.胺试验

阴道分泌物加 2.5mol/LKOH 溶液时出现鱼腥样气味。细菌性阴道病呈阳性。

# 第六节　胃液检验

标本收集:

(1)试验前一天停用影响胃酸分泌的药物,如抗胆碱酯类及碱性药物等。

(2)试验前晚 8 时后禁食、禁饮、禁烟。有胃排空迟缓者,则在试验前 1～2 天进流质饮食。

(3)由受试者空腹坐姿,插管抽取胃液。弃去残余胃液,连续抽取 1h 胃液作为空腹胃液标本,计量,以此测基础胃酸分泌量。

(4)皮下或肌内注射五肽胃泌素 6μg/kg,然后每 15min 留 1 份标本,共留取 4 次分别计量送检。

# 第七节　尿液检验

尿液由肾脏生成,通过输尿管、膀胱及尿道排出体外。肾脏通过泌尿活动排泄废物,调节体液以及酸碱平衡;此外肾脏还兼有内分泌功能。肾单位是肾脏泌尿活动的基本功能单位。人的两肾约有 200 多万个肾单位,每个肾单位包括肾小体与肾小管两部分,肾单位与集合管共同完成泌尿功能。

正常人每昼夜排出的尿量 1～2L,因受每天摄入水量和通过其他途径排出水量多少的影响,故尿量有较大幅度的变化。如果每昼夜尿量长期保持在 2.5L 以上,称为多尿;持续在 0.1～0.5L 范围内,称为少尿;少于 0.1L 称为无尿,均属不正常现象。多尿可因失水过多引起脱水等现象。每昼夜尿量若少于 0.5L 则不能将排泄物全部排出而堆积在体内,使内环境遭到破坏,影响机体正常生命活动。无尿的后果就更为严重。

新鲜尿量呈淡黄色,透明。尿中溶质的浓度常用比重表示。正常尿比重与尿量呈反变关系,通常为 1.015～1.025。如果出现尿量增多而比重不降低,或尿量减少而比重不增高,均属异常。尿中溶质浓度同样影响渗透压。尿渗透压一般高于血浆,大量饮水使尿量增多时,可暂时低于血浆。检查尿的比重和渗透压可反映肾浓缩和稀释尿的功能。正常尿一般为酸性,pH 介于 5.0～7.0。尿的酸碱度主要受食物成分影响。荤素杂食者,因蛋白质分解后产生硫酸盐、磷酸盐等酸性物质经肾排出,故尿呈酸性。素食者,因蔬菜或水果中所含酒石酸、苹果酸、枸橼酸钠等有机酸可在体内氧化,其酸性产物较少,碱基排出较多,故尿呈碱性。

尿液分析主要用于：①泌尿系统疾病的诊断与疗效观察：泌尿系统的炎症、结石、肿瘤、血管病变及肾移植术后发生排异反应时，各种病变产物直接进入尿中，引起尿液成分变化，因此尿液分析是泌尿系统疾病诊断与疗效观察的首选项目；②其他系统疾病的诊断：尿液来自血液，其成分又与机体代谢有密切关系，故任何系统疾病的病变影响血液成分改变时，均能引起尿液成分的变化。因此可通过尿液分析协助临床诊断，如糖尿病时进行尿糖检查、急性胰腺炎时的尿淀粉酶检查、急性黄疸型病毒型性肝炎时作尿液胆色素检查等，均有助于上述疾病的诊断；③安全用药的监护：某些药物如庆大霉素、卡那霉素、多粘菌素 B 与磺胺类药等常可引起肾损害，故用药前及药过程中需观察尿液的变化，以确保用药安全；④职业病的辅助诊断：铅、镉、铋、汞等均可引起肾损害，尿中此类重金属排出量增多，并出现有关的异常成分，故尿液检查对劳动保护与职业病的诊断及预防有一定价值；⑤对人体健康状态的评估：用于预防普查，如对人群进行尿液分析，筛查有无肾、肝、胆疾病和糖尿病等，以达到早期诊断及预防疾病的目的。

近年来，随着检查手段的不断发展，如酶联免疫、放射免疫、各种色谱、分子生物学基因检查等新技术的发展，开发了先进、微量、快速、特异的分析技术，可对尿液中的各种蛋白、氨基酸、酶、激素等进行分析，故尿液检查又称尿液分析，大大扩展了其在临床的应用范围。

# 一、尿液的理学检查

1.气味

正常尿液的气味是由尿液中的酯类和挥发酸共同产生的。新鲜尿具有特殊微弱的芳香气味。尿液搁置过久，细菌污染繁殖，尿素分解，可出现氨臭味。尿液气味也可受到食物和某些药物的影响，如进食葱、蒜、韭菜、咖喱、过多饮酒，以及服用某些药物后尿液可出现各自相应的特殊气味。

2.尿量

尿量指 24h 内排出体外的尿液总量，主要取决于肾小球的滤过率、肾小管重吸收和浓缩与稀释功能。此外尿量变化还与外界因素，如每日饮水量、食物种类、周围环境（气温、湿度）、排汗量、年龄、精神因素、活动量等相关。一般健康成人尿量为 1～2L/24 小时，即 1mL/(h·kg 体重)。昼夜尿量之比为 2～4：1，小儿的尿量个体差异较大，按体重计算较成人多 3～4 倍。

尿量改变的临床意义：

(1)多尿：指 24 小时尿量大于 2.5L。在正常情况下多尿可见于饮水过多或多饮浓茶、咖啡、精神紧张、失眠等情况；也可见于使用利尿剂或静脉输液过多时。病理性多尿常因肾小管重吸收障碍和浓缩功能减退，具体如下：

①内分泌疾病：如尿崩症、糖尿病等。尿崩症时，由于抗利尿激素分泌不足或肾小管上皮细胞对 ADH 的敏感度降低(肾源性尿崩症)，从而使肾小管重吸收水分的能力降低，此种尿比密小于 1.010。而糖尿病尿量增多为渗透性利尿现象，即尿中含有大量葡萄糖和电解质，尿比密高。还发生于原发性醛固酮增多症、甲状腺功能亢进等。

②肾脏疾病：慢性肾炎、肾功能不全、慢性肾盂肾炎、多囊肾、肾髓质纤维化或萎缩、失钾性

肾病,肾小管破坏致使尿浓缩功能减退,均可导致多尿。其特点为昼夜尿量的比例失常,夜尿增多,昼夜尿量比值$<2:1$。

③精神因素:如癔症大量饮水后。

④药物:如噻嗪类、甘露醇、山梨醇等药物治疗后

(2)少尿:24 小时尿量少于 0.4L 或每小时尿量持续少于 17mL 称为少尿,儿童$<7.8mL/kg$。生理性少尿见于机体缺水或出汗过多时,在尚未出现脱水的临床症状和体征之前可首先出现尿量的减少。病理性尿量减少见于以下情况:

①肾前性少尿:有效血容量减少:多种原因引起的休克、重度失水、大出血、肾病综合征和肝肾综合征,大量水分渗入组织间隙和浆膜腔,血容量减少,肾血流减少;心脏排血功能下降:各种原因所致的心功能不全,严重的心律失常,心肺复苏后体循环功能不稳定。血压下降所致肾血流减少:肾血管病变:肾血管狭窄或炎症,肾病综合征,狼疮性肾炎,长期卧床不起所致的肾动脉栓塞血栓形成;高血压危象,妊娠高症等引起肾动脉持续痉挛,肾缺血导致急性肾衰。

②肾性少尿:肾小球病变:重症急性肾炎,急进性肾炎和慢性肾炎因严重感染,血压持续增高或肾毒性药物作用引起肾功能急剧恶化;肾小管病变:急性间质性肾炎包括药物性和感染性间质性肾炎;生物毒或重金属及化学毒所致的急性肾小管坏死;严重的肾盂肾炎并发肾乳头坏死。

③肾后性少尿:各种原因引起的机械性尿路梗阻:如结石,血凝块,坏死组织阻塞输尿管,膀胱进出口或后尿道;尿路的外压:如肿瘤、腹膜后淋巴癌、特发性腹膜后纤维化、前列腺肥大;其他:输尿管手术后,结核或溃疡愈合后瘢痕挛缩,肾严重下垂或游走肾所致的肾扭转,神经源性膀胱等。

3.尿色和尿透明度

非植物类生物排出的尿液的颜色叫尿色,正常尿液的色泽,主要由尿色素所致,其每日的排泄量大体是恒定的,故尿色的深浅随尿量而改变。正常尿呈草黄色,异常的尿色可因食物、药物、色素、血液等因素而变化。正常排出的新鲜尿液呈浅黄色,这是因为小便里含有一种黄的尿色素的缘故。但小便的颜色也可随着喝水多少而使尿液有深有淡。喝水多,尿多,尿里的尿色素所占的比例小,颜色就淡;喝水少,尿里的尿色素比例大,颜色就显得黄。大部分人体异常现象都可引起尿液的变化。尿透明度一般以尿浑浊度表示,可分为清晰透明、轻微浑浊(雾状)、浑浊(云雾状)、明显浑浊 4 个等级。

临床意义:

(1)无色尿:可能是糖尿病、慢性间质性肾炎、尿崩症的信号,如果不是饮水太多的缘故,应注意鉴别。

(2)白色尿:白色尿常见于脓性尿、乳糜尿和盐类尿。

脓性尿是由严重泌尿道化脓感染引起的,尿液呈乳白色。脓性尿常见于肾盂肾炎、膀胱炎、肾脓肿、尿道炎,或严重的肾结核。

(3)乳糜尿:是丝虫病的主要症状之一,尿色自如牛奶。由于肠道吸收的乳糜液(脂肪皂化后的液体),不能从正常的淋巴管引流到血循环中去,只能逆流至泌尿系统的淋巴管中,造成泌尿系统中淋巴管内压增高,曲张而破裂使乳糜液溢入尿液中,而出现乳糜尿。乳糜尿一般是阵发性

的。乳糜尿中有红细胞时,叫作乳糜血尿。在患乳糜血尿病人的血和尿内,有时可找到微丝蚴。

(4)黄色尿:指尿呈黄色或深黄色。其原因有:食胡萝卜、服核黄素、呋喃唑酮、灭水滴灵、大黄等中西药过程中,可出现尿液变黄的情况,一旦停止服用,随即消失,无须多虑;常见的发热或有吐泻症状的病人因水分随汗液或粪便排出,尿就会浓缩减少,而尿色素没有改变,这样小便的颜色就显得很黄;另一种小便黄的像浓茶,则不是由于上述原因,而是肝脏或胆囊有了病变。原来,胆汁向外排的道路通常有两条:一条从尿里出来,一条从肠道里出来。当肝脏或胆囊有病,胆汁到肠道的路被切断,就只能从尿里排出来,尿液里也因胆汁的含量增加而呈深黄色了。肝炎的早期,还没有出现黄疸,我们常常可以看到小便的颜色像浓茶似的,这往往是肝炎的一个信号。此外,黄色混浊的脓尿则是泌尿器官化脓的表现。

(5)蓝色尿:可见于霍乱、斑疹伤寒,以及原发性高血钙症、维生素 D 中毒者。但这种颜色的尿多与服药有关,非疾病所致。如服用利尿剂氨苯喋啶,注射亚甲蓝针剂或服用亚甲蓝、靛卡红、木馏油、水杨酸之后均可出现。停药即可消失。

(6)绿色尿:见于尿内有绿脓杆菌滋生时,或胆红素尿放置过久,氧化成胆绿素时。淡绿色尿:见于大量服用消炎药后。暗绿色尿:原因同蓝色尿。

(7)黑色尿:黑色尿比较少见,常常发生于急性血管内溶血的病人,如恶性疟疾病人,医学上称黑尿热,是恶性疟疾最严重的并发症之一。这种病人的血浆中有大量的游离氧、血红蛋白与氧合血红蛋白,随尿排出而造成尿呈暗红或黑色。另有少数病人服用左旋多巴、甲酚、苯肼等后,也会引起排黑尿,停药后即会消失。

(8)红色尿:尿色变红,多半是尿中有红细胞,医学上称血尿。血尿的原因非常复杂:如果血尿伴有鼻出血、牙龈出血、皮肤出血,这可能是全身性出血疾病所引起,如血小板减少、过敏性紫癜、血友病,甚至白血病等,尿血不过是全身出血的一种表现;如果血尿伴有发烧、关节肿痛、皮肤损害、多脏器的损伤时,可能为结缔组织性疾病(如全身性红斑狼疮、结节性动脉炎等);如果血尿伴有高血压、浮肿、蛋白尿时多为肾小球肾炎;如果血尿伴有腰腹部隐痛不适,尿急、尿频、尿痛者多为泌尿系统感染或结核;如果血尿伴有腰部胀痛或一侧腹部绞痛,以肾、输尿管结石的可能性最大,特别是痛得在床上辗转不安,多为输尿管结石;如果血尿伴有排尿不畅、费力、小便滴沥排出,在老年男性,多为前列腺肥大,在中年男性,则要考虑尿道狭窄、尿道结石或膀胱肿瘤;50 岁以上的人发生肉眼能见或显著的显微镜血尿,无论是男是女,都暗示泌尿系统存在着病变。尤其是突然发生的无痛性血尿,多数是肿瘤侵蚀尿液排出管道引起溃破出血的表现。

(9)尿三杯试验:用于粗略判断泌尿系血尿的来源,协助鉴别泌尿道出血的部位。方法是让患者在一次连续不断的排尿中,按前、中、后三段,把尿液分别留在三个杯中,然后显微镜检查,根据某个杯子出现的血液来判断出血的部位。第一杯血细胞增多,见于前尿道疾病或膀胱颈;有脓细胞,多为前尿道炎。第二杯血细胞增多,见于膀胱疾病。有脓细胞,见于前列腺炎和精囊炎。第三杯血细胞增多,病变部位多在膀胱三角区或后尿道。有脓细胞,见于尿道以上感染。若三杯均有混合的血液,且均匀一致,见于肾脏病变。

4.尿比重

是指在 4 摄氏度时尿液与同体积纯水重量之比。因尿中含有 3～5% 的固体物质,故尿比重长大于纯水。尿比重高低随尿中水分、盐类及有机物含量而异,在病理的情况下还受蛋白、尿糖及细胞成分等影响,如无水代谢失调,尿比重的测定可粗略反映肾小管的浓缩稀释功能。

(1)参考值:成人随机尿:1.003～1.030;晨尿大于1.020。新生儿:1.002～1.004。

(2)临床意义

①增高:尿量减少是比重可升高,见于急性肾炎、糖尿病、高热、休克或脱水患者,尿相对密度均升高,甚至可高达1.040以上。

②降低:尿液比重小于1.015时称为低张尿或低比重尿,若在1.010±0.003范围内,称为等渗尿或等张尿,提示肾脏浓缩稀释功能明显损害。见于慢性肾炎、肾功能不全患者尿比重多偏低,且多固定在1.010～1.012。尿崩症患者尿比重较低,一般多在1.006以下。

5.尿渗量

尿渗透量浓度又称尿渗透量、尿渗量,是指肾脏排泄尿内全部溶质的微粒总数量,如电解质、尿素、糖类、蛋白质等。尿渗透量测定比尿相对密度测定更能确切地反映肾脏的浓缩功能。肾脏是通过对尿液浓缩或稀释作用来达到调节体液渗透量的平衡。尿渗透量浓度反映肾脏对溶质和水相对排泄速度,不受溶质颗粒大小和性质的影响,只与溶质微粒的数量有关。

(1)参考值:正常人禁饮后尿渗量为600～1000mOsm/kg·$H_2O$,平均800mOsm/kg·$H_2O$;血浆渗量为275～305mOsm/kg·$H_2O$,平均300mOsm/kg·$H_2O$。尿/血浆渗量比值为3～4.5:1。

(2)临床意义

①降低主要见于肾浓缩功能严重受损的疾病,如慢性肾盂肾炎、多囊肾、慢性肾功能衰竭、尿崩症、尿路梗阻性肾病变、尿酸性肾病变、急性肾小管功能障碍和原发性肾小球病变等。

②升高:见于高热、脱水、心功能不全、急性肾炎、周围循环不良、腹泻、肾瘀血等。

# 二、尿液的化学检查

尿液的化学检查包括酸碱度、蛋白质、糖、脂类及其代谢产生、电解质、酶、激素等的检查,以蛋白与糖的检查最为常用。目前快速敏感的干化学试带技术和自动化分析技术在尿液检查中得到普遍应用,使酮体、亚硝酸盐、胆红素、尿胆原的检测极为简便,而且提高了检验质量,为尿液的化学检查开拓了更广阔的领域。

1.尿液酸碱度

尿液的酸碱度是反映肾脏调节机体内环境体液酸碱平衡能力的重要指标之一,通常简称为尿液酸度。分为可滴定酸度和真酸度两种,前者可用酸碱滴定进行检测,即尿液酸碱度的总量,后者可用氢离子浓度的负对数pH表示,即尿液中所有能解离的氢离子浓度。

(1)参考值:正常情况下尿液一般呈酸性。随机尿pH 4.5～8.0,多数标本为5.5～6.5,平均为6.0;正常尿可滴定酸度为10～15mmol/L,20～40mmol/24h。

(2)临床意义

①生理性变化:尿液的pH受到摄取的食物、机体进食后碱潮状态、生理活动和药物的影响。进食富含蛋白质的食物可降低尿液pH,摄入较多水果蔬菜等富含碱性物质的食物可引

起尿液的 pH 升高。进食后尿液的 pH 可出现一过性增高,即碱潮。

②病理性升高:呼吸性或代谢性碱中毒、长期呕吐或胃液丢失、感染性膀胱炎、肾盂肾炎、Milkman 综合征、草酸盐或磷酸盐或碳酸盐结石、肾小管性酸中毒。

③病理性降低:呼吸性或代谢性酸中毒、糖尿病酮症酸中毒、痛风、尿酸盐或胱氨酸结石、尿路结核、肾炎、失钾性代谢性碱中毒、严重腹泻以及饥饿状态。

2.尿液的蛋白质

正常情况下,由于肾小球毛细血管滤过膜的孔径屏障和屏障的作用,血浆中高分子质量的白蛋白、球蛋白不能通过滤过膜进入尿液,相对分子质量较小的蛋白质如 β2 微球蛋白、$\alpha_2$ 微球蛋白、溶菌酶等可以自由通过滤过膜,95% 左右在近曲小管被重吸收,因此终尿蛋白含量仅为 $30 \sim 130 mg/24h$。当尿蛋白超过 $150 mg/24h$ 或超过 $100 mg/L$ 时,蛋白定性试验呈阳性,称为蛋白尿。

(1)蛋白尿形成的原因和机制

①肾小球性蛋白尿:肾小球因受到炎症、毒素等的损害,引起肾小球毛细血管壁通透性增加,滤出较多的血浆蛋白,超过了肾小管重吸收能力所形成的蛋白尿,称为肾小球性蛋白尿。主要见于肾小球疾病如急性肾小球肾炎,某些继发性肾脏病变如糖尿病性肾病,免疫复合物病如斑狼疮性肾病等。

②肾小管性蛋白尿:由于炎症或中毒引起的近曲小管对低分子量蛋白质的重吸收功能减退而出现以低分子量蛋白为主的蛋白尿,称为肾小管性蛋白尿。常见于肾盂肾炎、间质性肾炎、肾小管性酸中毒、重金属中毒,应用庆林毒素、多粘菌素 B 及肾移植术后等。

③混合性蛋白尿:肾脏病变若同时累及肾小球及肾小管,产生的蛋白尿称混合性蛋白尿。

④溢出性蛋白尿:主要指血循环中出现大量低分子量的蛋白质如本周蛋白,血浆肌红蛋白增多超过肾小管重吸收的极限于尿中大量出现时称为肌红蛋白尿,也属于溢出性蛋白尿,可见于骨骼肌严重创伤及大面积心肌梗死等。

⑤偶然性蛋白尿:当尿中混有多量血、脓、黏液等成分而导致蛋白定性试验阳性时称为偶然性蛋白尿。主要见于泌尿道炎症、出血及在尿中混入阴道分泌物、男性精液等,一般并不伴有肾本身的损害。

⑥生理性蛋白尿或无症状性蛋白尿:指由于各种体内外环境因素对机体的影响而导致的尿蛋白含量增多,又可分为功能性蛋白尿和体位性蛋白尿。功能性蛋白尿:指机体在剧烈运动、发热、低温刺激、精神紧张、交感神经兴奋等所致的暂时性、轻度性的蛋白尿。其形成强制可能与上述原因造成肾缺血痉挛或充血而使肾小球毛细积压管壁的通透性增加所致,当诱发因素消失时,尿蛋白也迅速消失。生理性蛋白尿定性一般不超过(＋),定量小于 $0.5g/24h$,多见于青少年期。体位性蛋白尿:又称直立性蛋白尿,指由于直立体位或腰部前突时引起的蛋白尿。其特点为卧床时尿蛋白定性为阴性,起床活动若干时间后即可出现蛋白尿,尿蛋白定性可达(2＋)甚至(3＋),而平卧后又转成阴性,常见于青少年,可随年龄增长而消失。此种蛋白尿了生理机制可能与直立时前突的脊柱压迫肾静脉,或直立位时,肾的位置向下移动,使肾静脉扭曲而致肾脏处于淤血状态,淋巴、血流受阻有关。

(2)参考值:阴性。

①尿液微量白蛋白:正常成人 $1.27\pm0.78mg/mmolCr$ 或 $11.21\pm6.93mg/gCr$。

②尿液 Tamm-Horsfall 蛋白:$36.86\pm7.08mg/24h$,随意尿 $3.156\pm11.58\mu g/mg$。

**3.尿糖**

正常人尿液中可有微量葡萄糖,尿内排出量<2.8mmol/24h,用普通定性方法检查为阴性。糖定性试验呈阳性的尿液称为糖尿,一般是指葡萄糖,尿偶见乳糖尿、戊糖尿、半乳糖尿等。当血中葡萄糖浓度大于 8.8mmol/L 时,肾小球滤过的葡萄糖量超过肾小管重吸收能力即可出现糖尿。尿中是否出现葡萄糖取决于血糖浓度、肾血流量和肾糖阈。

(1)参考值:定性:阴性;定量:<2.8mmol/24h(<0.5g/24h),浓度为 0.1~0.8mmol/L(1~15mg/dL)。

(2)临床意义:尿糖的测定主要用于内分泌疾病以及相关疾病的诊断、治疗、监测等。同时检查血糖有助于提高诊断的准确性。

①血糖增高性糖尿

a.饮食性糖尿:可因短时间摄入大量糖而引起。因此为确诊有无糖尿,必须检查清晨空腹的尿液以排除饮食的影响。

b.一过性糖尿:也称应激性糖尿。在颅脑外伤、脑血管意外、情绪激动等情况下,下丘脑血糖中枢受到刺激,导致肾上腺素、胰高血糖素大量释放,因而事出现暂时性高血糖和糖尿。

c.持续性糖尿:清晨空腹尿中尿糖呈持续阳性,最常见于因胰岛素绝对或相对不足所致糖尿病,此时其血糖水平的已超过肾糖阈,24 小时尿液中的排糖近于 100g 或更多,其每日尿糖总量与病情轻重相平行,因而尿糖测定也是判断糖尿病治疗效果的重要指标之一。如并发肾小球动脉硬化症,则肾小球滤过率减少,肾糖阈升高,此时血糖虽已超过一般的肾糖阈值,但查尿糖仍可呈阴性。在一些轻型糖尿病患者,其空腹血糖含量正常,尿糖亦呈阴性,但进食后 24 小时由于负载增加则可见血糖升高,尿糖阳性,对于此型糖尿病患者,不仅需要同时检查空腹血糖及尿糖定量、进食后 24 小时尿糖检查,还需进一步进行糖耐量试验,以明确糖尿病的诊断。

d.其他血糖增高性糖尿:可见于甲状腺功能亢进,由于肠壁的血流加速和糖吸收增快,在饭后血糖高而出现糖尿;肢端肥大症,可因生长激素分泌旺盛而致血糖升高,出现糖尿;嗜铬细胞瘤,可因肾上腺素及去甲肾上腺素大量分泌,致使磷酸化酶活性增高,促使肝糖原降解为葡萄糖,引起血糖增高而出现糖尿;库欣综合征,可因皮质醇分泌增多,使糖原异生旺盛,抑制己糖磷酸激酶和对抗胰岛素作用,因而出现糖尿。

②血糖正常性糖尿:肾性糖尿属血糖性糖尿,因近曲小管对葡萄糖的重吸收功能低下所致,其中先天性者称为家族性肾性糖尿,见于范可尼综合征,病人出现糖尿而空腹血糖和糖耐量试验结果均正常;新生儿糖尿系肾小管功能不完善;后天获得性肾性糖尿可见于慢性肾炎肾病综合征。

妊娠后期及哺乳期妇女,出现糖尿可能与肾小球滤过率增加有关。

③其他:尿中除葡萄糖外还可出现乳糖、半乳糖、果糖、戊糖等,除受进食种类不同影响外,也可能与遗传代谢紊乱有关。

a.乳糖尿:乳糖尿有生理性和病理性两种,前者出现在妊娠末期或产后 2～5 天,后者见于消化不良的乳儿尿中,当乳糖摄取量在 100～150g 以上时因缺乏乳糖酶 1 发生乳糖尿。

b.半乳糖尿:先天性半乳糖血症是一种常染色体隐性遗传性疾病。由于缺乏半乳糖-1-磷酸尿苷转化酶或半乳糖激酶,不能将食物内半乳糖转化为葡萄糖所致,患儿可出现肝大、肝功损害、生长发育停滞、智力减退、哺乳后不安、拒食、呕吐、腹泻、肾小管功能障碍等,此外还可查出氨基酸尿(精、丝、甘氨酸等)。由半乳糖激酶缺乏所致白内障患者也可出现半乳糖尿。

c.果糖尿:遗传代谢缺陷性患者可伴蛋白尿与氨基酸尿,偶见于大量进食蜂蜜或果糖者、糖尿病患者尿中有时也可查出果糖。在肝脏功能障碍时,肝脏对果糖的利用下降,导致血中果糖升高而出现果糖尿。

4.尿酮体

尿中的酮体是由三种不同成分构成的,分别是丙酮(2%)、乙酰乙酸(200k)和 β-羟丁酸(78%),他们是体内脂肪代谢的中间产物。机体首先形成乙酰乙酸,随后在外周组织代谢成 β-羟丁酸和丙酮。正常情况下其含量极少,定性试验为阴性。在饥饿、各种原因引起的糖代谢发生障碍、脂分解增加及糖尿病酸中毒时,因产生酮体速度大于组织利用速度,可出现酮血症,血酮体浓度一旦超过肾阈值就可发生酮尿。

(1)参考值

①定性试验:阴性。

②定量试验:丙酮:170～420mg/L;乙酰乙酸≤20mg/L。

(2)临床意义

①糖尿病酮症酸中毒:由于糖利用减少,分解脂肪产生酮体增加而引起酮症。未控制或治疗不当的糖尿病出现酸中毒或昏迷时,尿酮体检查极有价值。应与低血糖、心脑疾病乳酸中毒或高血糖高渗透性糖尿病昏迷相区别。酮症酸中毒时尿酮体阳性,而后者尿酮体一般不增高,但应注意糖尿病酮症者肾功能严重损伤而使肾阈值增高时,尿酮体亦可减少,甚至完全消失。

②非糖尿病性酮症者:如感染性疾病肺炎、伤寒、败血症、结核等发热期,严重腹泻、呕吐、饥饿、禁食过久后等均可出现酮尿,此种情况相当常见。妊娠妇女常因妊娠反应、呕吐、进食少,以致体脂代谢明显增多,发生酮体征而致酮尿。

③中毒:如氯仿、乙醚麻醉后、磷中毒等。

④服用双胍类降糖药:如苯乙双胍等由于药物有抑制细胞呼吸的作用,可出现血糖下降而尿酮体阳性的现象。

5.尿胆红素

胆红素是红细胞破坏后的代谢产生的。可分为未经肝处理的未结合胆红素和经肝与葡萄糖醛酸结合形成的结合胆红素。未结合胆红素不溶于水,在血中与蛋白质结合不能通过肾小球滤膜。结合胆红素分子量小,溶解度高,可通过肾小球滤膜,由尿中排出。由于正常人血中结合胆红素含量很低,滤过量极少,因此尿中检不出胆红素,如血中结合胆红素增加可通过肾小球滤膜使尿中结合胆红素量增加,尿胆红素试验量阳性反应

(1)参考值:定性:阴性。

（2）阳性意义

①红细胞大量破坏：释放出大量间接胆红素，超出了肝脏的加工能力，间接胆红素滞留在血液中，肠道吸收的尿胆原增多，虽然尿胆红素呈阴性，但尿胆原呈强阳性。

②肝细胞受损：无能力摄取间接胆红素，也无能力摄取直接胆红素，导致血液中的直接与间接胆红素都增加，而直接胆红素经肾脏排出，因此，尿胆原阳性，尿胆红素阳性。

③胆道受阻：肝脏产生的直接胆红素逆流入血，导致尿胆红素阳性。

6.尿胆原和尿胆素

尿胆原，全称为尿胆素原。老旧的红细胞在肝脏或脾脏被破坏，此时红细胞中的血红素会变成所谓的胆红素，含在胆汁中排泄到肠内，在肠内被肠内细菌所分解而变成尿胆原。尿胆原大部分会随粪便一起排泄出体外。但一部分会由肠壁吸收回到肝脏，再从肝脏进入肾脏或血液中，随尿液一起排泄，接触空气或经光照后变为尿胆素。

（1）参考值

①尿胆原：定性：阴性或弱阳性；定量：男性 $0.3\sim3.55\mu mol/L$；女性：$0.00\sim2.64\mu mol/L$，儿童：$0.13\sim2.30\mu mol/L$。

②尿胆素：定性：阴性。

（2）临床意义

①尿胆原增高：肝细胞性黄疸，溶血性疾病等。

②尿胆原降低：阻塞性黄疸。

③尿胆素阳性：见于肝功能异常，红细胞破坏增加，肠梗阻，长期便秘，急性发热等。

④其他：a.尿胆原阴性＋尿胆红素阴性：见于剧烈腹泻或给予抗生素后肠内细菌减少。b.尿胆原阴性＋尿胆红素阳性：见于高度肝内胆汁淤积、完全梗阻性黄疸、肝炎。c.尿胆原正常＋尿胆红素阴性：能否定黄疸，或见于 Gilbert 综合征。d.尿胆原正常＋尿胆红素阳性：见于肝内胆汁淤积、不完全梗阻性黄疸、部分 Dubin-Johnson 综合征、部分 Rotor 综合征。e.尿胆原阳性＋尿胆红素阴性：见于溶血性黄疸、部分 Gilbert 综合征、旁路性高胆红素血症。f.尿胆原阳性＋尿胆红素阳性：见于肝细胞性黄疸，如肝炎、肝硬化、肝癌等，Dubin-Johnson 综合征以及部分 Rotor 综合征。

7.尿血红蛋白

（1）参考值：阴性。

（2）阳性意义：各种原因所致的血尿，溶血，妊娠，妊娠毒血症，大面积烧伤，血型不符输血，肾梗死，阵发性夜间性血红蛋白尿症，阵发性冷球蛋白尿症，药物或毒物中毒，毒蛇咬伤，毒蜘蛛螯伤，感染，溶血-尿毒症综合征，血小板减少性紫癜，DIC，肾皮质坏死，各种原因所致的肌球蛋白尿症等。

8.尿亚硝酸盐

某些泌尿系统存在革兰氏阴性杆菌，可以将尿中蛋白质代谢产物硝酸盐还原为亚硝酸盐，因此测定尿液中是否存在亚硝酸盐就可以快速间接地知道泌尿系统细菌感染的情况。临床上尿路感染发生率很高，并且有时无症状的感染，在女性病人中尤其如此。诊断尿路感染需要做尿细菌培养，这个需要很长时间和一定条件，而用尿亚硝酸盐定性可以很快得到一个结果，对该病进行筛查,用于借助分析是否有尿路感染和菌尿症等问题。

(1)参考值:阴性。

(2)阳性意义:其阳性率取决于尿液在膀胱中存留时间。大于 4 小时,阳性率可达80%。阳性结果提示尿中存在细菌数 100000/mL 以上。

①尿亚硝酸盐阳性结果常见于:由大肠杆菌引起的肾盂肾炎其阳性率占到总数的三分之二以上和由大肠埃希菌等肠杆菌科等细菌引起的有症状或无症状的尿路感染膀胱炎菌尿症等。

②尿亚硝酸盐试验阴性时,并不表示没有细菌感染,只是由于某些不具备还原硝酸盐能力的细菌引起的泌尿系感染不能显示阳性,或尿液在膀胱中未能潴留4小时以上。

9.尿白细胞酯酶

(1)参考值:阴性

(2)临床意义:尿白细胞酯酶试验与显微镜直接白细胞检测法有互补作用。尿白细胞酯酶试验主要用于诊断泌尿系统的感染。阳性主要见于肾盂肾炎、尿道炎、前列腺炎、膀胱炎、肾肿瘤、精囊炎、肾小球肾炎等。

10.尿维生素 C

大约20%的正常人的尿液能检测出维生素 C,其浓度与外源性摄入量有关性。

(1)参考值:干化学试带法:阴性。

(2)临床意义:尿维生素 C 检测用于提示尿隐血、尿胆红素、尿亚硝酸盐和尿葡萄糖的结果是否准确,防止出现假阴性结果。

11.尿本周蛋白

(1)参考值:热沉淀法、对甲苯磺酸法或免疫电泳法:阴性。

(2)临床意义:本周蛋白具有特异的热凝固性(在 40℃时浑浊,60℃时凝固,100℃时又溶解),故又叫凝溶蛋白。其检测主要用于多发性骨髓瘤、原发性淀粉样变性、巨球蛋白血症、特发性本周蛋白尿、恶性淋巴瘤、慢性肾盂肾炎等疾病的诊断和鉴别诊断。

12.尿肌红蛋白

健康人尿中肌红蛋白极微量,当各种原因引起肌组织变性、炎症广泛损伤及代谢紊乱时,即产生大量肌红蛋白,由于肌红蛋白分子量小,易被肾小管滤过引起肌红蛋白尿。

(1)参考值:干化学试带法:阴性。

(2)临床意义:肌红蛋白是横纹肌合成的一种结构、特性与血红蛋白相似,含亚铁血红素单链的蛋白质。尿肌红蛋白的检查主要用于判断是否发生肌肉损伤。常见的有:

①挤压综合征:如挤压伤、烧伤、电击伤及手术创伤等引起的大量肌细胞损伤。

②遗传性肌红蛋白尿:主要见于磷酸化酶缺乏症、未知的代谢缺陷并伴有肌营养不良症、皮肌炎或多发性肌炎等。

③散发性肌红蛋白尿:主要见于肌组织变性、广泛性损伤、炎症及代谢紊乱等。

13.乳糜尿和脂肪尿

尿液中混有脂肪小滴时称为脂肪尿,尿中含有淋巴液,外观呈牛奶状称乳糜尿。乳糜尿中如混有血液,则称乳糜血尿。

(1)参考值:苏丹Ⅲ染色:阴性。

(2)临床意义

①乳糜尿:主要见于丝虫病、累及淋巴循环的相关疾病如腹腔结核、肿瘤压迫或阻塞腹腔淋巴管、先天性淋巴管畸形、胸腹部创伤等。

②脂肪尿:主要见于肾病综合征、脂肪栓塞、肾小管变性、骨折等。

14.尿人绒毛膜促性腺激素

人绒毛膜促性腺激素是由胎盘合体滋养细胞分泌的一种具有促进性腺发育作用的糖蛋白激素。

(1)参考值

①试管法(尿或血清):阴性。

②放射受体法:阴性($\beta$-亚单位)。男:无。女:孕7～10天>5.0mU/mL;孕30天>100mU/mL,孕40天>2000mU/mL;孕10周50～100U/mL,孕14周10～20U/mL;滋养细胞层病:>100U/mL。

(2)临床意义

①早期妊娠的诊断:在受精卵着床后5～7天可检出HCG。

②观察异位妊娠及妊娠相关情况:宫外孕时该检测有助于与其他急腹症相鉴别;不完全流产时妊娠试验结果为阳性,完全流产或死胎时妊娠试验结果可由阳性转为阴性。

③保胎治疗中HCG明显上升说明保胎成功,反之说明保胎无效。

④肿瘤的诊断:如葡萄胎、绒毛膜癌及睾丸畸胎瘤等的诊断。

# 三、尿液有形成分的检查

1.检查方法

(1)尿沉渣直接涂片法:将一滴混匀的尿液滴于载玻片上,在显微镜下直接观察。本方法简便易行,但阳性率较低,误差较大,适用于急诊病人或肉眼浑浊尿液的检查。

(2)尿沉渣定量计数法:本方法操作烦琐耗时,但符合NCCLS和CCCLS的标准;1h尿计数方法简便,且不必添加对尿有形成分影响较重的防腐剂,无须限制饮食。

(3)尿沉渣染色法:本方法是为了进一步鉴别白细胞、上皮细胞、管型、结晶、细菌等,包括苏丹Ⅲ染色法、May-Giemsa染色法、荧光抗体染色法等。

2.尿红细胞检测

尿液中未经染色的红细胞形状为双凹圆盘状,呈浅黄色,在高渗尿中可发生皱缩,在低渗尿中可吸水胀大,甚至有血红蛋白溢出,形成大小不等的空环,称为红细胞淡影。病理情况下尿液中的异常红细胞形态包括:大红细胞、小红细胞、棘形红细胞、环形红细胞、新月形红细胞等。

(1)参考值:成人:男<3万/小时,女<4万/小时;儿童:红细胞<8.2万/小时。

(2)临床意义

①非均一性红细胞血尿:多为肾小球性血尿,红细胞大小不一,呈两种以上多形性变化。

见于急、慢性肾小球肾炎、肾盂肾炎、SLE、肾病综合征等。

②均一性红细胞血尿：尿中红细胞外形以及大小正常，形态较一致，不超过两种以上多形性变化。见于肾脏以外的泌尿系统以及全身性出血性疾病等。

③混合性血尿：尿液中含有均一性和非均一性红细胞。

3.尿白细胞检查

尿中白细胞除在肾移植术后发生排异，以及淋巴性白血病时可见到淋巴细胞外，一般主要是中性分叶核粒细胞。尿中的白细胞来自血液，健康成人尿中排出白细胞和上皮细胞不超过200万/24小时，因此在正常尿中可偶然见到1~2个白细胞/HPF，如果每个高倍视野见到5个及以上白细胞或每小时尿白细胞排出＞40000个，称镜下脓尿。白细胞体积比红细胞大呈圆球形，在中性、弱酸性或碱性尿中均见不到细胞核，通过染色可清楚地看到核结构。炎症时白细胞发生变异或外形变得不规则，结构不清，称为脓细胞。尿标本久置室温后，因 pH、渗透压等的改变，白细胞也可产生退行性变，难以与脓细胞区别，故有人认为区别尿中白细胞与脓细胞并无实际意义，而其数量多少更为重要。急性肾盂肾炎时，在低渗条件下有时可见到中性粒细胞内颗粒呈布朗分子运动。由于光折射，在油镜下可见灰蓝色发光现象，因其运动似星状闪光，故称为闪光细胞。

临床意义：①泌尿系统有炎症时均可见到尿中白细胞增多，尤其在细菌感染时为甚，如急、慢性肾盂肾炎、膀胱炎、尿道炎、前列腺炎、肾结核等；②女性阴道炎或宫颈炎，附件炎症时可因分泌物进入尿中，而见白细胞增多，常伴有大量扁平的上皮细胞；③肾移植后如发生排异反应，尿中可出现大量淋巴细胞及单核细胞；④肾盂肾炎时也偶见到；⑤尿液白细胞中单核细胞增多，可见于药物性急性间质性肾炎及新月形肾小球肾炎；急性肾小管坏死时单核细胞减少或消失；⑥尿中出现大量嗜酸性粒细胞时称为嗜酸性粒细胞尿，可见于某些急性间质性肾炎患者；药物所致变态反应，在尿道炎等泌尿系统等其他部位的非特异性炎症时，也可出现嗜酸性粒细胞尿。

4.尿吞噬细胞

人的吞噬细胞有大、小两种。小吞噬细胞是外周血中的中性粒细胞。大吞噬细胞是血中的单核细胞和多种器官、组织中的巨噬细胞，两者构成单核吞噬细胞系统。

尿液中一般不会出现吞噬细胞，出现吞噬细胞可见于以下情况：泌尿系统急性炎症，如急性肾盂肾炎、膀胱炎、尿道炎等，常伴白细胞增多，脓细胞和细菌。尿吞噬细胞的数量常与炎症的严重程度相关。

5.上皮细胞

尿中的上皮细胞是由肾小管、肾盂、输尿管、膀胱、尿道等处脱落进入尿液，肾小管为立方上皮，在肾实质损伤时可出现于尿中；肾盂、输尿管、膀胱等处均覆盖移行上皮细胞；尿道为假复层柱状上皮细胞，近尿道处为复层扁平上皮细胞所覆盖。在这些部位有病变时，尿中也全出现相应的上皮细胞增多。男性尿中偶尔见到前列腺细胞。

(1)扁平鳞状上皮细胞：正常尿中可见少量扁平上皮细胞，这种细胞大而扁平，胞质宽阔呈多角形，含有小而明显的圆形或椭圆形的核，是尿液中最大的细胞。妇女尿中可成片出现，无临床意义，如同时伴有大量白细胞应注意泌尿生殖系炎症，如膀胱、尿道炎等。在肾盂肾炎时也增多,肾盂、输尿管结石时也可见到。

(2)移行上皮细胞来自肾盂、输尿管、膀胱等处。包括:表层移行上皮细胞,又叫大圆上皮细胞,正常尿液中偶见,膀胱炎时可大量成片脱落;中层移行上皮细胞,又叫尾形上皮细胞,多来自肾盂,故又叫作肾盂上皮细胞,也可来自膀胱颈部和输尿管;底层移行上皮细胞,形状较圆,与肾小管上皮细胞统称为小圆上皮细胞。

(3)肾小管上皮细胞:来自近曲、远曲肾小管,较中性粒细胞大,含一个较大的圆形胞核,核膜厚,因此细胞核突出易见,在尿中易变性呈不规则的钝角状。胞在正常人尿中极为少见,在急性肾小管肾炎时可见到,急性肾小管坏死的多尿期可大量出现。肾移植后如出现排异反应亦可见脱落成片的肾小管上皮细胞。在慢性肾炎、肾梗死、充血性梗阻及血红蛋白沉着时,肾小管上皮细胞质中如出现含铁血黄素颗粒者称为复粒细胞,普鲁士蓝染色阳性,如为脂肪颗粒应用脂肪染色来区别。

(4)非典型细胞:尿中如见脱落细胞时,应注意用染色方法来鉴别非典型细胞,如老年无痛性血尿出现的恶性肿瘤细胞等。

(5)人巨细胞病毒包涵体:是一种疱疹病毒,含双链 DNA,可通过输血、器官移植等途径造成感染。婴儿可经胎盘、母乳等感染,在尿中可见含 HCMV 包涵体的上皮细胞。

6.管型检查

在一定条件下,肾脏滤出的蛋白质以及细胞或碎片在肾远曲小管、集合管中凝固后,可形成圆柱形蛋白聚体而随尿液排出,称为管型。尿中出现多量管型表示肾实质有病理性变化。

(1)参考值:阴性或偶见透明管型。

(2)临床意义

①透明管型:为无色均匀的半透明圆柱体。27%的正常人尿中可有透明管型,临床意义不大。在剧烈运动、肾脏受到刺激及乙醚麻醉时,尿内均可见到此种管型。

②白细胞管型:管型内白细胞或脓球呈滚筒状排列者,提示有急、慢性肾盂肾炎存在,急性肾盂肾炎常同时伴细菌管型。白细胞管型也可见于非肾实质性感染性疾病,如链球菌感染性肾炎、膜增殖肾炎及活动性狼疮性肾炎。

③红细胞管型:指管型内含有多个红细胞。当红细胞裂解成红棕色颗粒后,则称为血液管型。红细胞管型与血液管型均提示肾内出血,可见于急慢性肾小球肾炎、急性肾小管坏死、肾梗死、肾移植排异反应等。

④肾小管上皮细胞管型:管型内肾小管上皮细胞规则排列者,提示来自肾小管同一部位,而呈不规则排列者提示来自肾小管不同部位,这些都表示肾小管受损。

⑤颗粒管型:透明管型内含有颗粒,其量在管型的 1/3 以上者称为颗粒管型,一般分为细颗粒管型和粗颗粒管型。前者管型含有较多细小的稀疏颗粒,见于慢性肾小球肾炎或急性肾小球肾炎后期;后者颗粒粗大而浓密,见于慢性肾小球肾炎或药物、重金属中毒等所致肾小管损伤。

⑥脂肪管型:管型内含有大量脂肪滴,常见于肾病综合征。

⑦蜡样管型:外形宽大,色淡均匀,见于慢性肾炎晚期,肾淀粉样变,慢性肾衰竭。

⑧细菌管型:指管型透明基质中含有大量细菌,多见于急性肾盂肾炎。

⑨真菌管型:指管型中含有孢子、菌丝或假菌丝,并常可见到红细胞、白细胞或肾小管上皮细胞等,发现真菌管型可早期诊断肾脏原发性及播散性霉菌感染。

7.尿结晶检查

正常尿液中含有许多晶体物质和非晶体物质,在饱和状态下,这些物质可因尿液酸碱度、温度改变,代谢紊乱或缺乏抑制晶体沉淀的物质而发生沉淀,形成尿结晶。尿结晶有时外观混浊,常促使病人就医。尿中出现的结晶。其成分除包括草酸钙,磷酸钙,磷酸镁铵(磷酸三盐),尿酸及尿酸盐等结晶外,还包括磺胺及其他药物析出的结晶。产生尿结晶的现象称晶体尿。检查方法包括:显微镜检查、直接镜检法、Sternheirner-Malbin 染色法、巴氏染色法、偏振光显微镜检查、仪器法等。

(1)参考值:正常尿液中可见的结晶有磷酸盐结晶、草酸钙结晶和尿、酸盐等结晶。

(2)临床意义

生理性结晶:生理性结晶多来至食物及机体盐类的正常代谢产生的各种酸性产物,与钙、镁、铵等离子结合生成各种无机盐及有机盐,又称代谢性盐类结晶,一般无临床意义。常见的有草酸钙结晶、尿酸结晶、非结晶性尿酸盐、马尿酸结晶、磷酸盐类结晶等。

(3)病理性结晶

①胆红素结晶:为成束的针状或小块状、橘红色结晶,可被白细胞吞噬而存在于其体内,氧化时可呈现非晶型色素颗粒,加硝酸后因为氧化成为胆绿素,可溶于氢氧化钠或氯仿中。

②胱氨酸结晶:为无色、六边形、边缘清晰、折光性强的薄片状晶体.由蛋白质分解而来,尿沉淀物中少见,不溶于乙酸而溶于盐酸,能迅速溶解于氨水中,而加乙酸可重新出现。胱氨酸实验可见蓝色或绿色反应。

③亮氨酸结晶:尿亮氨酸蛋白质分解产物,见于组织大量坏死的疾病。亮氨酸结晶呈淡黄色或褐色小球形,并有密集辐射状条纹,折光性强,不溶于盐酸而溶于乙酸,亮氨酸实验呈蓝色反应,加热也不还原。

④酪氨酸结晶:尿中出现酪氨酸结晶为蛋白质分解产物,见于组织大量坏死的疾病。酪氨酸结晶为略带黑色的针形,呈束状或羽毛状,可溶于氢氧化铵而不溶于乙酸,酪氨酸试验呈绿色的阳性反应。

⑤胆固醇结晶:其外形为缺角的长方形或方形,无色透明,常浮于尿液的表面,可溶于氯仿、乙醚。

⑥含铁血黄素颗粒:为黄色或褐色小颗粒状,散在或存在于肾小管上皮细胞内,可用于普鲁士蓝反应进行鉴别,阳性则呈蓝色反应。当体内红细胞大量破坏时各组织均有含铁血黄素沉积,沉积于肾肾脏时,一部分直接从尿液中排出,一部分被肾小管上皮细胞重吸收,随上皮脱落。

⑦药物结晶:常见药物结晶有抗生素磺胺嘧啶和吡哌酸结晶等

⑧造影剂结晶:使用放射造影剂乏影酸、碘番酸和泛影葡胺结晶,尿液也会出现相关的结晶。泛影酸结晶和胆固醇结晶相似,但不同的是前者呈规则的平行四边形,无缺角现象。碘番酸结晶呈球形,轮廓不清,边缘模糊。泛影蒲胺结晶呈细针形,辐射状排列。

**8.其他有形成分的检查**

(1)细菌:尿液细菌有革兰阴性菌和革兰阳性菌,以大肠埃希菌、葡萄球菌、变形杆菌及链球菌多见。当尿中出现大量脓细胞和上皮细胞时,多为泌尿道感染。膀胱炎、肾盂肾炎以革兰阴性菌为主,淋病患者尿液可查出淋病奈瑟菌。泌尿系统结核患者可查出抗酸杆菌。

(2)真菌:主要有白色假丝酵母菌和酵母菌。

(3)寄生虫:多是由于尿液标本污染所致,如女性白带污染尿液、粪便污染尿液等。

(4)精子:尿液中的精子多见于男性遗精后及性交后的尿液。

(5)其他:可混入前列腺液,混有磷脂酰胆碱小体、前列腺颗粒细胞和淀粉小体。

**9.尿液绒毛膜促性腺激素的检查**

人绒毛膜促性腺激素(HCG)主要具有以下功能:①具有 FSH 和 LH 的功能,维持月经黄体的寿命,使月经黄体增大成为妊娠黄体;②促进雄激素芳香化转化为雌激素,同时刺激黄体酮形成;③抑制植物凝集素对淋巴细胞的刺激作用,HCG 可吸附于滋养细胞表面,以免胚胎滋养层细胞被母体淋巴细胞攻击;④刺激胎儿睾丸分泌睾酮,促进男性性分化;⑤能与母体甲状腺细胞 TSH 受体结合,刺激甲状腺活性。

(1)检验原理:免疫学单克隆抗体胶体法是临床上常采用的用于检查 HCG 的金方法,操作简便且灵敏度高。试验时试带上显示两条紫红色线条者为阳性,仅有一条者为阴性。

(2)参考值

定性:阴性;半定量:<2ng/L。

(3)临床意义

①早期妊娠的诊断:HCG 在受精卵着床前即由滋养层细胞开始分泌,早期增长迅速,约 1.7 天增长 1 倍,至 8～10 周血液浓度达最高峰。因此,用 RIA 法或 ELISA 法测定血及尿中的 β-HCG 水平,是较为准确的早期妊娠的诊断方法。

②先兆流产患者检测 HCG,不仅有助于了解胎盘滋养层细胞的分泌功能,尚可为确定临床治疗方案提供依据,如血清 HCG 连续上升,则应采取积极的保胎措施;若 HCG 水平持续下降,则应考虑人工流产。

③异位妊娠的诊断:异位妊娠时,HCG 含量较正常妊娠时明显降低,因此,对疑似有异位妊娠者,检测血清 HCG 有助于明确诊断。

④滋养叶细胞疾病的诊断、疗效观察:滋养叶细胞疾病时血中 HCG 浓度显著上升,尿液HCG 呈阳性。一般而言,HCG 水平按良性葡萄胎、恶性葡萄胎、绒毛膜上皮细胞癌的顺序递增,HCG 值与病情基本平行,动态监测可反映癌细胞生长、退化的动态过程。治疗后,HCG 水平可下降或转阴.若转阴后又出现升高者,则应考虑复发或转移的可能。

⑤肺癌、肝癌、乳腺癌、卵巢癌或睾丸肿瘤等皆可出现血清 HCG 水平升高,引起尿液HCG 阳性。

# 第八节  粪 便 检 验

## 一、粪便标本的采集与处理

### (一)粪便收集

1.常规检验

采集粪便标本的方法因检查目的不同而有差别,如常规检验留取新鲜指头大小(约 5g)即可,放入干燥、清洁、无吸水性的有盖容器内送检。不应采取尿壶、便盆中的粪便标本,因标本中混入尿液和消毒剂等,可破坏粪便的有形成分,混入植物、泥土、污水等,因腐生性原虫、真菌孢子、植物种子、花粉等易干扰检验结果。粪便标本检验时,应选择其中脓血黏液等病理成分,若无病理成分,可多部位取材。采集标本后,应在 1 小时内完成检查,否则可因 pH 及消化酶等影响,使粪便中细胞成分破坏分解。

2.寄生虫检验

粪便必须新鲜,送检时间一般不宜超过 24 小时。如检查肠内原虫滋养体,应于排便后迅速送检,立即检查,冬季需采取保温(35～37℃)措施。血吸虫毛蚴孵化应留新鲜便,不少于30g。检查蛲虫卵需用透明胶带,在清晨排便前由肛门四周取标本,也可用棉签拭取,但均须立即镜检。检查寄生虫体及虫卵计数,须用洁净、干燥的容器,并防止污染;粪便不可混入尿液及其他体液等,以免影响检查结果。

3.化学检验

采用化学法做隐血试验应嘱患者于收集标本前 3 天起禁食动物性和含过氧化物酶类食物(如萝卜、西红柿、韭菜、木耳、花菜、黄瓜、苹果、柑橘和香蕉等),并禁服铁剂和维生素 C 等,以免假阳性反应;连续检查 3 天,并选取外表及内层粪便;收集标本后须迅速送检,以免因长时间放置使隐血反应的敏感度降低。粪胆原定量检查应收集 3 天粪便,混合称量,从其中取出约20g 送验;查胆汁成分的粪便标本不应在室温中长时间放置,以免阳性率减低。

4.细菌检验

粪便标本应收集于灭菌有盖容器内,勿混入消毒剂及其他化学药品,并立即送检。

### (二)检验后粪便标本的处理

1.粪标本

应按生物危害物处理,遵照各级医院规定的医疗废弃物处理方法进行处理。

2.纸类或塑料等容器

使用后置入医疗废弃物袋中,统一处理。

3.瓷器、玻璃等器皿

使用后可先浸入消毒液(如 0.5％过氧乙酸、5％甲酚皂液等)浸泡消毒 12～24 小时后再处理。

## 二、粪便理学检验

粪便理学检验包括颜色、性状、粪便隐血试验。

### (一)颜色

可根据观察所见报告,如黄色、灰白色、绿色、红色和柏油样等。

正常粪便因粪胆素而呈棕黄色,但可因饮食、药物或疾病影响而改变粪便颜色。灰白色见于钡餐后、服硅酸铝、阻塞性黄疸、胆汁减少或缺乏。绿色见于食用含叶绿素的蔬菜后及含胆绿素时。红色见于下消化道出血、食用西红柿、西瓜等。柏油样便见于上消化道出血等。酱色便常见于阿米巴痢疾、食用大量咖啡和巧克力等。

### (二)性状

可报告为软、硬、糊状、泡沫样、稀汁样、血水样、血样、黏液血样、黏液脓样、米泔水样和有不消化食物等。

正常时为有形软便。球形硬便可见于便秘。黏液稀便可见于肠壁受刺激或发炎时,如肠炎、痢疾和急性血吸虫病等。黏液脓性血便多见于细菌痢疾。酱色黏液(可带脓)便多见于阿米巴痢疾。稀汁样便可见于急性肠胃炎,大量时见于假膜性肠炎及隐孢子虫感染等。米泔水样便并有大量肠黏膜脱落,见于霍乱、副霍乱等。扁平带状便可能因直肠或肛门狭窄所致,如直肠癌和直肠息肉等。

## 三、粪便隐血试验

上消化道有少量出血时,红细胞被消化而分解破坏,由于显微镜下不能发现,故称为隐血。目前,粪便隐血试验(OBT)常用化学法或免疫法测定粪中血红蛋白,也可联合测定粪中转铁蛋白。其中,免疫法粪便隐血试验是一种高灵敏度的测定方法,有胶乳凝集法、EIA法、胶体金法和免疫层析法等。此外,还有半自动、全自动的粪便隐血试验仪器。

### (一)化学法

1.原理

血红蛋白中的亚铁血红素有类似过氧化物酶的活性,能催化 $H_2O_2$ 作为电子受体使色原(如邻联甲苯胺)氧化而显色(如邻联甲苯胺氧化成邻甲偶氮苯显蓝色)。

2.试剂

(1)10g/L 邻联甲苯胺冰醋酸溶液。

(2)3% 过氧化氢液。

3.操作

(1)用小木棍挑取少量粪便,涂在消毒棉签或白瓷板上。

(2)滴加 10g/L 邻联甲苯胺冰醋酸溶液 2~3 滴于粪便上。

(3)滴加 3% 过氧化氢液 2~3 滴。

(4)立即观察结果,在 2 分钟内显蓝色为阳性。

4.结果判定

(1)阴性:加入试剂2分钟后仍不显色。

(2)阳性＋:加入试剂10秒后,由浅蓝色渐变蓝色。

(3)阳性2+:加入试剂后初显浅蓝褐色,逐渐呈明显蓝褐色。

(4)阳性3+:加入试剂后立即呈现蓝褐色。

(5)阳性4+:加入试剂后立即呈现蓝黑褐色。

5.注意事项

(1)3%过氧化氢液易变质失效,须进行阳性对照试验,将过氧化氢滴在血片上,应产生大量泡沫。

(2)齿龈出血、鼻出血、月经血等可导致阳性反应。

(3)用具应加热处理(如试管、玻片、滴管等),以破坏污染的过氧化物酶。

(4)也可选用中等敏感(0.3~1mg Hb/g 粪便)的愈创木酯法,但必须选购质量优良的愈创木酯,配制成 20g/L 愈创木酯乙醇溶液,代替 10g/L 邻联甲苯胺冰醋酸溶液,操作同上。

### (二)免疫法

1.原理

采用抗人血红蛋白的单克隆抗体或多克隆抗体,与粪便样品中的人血红蛋白特异性结合以检测粪便中有无血液。本试验不受动物血红蛋白的干扰,试验前不须禁食肉类,

2.操作

根据不同试剂盒的说明书操作。

3.注意事项

(1)灵敏度和特异性

①灵敏:样品中血红蛋白浓度达到 10~14mg Hb/L 或 0.2mg Hb/g 粪便,就可得到阳性结果。

②特异性:免疫法对人血红蛋白特异性很强,样品中鸡、牛、马、猪、羊等动物血液血红蛋白含量在 500mg/L 以下时,不出现假阳性结果。

(2)试验局限性

①本法可以帮助医生早期发现胃肠道因病变的出血,然而,由于家族性息肉或直肠癌可能不出血,或间断性出血,或出血在粪便中分布不均匀,或粪便处理不当(高温、潮湿、放置过久等)都可造成阴性结果。

②本法对正常人检验有时也会得到阳性结果,这是由于某种刺激胃肠道的药物造成粪便隐血所引起的。

③本法只能作为筛查或辅助诊断用,不能替代胃镜、直肠镜、内镜和 X 线检查。

④上消化道出血者本法阳性率低于化学法。

4.临床意义

(1)消化道出血时(如溃疡病、恶性肿瘤、肠结核、伤寒、钩虫病等)本试验可阳性。一般而言,上消化道出血时化学法比免疫法阳性率高;下消化道出血时免疫法比化学法灵敏度高。

(2)消化道恶性肿瘤时,一般粪便隐血可持续阳性,溃疡病时呈间断性阳性。本法对消化

道恶性肿瘤的早期检出率 30％～40％,进展期为 60％～70％,如果连续检查 2 天,阳性率可提高 10％～15％。

## 四、粪便有形成分检验

### (一)操作

(1)洁净玻片上加等渗盐水 1～2 滴,选择粪便的不正常部分,或挑取不同部位的粪便做直接涂片检查。

(2)制成涂片后,应覆以盖玻片。涂片的厚度以能透过印刷物字迹为度。

(3)在涂片中如发现疑似包囊,则在该涂片上于盖玻片边缘近处加 1 滴碘液或其他染色液,在高倍镜下仔细鉴别,如仍不能确定时,可另取粪便做寄生虫检查。

(4)粪便脂肪由结合脂肪酸、游离脂肪酸和中性脂肪组成,经苏丹Ⅲ染液(将 1～2g 苏丹Ⅲ溶于 100mL 75％乙醇溶液)直接染色后镜检,脂肪呈较大的橘红色或红色球状颗粒,或呈小的橘红色颗粒。若显微镜下脂肪滴＞60 个/HP 表明为脂肪泻。

### (二)注意事项

(1)应注意将植物纤维及其细胞与寄生虫、人体细胞相鉴别,并应注意有无肌纤维、结缔组织、弹力纤维、淀粉颗粒、脂肪小滴等。若大量出现,则提示消化不良或胰腺外分泌功能不全。

(2)细胞中应该注意红细胞、白细胞、嗜酸性粒细胞(直接涂片干后用瑞氏染色)、上皮细胞和巨噬细胞等。

### (三)临床意义

1.白细胞

正常粪便中不见或偶见。小肠炎症时,白细胞数量不多(＜15 个/HP),均匀混合于粪便中,且细胞已被部分消化难以辨认。结肠炎症如细菌性痢疾时,白细胞大量出现,可见白细胞呈灰白色,胞质中充满细小颗粒,核不清楚,呈分叶状,胞体肿大,边缘已不完整或已破碎,可见成堆出现的脓细胞。若滴加冰醋酸,胞质和核清晰可见。过敏性肠炎、肠道寄生虫病(阿米巴痢疾或钩虫病)时还可见较多的嗜酸性粒细胞,同时常伴有夏科-雷登结晶。

2.红细胞

正常粪便中无红细胞。上消化道出血时,红细胞多因胃液及肠液而破坏,可通过隐血试验予以证实。下消化道炎症(如细菌性痢疾、阿米巴痢疾、溃疡性结肠炎)、外伤、肿瘤及其他出血性疾病时可见到多少不等的红细胞。在阿米巴痢疾的粪便中以红细胞为主,成堆存在,并有破碎现象。在细菌性痢疾时红细胞少于白细胞,常分散存在,形态多正常。

3.巨噬细胞

正常粪便中无巨噬细胞。胞体较中性粒细胞大,核形态多不规则,胞质常有伪足状突起,内常吞噬有颗粒或细胞碎屑等异物。粪便中出现提示为急性细菌性痢疾,也可见于急性出血性肠炎或偶见于溃疡性结肠炎。

4.肠黏膜上皮细胞

整个小肠和大肠黏膜的上皮细胞均为柱状上皮细胞。在生理情况下,少量脱落的上皮细胞大多被破坏,故正常粪便中不易发现。当肠道发生炎症,如霍乱、副霍乱,坏死性肠炎等时,上皮细胞增多。假膜性肠炎时,粪便的黏膜块中可见到数量较多的肠黏膜柱状上皮细胞,多与白细胞共同存在。

5.肿瘤细胞

乙状结肠癌、直肠癌患者的血性粪便中涂片染色,可见到成堆的癌细胞,但形态多不太典型,判断较难。

6.夏科-雷登结晶

为无色或浅黄色两端尖而透明具有折光性的菱形结晶,大小不一。常见于肠道溃疡,尤以阿米巴感染粪便中最易检出。过敏性腹泻及钩虫病患者粪便亦常可见到。

7.细菌

占粪便净重的1/3,小肠正常菌群以乳酸杆菌、肠球菌和类白喉杆菌等为主,大肠正常菌群以厌氧菌为主,包括拟杆菌属、双歧杆菌、梭状芽孢杆菌、乳酸杆菌、厌氧链球菌等。正常菌群消失或比例失调可因大量应用抗生素所致,除涂片染色找细菌外,应采用不同培养基培养鉴定。

# 第五章　临床生化检验

## 第一节　蛋白质的检验

### 一、血清总蛋白测定

#### (一)检验项目名称

血清总蛋白测定。

#### (二)采用的方法

双缩脲法。

#### (三)参考区间

60～85g/L。

#### (四)主要临床意义

1.血清总蛋白浓度增高

(1)血清中水分减少,使总蛋白浓度相对增高。凡体内水分的排出大于水分的摄入时,均可引起血浆浓缩,尤其是急性失水时(如呕吐、腹泻、高热等)变化更为显著,血清总蛋白浓度有时可达100～150g/L。又如休克时,由于毛细血管通透性的变化,血浆也可发生浓缩。慢性肾上腺皮质功能减退患者,由于钠的丢失而致继发性水分丢失,血浆也可出现浓缩现象。

(2)血清蛋白质合成增加。大多发生在多发性骨髓瘤患者,此时主要是球蛋白的增加,其量可超过50g/L,总蛋白则可超过100g/L。

2.血清总蛋白浓度降低

(1)血浆中水分增加,血浆被稀释。如因各种原因引起的水钠潴留。

(2)营养不良和消耗增加。长期食物中蛋白含量不足或慢性肠道疾病所引起的吸收不良,使体内缺乏合成蛋白质的原料,或因长期患消耗性疾病,如严重结核病、甲状腺功能亢进和恶性肿瘤等,均可造成血清总蛋白浓度降低。

(3)合成障碍,主要是肝功能障碍。肝脏功能严重损害时,蛋白质的合成减少,以白蛋白的下降最为显著。

(4)蛋白质丢失。严重烫伤时,大量血浆渗出,或大出血时,大量血液丢失;肾病综合征时,尿液中长期丢失蛋白质;溃疡性结肠炎可从粪便中长期丢失一定量的蛋白质。这些均可使血清总蛋白浓度降低。

**（五）附注**

（1）血清蛋白质的浓度用"g/L"表示,因为血清中各种蛋白质的相对分子质量不同,所以不能用 mol/L 表示。

（2）双缩脲试剂中各成分的作用:碱性酒石酸钾钠的作用是与铜离子（$Cu^{2+}$）形成络合物,并维持铜离子在碱性溶液中的稳定性;碘化物是抗氧化剂,在双缩脲反应中,$Cu^{2+}$ 与肽键的羰基氧原子和酰氨基氮原子生成有色的络合物。

（3）吸光度的大小与试剂的组分、pH、反应温度有关。当试剂的组分、pH、反应温度等在标准化的条件下测定,可以不必每次做标准管,可依据比吸光度法计算蛋白质浓度。

（4）酚酞、磺溴酞钠在碱性溶液、中呈橘色,影响双缩脲的测定结果。右旋糖酐可使测定管混浊亦影响测定结果。理论上这些干扰均可用相应标本的空白管来消除,但如标本空白管吸光度太高,可影响测定的准确度。

（5）氨基酸和二肽不发生双缩脲反应。三肽、寡肽和多肽与 $Cu^{2+}$ 的双缩脲复合物,呈粉红色乃至红紫色。

# 二、血清白蛋白测定

**（一）检验项目名称**

血清白蛋白测定。

**（二）采用的方法**

溴甲酚绿法。

**（三）参考区间**

35～55g/L。

**（四）主要临床意义**

血清白蛋白在肝脏合成。血清白蛋白增高常由于严重失水致血浆浓缩所致,并非蛋白质绝对量的增加。临床上,尚未发现单纯白蛋白浓度增加的疾病。

白蛋白浓度降低的原因与总蛋白浓度降低的原因相同。但有时总蛋白的浓度接近正常,而白蛋白的浓度降低,同时伴有球蛋白浓度的增高。急性白蛋白浓度降低,主要由于急性大量出血或严重烫伤时血浆大量丢失。慢性白蛋白浓度降低主要由于肝脏合成白蛋白功能障碍、腹水形成时白蛋白的丢失和肾病时白蛋白从尿液中丢失。严重时,白蛋白浓度可低至 10g/L。白蛋白浓度低于 20g/L 时,由于胶性渗透压的下降,常可见到水肿等现象。

妊娠时尤其是妊娠晚期,由于体内对蛋白质的需要量增加,同时又伴有血浆容量增高,血清白蛋白可明显下降,但分娩后可见其迅速恢复至正常。

据最近的文献报道,还有极少数先天性白蛋白缺乏症患者,由于白蛋白合成障碍,血清中基本上没有白蛋白,但患者不出现水肿。

球蛋白浓度增高。临床上常以 γ 球蛋白增高为主。球蛋白增高的原因,除水分丢失的间接原因外,主要有下列因素:①感染性疾病,如肺结核、疟疾、黑热病、血吸虫病、麻风病等;②自身免疫性疾病,如系统性红斑狼疮、硬皮病、风湿热、类风湿性关节炎、肝硬化等;③多发性骨髓瘤,此时 γ 球蛋白可增至 20～50g/L。

球蛋白浓度降低主要是合成减少。正常婴儿出生后至 3 岁内,由于肝脏和免疫系统尚未发育完全,球蛋白浓度较低,属于生理性低球蛋白症。肾上腺皮质激素和其他免疫抑制剂有抑制免疫机能的作用,会导致球蛋白的合成减少。

低 γ 球蛋白血症或无 γ 球蛋白血症,患者血清中 γ 球蛋白极度下降或缺如。先天性者,仅见于男性婴儿。而后天获得者,可见于男、女两性。此类患者缺乏体液免疫功能,极易发生难以控制的感染。

## 三、脑脊液总蛋白测定

### (一)检验项目名称
脑脊液总蛋白测定。

### (二)采用的方法
邻苯三酚红钼络合显色法(染料结合法)。

### (三)参考区间
健康成年人脑脊液蛋白 150～450mg/L。

### (四)附注
(1)本法线性范围可达 1000mg/L,若 CSF 中蛋白含量过高,常规检查时潘迪氏试验达"＋＋"者,测定时 CSF 用量应适当减少,计算时相应修正。

(2)相同浓度的蛋白质,白蛋白呈色稍强,球蛋白稍低。

(3)本法呈色液在 1～5 分钟期间呈进行性缓慢下降,10～30 分钟趋于平稳,可稳定 2 小时。

### (五)临床意义
测定 CSF 总蛋白主要用于检查血-脑屏障对血浆蛋白质的通透性增加或检查鞘内分泌免疫球蛋白增加。

血-脑屏障对血浆蛋白质通透性增加可由颅内压增高(由于脑肿瘤或脑内出血)引起,或由于炎症(细菌性或病毒性脑膜炎)、脑炎或脊髓灰质炎所引起。CSF 总蛋白显著升高见于细菌性脑膜炎;少量升高发生于炎性疾病及肿瘤或出血。当穿刺部位以上 CSF 循环机械梗阻时(由于脊髓肿瘤),此时血浆蛋白均衡越过脑膜毛细血管进入停滞的 CSF,腰 CSF 蛋白则增加。

## 四、血清蛋白电泳

### (一)检验项目名称
血清蛋白电泳。

## （二）采用的方法

琼脂糖凝胶法。

## （三）参考区间

如表 5-1-1 所示。

表 5-1-1　氨基黑 10B 染色，直接扫描参考区间

| 蛋白质组分 | g/L | 占总蛋白百分比（%） |
|---|---|---|
| 白蛋白 | 48.8±5.1 | 66.6±6.6 |
| $α_1$ 球蛋白 | 1.5±1.1 | 2±1 |
| $α_2$ 球蛋白 | 3.9±1.4 | 5.3±2 |
| $β$ 球蛋白 | 6.1±2.1 | 8.3±1.6 |
| $γ$ 球蛋白 | 13.1±5.5 | 17.7±5.8 |

## （四）附注

（1）每次电泳时应交换电极，可使两侧电极槽内缓冲液的正、负离子相互交换，使缓冲液的 pH 维持在一定水平。然而，每次使用薄膜的数量可能不等，所以缓冲液经 10 次使用后，应将缓冲液弃去。

（2）电泳槽缓冲液的液面要保持一定的高度，过低可能会增加 γ 球蛋白的电渗现象（向阴极移动）。同时电泳槽两侧的液面应保持同一水平面，否则，通过薄膜时有虹吸现象，将会影响蛋白分子的泳动速度。

（3）电泳失败的原因：①电泳图谱不整齐：点样不均匀、薄膜未完全浸透或温度过高致使膜面局部干燥或水分蒸发、缓冲液变质；电泳时薄膜放置不正确，使电流方向不平行。②蛋白各组分离不佳：点样过多、电流过低、薄膜结构过分细密、透水性差、导电差等。③染色后白蛋白中间着色浅：由于染色时间不足或染色液陈旧所致；若因蛋白含量高引起，可减少血清用量或延长染色时间，一般以延长 2 分钟为宜。若时间过长，球蛋白百分比上升，A/G 比值会降低。④薄膜透明不完全：温度未达到 90℃ 以上将标本（醋纤膜条）放入烘箱，透明液陈旧和浸泡时间不足等。⑤透明膜上有气泡：玻璃片上有油脂，使薄膜部分脱开或贴膜时滚动不佳。

## （五）临床意义

血清蛋白电泳，通常可分离出白蛋白（A1b）、$α_1$、$α_2$、$β$、γ 球蛋白 5 个组分。正常人血清中各种蛋白质浓度的差别较大，所以在许多疾病时尽表现出轻微变化，一般没有特异的临床诊断价值。

# 五、糖化血红蛋白测定

## （一）检验项目

糖化血红蛋白测定。

## （二）方法

亲和层析法。

### （三）参考区间

4.5～6.3。

### （四）附注

（1）环境温度对本法影响很小。

（2）不受异常 Hb 的影响。

（3）不稳定的 HbA1 的干扰可以忽略不计。

### （五）临床意义

（1）本试验用于评定糖尿病的控制程度。当糖尿病控制不佳时,糖化血红蛋白浓度可高至正常 2 倍以上。因为糖化血红蛋白是血红蛋白生成后与糖类经非酶促结合而成的。它的合成过程是缓慢且相对不可逆的,持续存在于红细胞 120 天生命期中,其合成速率与红细胞所处环境中糖的浓度成正比。因此,糖化血红蛋白所占比率能反映测定前 1～2 个月内平均血糖水平。本试验已成为反映糖尿病较长时间血糖控制水平的良好指标。如果 HbA1 的浓度高于10%,胰岛素的剂量就需要调整。在监护中的糖尿病患者,其 HbA1 的浓度改变 2%,就具有明显的临床意义。

（2）本试验不用于诊断糖尿病或判断天—天间的葡萄糖控制,亦不能用于取代每天家庭检查尿或血液葡萄糖。

（3）HbA1c 水平低于确定的参考范围,可能表明最近有低血糖发作、Hb 变异体存在或红细胞寿命短。

（4）任何原因使红细胞生存期缩短,将减少红细胞暴露于葡萄糖中的期间,随之 HbA1c百分比就会降低,即使这一时间平均血液葡萄糖水平可能是升高的。红细胞寿命缩短的原因,可能是溶血性贫血或其他溶血性疾病、镰刀细胞特征、妊娠、最近显著的血液丧失或慢性血液丧失等等,当解释这些患者的 HbA1c 结果时应当小心。

## 六、血清肌红蛋白测定

### （一）检验项目名称

血清肌红蛋白测定。

### （二）采用的方法

化学发光法。

### （三）英文缩写

Mb。

### （四）参考区间

健康成年人肌红蛋白 1.5～70.0ng/mL。

### （五）临床意义

Mb 是检测急性心肌梗死(AMI)的早期指标。在 AMI 后 1～2 小时,在患者血清中的浓度即迅速增加,诊断 AMI 的界值 75μg/L,6～9 小时达到高峰。比 CK-MB 的释放早 2～5小时。

一旦患者诊断为 AMI 且已进行相应治疗,主要的是应进一步评价患者在住院期间是否有并发症及再梗死。此时用肌钙蛋白可能是不适宜的,因为疾病发作后肌钙蛋白的长期释放模式可能掩饰发生额外新的损伤。而 Mb 在发作后第一天内即返回到基线浓度,当有再梗死时,则又迅速上升,形成"多峰"现象,可以反映局部缺血心肌周期性自发的冠脉再梗死和再灌注。由于 Mb 也存在于骨骼肌中,而且仅从肾脏清除,所以急性肌损伤、急性或慢性肾衰竭、严重的充血性心力衰竭、长时间休克及各种原因引起的肌病患者、肌内注射、剧烈的锻炼、某种毒素和药物摄入后,Mb 都会升高。因此,采用血清 Mb 水平作为诊断 AMI 的早期指标,仅限于那些没有上述有关疾病的患者。最近,提出了 AMI 的诊断策略,包括:①联合测定 Mb 和一种骨骼肌特异标志物(碳酸酐酶Ⅲ,简称 CAⅢ),并计算 Mb/CAⅢ 比率,在骨骼肌损伤的患者中,血清中的比率是恒定的,因为两种蛋白质均释放;AMI 患者这种比率则增加,可较大提高诊断准确度。②联合测定血清 Mb 和一种心肌特异的标志物(肌钙蛋白Ⅰ,cTnⅠ),可达到最高的诊断效率。③连续测定血清 Mb,计算 Mb 释放的起始速率,界值为每小时 $20\mu g/L$,是 AMI 的良好指征,在急诊科足以鉴别 AMI 患者。在有急性症状的患者中,4h 内 Mb 水平不升高,AMI 的可能性是极低的。另外,在神经肌肉疾病如肌营养不良、肌萎缩和多肌炎时血清 Mb 水平亦升高。

心脏外科手术患者血清 Mb 升高,可以作为判断心肌损伤程度和愈合情况的一项客观指标。

# 七、血清肌钙蛋白Ⅰ测定

## (一)检验项目名称
血清肌钙蛋白Ⅰ测定。

## (二)采用的方法
化学发光法。

## (三)参考区间
$0\sim0.050ng/mL$。

## (四)附注
(1)血清 cTnI 测定尚未标准化,不同厂家的试剂盒测定结果可能有差别,应予注意。

(2)本法测定可用血清或血浆(肝素抗凝),患者标本采集后须在 4 小时内检测。标本储存于 $2\sim8℃$,可稳定 24 小时;$-20℃$ 以下冰冻可保存更长时间,但融化后必须离心,避免反复冻融。

(3)本法敏感性为 $0.3\mu g/L$,线性范围可达 $25\mu g/L$。校准曲线至少稳定 30 天,如测定条件改变,应重新制备校准曲线。

(4)严重溶血或黄疸可造成负干扰,血液应充分凝固及时分离血清,以确保除去纤维蛋白和其他颗粒物质。部分标本中含有某些高滴定度嗜异性抗体和类风湿因子,可能会影响试验结果。

(5)肌钙蛋白主要以 TnC-TnI-TnT 复合物形式存在,外周血中的 cTnI 既有游离形式,又有不同复合物的形式(I-C、I-T 以及 T-I-C)。在 AMI 患者中 cTnI-TnC 复合物形式占多数(90%以上)。在使用 EDTA 抗凝时,cTn 复合物会因钙离子被螯合而出现降解,影响测定值的真实性。

(6)cTnI 肽链的第 79 位和第 96 位是半胱氨酸,容易发生氧化和还原反应。它可影响 cTnI 的分子结构形式和抗原性,从而影响某些抗体的识别能力。

(7)cTnI 肽链的第 22 位和第 23 位的丝氨酸易受蛋白激酶 A 作用发生磷酸化反应,形成四种形式的化合物:一种未磷酸化、两种单磷酸化和一种双磷酸化结构。患者体内磷酸化的 cTnI 占相当数量,磷酸化可改变 cTnI 的分子结构形式和抗原性,从而影响抗体的识别。

(8)cTnI 稳定性较差,氨基酸和羧基端易水解,cTnI 的中心区域(第 28 位和第 110 位的氨基酸)稳定性较高,抗体的识别位点最好位于 cTnI 的中心区域。

**(五)临床意义**

cTnI 是心肌损伤的特异标志。心肌梗死发生后 4～8 小时血清中 cTnI 水平即可升高,12～14 小时达到高峰,升高持续时间较长,可达 6～10 天。cTnI 的诊断特异性优于 Mb 和 CK-MB,可用于评价不稳定心绞痛,cTnI 水平升高预示有较高的短期死亡危险性,连续监测 cTnI 有助于判断血栓溶解和心肌再灌注。在 AMI 时,所有生化标志物的敏感度都与时间有关。对于胸痛发作 4 小时以内的患者,首先应测定 Mb 水平;3 小时后得到的血液标本,应同时评价 Mb 和 cTnI。所有阳性结果,都可确认为 AMI;所有阴性结果都可排除心肌损伤。当结果不一致时,需进一步联合检查至胸痛发作后 9 小时,此时所有的生化标志物都达到最大的敏感度。

# 八、血清前白蛋白测定

**(一)检验项目名称**

血清前白蛋白测定。

**(二)英文缩写**

PA。

**(三)采用的方法**

透射比浊法。

**(四)参考区间**

10～40mg/dL。各地可根据本单位条件建立本实验室的参考值。

**(五)附注**

(1)前白蛋白(PA)相对分子量 54000 万,由肝细胞合成,电泳时迁移在白蛋白之前,故名。它的半衰期很短,仅约 12 小时。因此,测定 PA 在血浆中的浓度,对于了解蛋白质营养不良和肝功能障碍,比白蛋白和转铁蛋白具有更高的敏感性。PA 除了作为组织修补的材料外,还可视作一种运输蛋白质,可结合 $T_3$ 和 $T_4$,而对 $T_3$ 的亲和力更大。PA 与视黄醇结合蛋白(RBP)形成 1∶1 的复合物,具有运载维生素 A 的作用。在靶细胞,摄取的视黄醇通过 PA-RBP 复合物的解离,分解成前白蛋白和视黄醇蛋白。

（2）本法属浊度反应,试剂有任何可见的混浊,应弃去不用,否则对结果有较大影响。

（3）血清标本如不能及时测定,应置 2～8℃冰箱保存,可稳定 2 天。

（4）本法线性范围可达 800mg/L,如样本浓度超过此值时,应用生理盐水稀释后重测,结果乘以稀释倍数。

## （六）临床意义

### 1.血清前白蛋白浓度降低

（1）血清 PA 是一种负急性时相反应性蛋白,在炎症和恶性疾病时其血清水平下降。据报告手术创伤后 24 小时即可见血清 PA 水平下降,2～3 天时达高峰,其下降可持续一周。

（2）PA 在肝脏合成,各类肝炎、肝硬化致肝功能损害时,由于合成减少,血清 PA 水平降低,是肝功能障碍的一个敏感指标,对肝病的早期诊断有一定的参考价值。

（3）前白蛋白和视黄醇结合蛋白可作为蛋白质营养状况的指征。由于他们的半衰期短,对蛋白摄入的含量是敏感的,一旦患者营养不良,PA 即迅速下降。其他营养物质的含量也影响 PA 浓度。缺锌时 PA 下降,短期补锌后,其值即升高。

（4）蛋白消耗性疾病及肾病时,PA 浓度下降。

（5）妊娠或高雌激素血症时,PA 浓度也下降。

### 2.血清 PA 浓度增高

可见于 Hodgkin 病。

# 九、尿微量白蛋白测定

## （一）检验项目名称

尿微量白蛋白测定。

## （二）采用的方法

透射比浊法。

## （三）参考区间

健康成年人尿液白蛋白。

24h 尿：<30mg/24h；

定时尿：<20μg/min；

随意尿：<30μg/mg 肌酐。

## （四）附注

（1）尿液微量白蛋白测定的比浊法已有试剂盒供应,注意买有批准文号的优质试剂。若有全自动生化分析仪测定,应根据不同型号的仪器严格按照说明书操作。

（2）本法线性范围在 4～200mg/L。尿液白蛋白浓度若超过 500mg/L,受前带现象的影响,结果可呈假性降低。因此,分析前又能够以 0.9% NaCl 稀释使其浓度处于 4～200mg/L 范围内。

（3）所有试剂均应储存于 2～8℃,在有效期内使用。

（4）抗人白蛋白抗体是用人来源的材料制备成的,所有试剂与患者标本均应当作可传播感染性疾病的标本处理,以防止实验室内部感染。

(5)可用定时尿或随意尿标本进行测定,留尿前,患者应避免锻炼或运动。尿液若混浊应于分析前离心或过滤。

(6)若不能及时测定,可向尿液中加入防腐剂,常用的方法为加0.02% $NaN_3$ 或乙基汞硫代水杨酸钠,存于 2~8℃。有报道,主张向尿液中加表面活性剂 Triton X-100,浓度达 0.1%,以防止白蛋白样品吸附到收集尿液的容器壁上。

(7)所有试剂溶液均含有 $NaN_3$,避免吸入或接触皮肤或黏膜。万一接触皮肤应用大量水冲洗受影响的皮肤;万一接触眼睛或吸入应立即去看医师。$NaN_3$ 能与铅或铜管道系统反应,可能形成具有爆炸性的叠氮化物,当处理这类试剂时,应用大量流水冲洗。当暴露到金属表面时应用 10% NaOH 冲除。

(8)高浓度的水杨酸盐(5g/L)能引起尿蛋白沉淀,使结果偏低。其他分析物在下列浓度以下时产生干扰:

| | |
|---|---|
| 抗坏血酸 | 4g/L |
| 胆红素 | 250mg/L |
| 肌酐 | 4g/L |
| 庆大霉素 | 10g/L |
| 葡萄糖 | 40g/L |
| 醋氨酚 | 5g/L |
| KCl | 10g/L |
| NaCl | 20g/L |
| 尿素 | 40g/L |

(9)推荐每个实验室应建立自己的参考区间,以反映人群年龄、性别、饮食和地理环境的影响。

### (五)临床意义

白蛋白是重要的血浆蛋白质之一,在正常情况下,白蛋白的分子大,不能越过肾小球基底膜。因此,在健康人尿液中仅含有很低浓度的白蛋白。疾病时,肾小球基底膜受到损害致使通透性改变,因此,白蛋白可进入尿液中,尿液白蛋白浓度持续升高,出现微量白蛋白尿。

临床上界定微量白蛋白尿:

| | |
|---|---|
| 24 小时尿 | 30~299mg/24h |
| 定时尿 | 20~199$\mu$g/min |
| 随意尿 | 30~299$\mu$g/1mg 肌酐 |

临床白蛋白尿:

| | |
|---|---|
| 24 小时尿 | 300mg/24h |
| 定时尿 | 200$\mu$g/min |
| 随意尿 | 300$\mu$g/min 肌酐 |

在临床化学领域中,最近对尿液微量白蛋白测定日渐增多,许多研究者认为尿液白蛋白测定对早期发现肾功能改变及随后的治疗监控,其特异性和敏感度均比总蛋白高。高血压、糖尿

病及系统性红斑狼疮等常伴有肾脏病变的缓慢进行性恶化,尿液白蛋白测定可较早发现这些异常。在糖尿病时,尿液白蛋白排泄量增加常伴随有肾小球滤过率增加,它发生于肾病的早期阶段,在肾组织学或结构改变之前即可检出,对预防糖尿病肾病并发症的发生有着重要意义。

尿液中白蛋白排泄量变动很大,CV 为 45%～100%。文献报道的参考范围各不相同,尤其随机尿白蛋白的参考范围彼此相差更甚。Shihab 指出未定时的尿液标本(随机尿)一次白蛋白排泄量增高,可能并无意义;如连续 2～3 次增高均超过参考范围方有诊断价值。某些进展缓慢的疾病,观察一段时期内尿液白蛋白排泄的改变,比一次测定结果更为重要。

# 第二节　糖及代谢物的检验

## 一、总糖的检测

在人体中,血糖的浓度是被严格控制的,通常维持在 900mg/L(5mmol)左右(4～6mmol),即血糖的恒定性。血糖浓度在进食一到两个小时后升高,而在早餐前降到最低。

血糖浓度失调会导致多种疾病,如持续血糖浓度过高的高血糖和过低的低血糖。而由多种原因导致的持续性高血糖就会引发糖尿病,这也是与血糖浓度相关的最显著的疾病。

除了葡萄糖外,血液中实际上还含有一定量的果糖和半乳糖,但只有葡萄糖的浓度水平可以作为代谢调节(通过胰岛素和胰高血糖素来调节)的信号。

人体有两种作用相反的激素能够调节血糖浓度:分解代谢类激素,如胰高血糖素、生长因子和儿茶酚胺等,可以提高血糖浓度;胰岛素,可以降低血糖浓度。两种激素相互协调调节血糖平衡。

人在极度紧张,恐惧,劳累的状态下,会使肾上腺激素激增,阻止胰岛素生成,从而影响血糖值。

### (一)血糖的测量

血糖检查是血液检查的一种,可以通过全血、血清或血浆样品来测量其中的葡萄糖浓度。主要的检查方法为化学法和酶法。化学法是利用葡萄糖在反应中的非特异还原性质,加入显色指示剂,通过颜色的变化来确定其浓度。但血液中也含有其他还原性物质,如尿素(特别是尿毒症病人的血液)等,因此化学法的误差为50～150mg/L。由于与葡萄糖有很高的结合特异性,因此酶法没有这一问题。其中常用的酶为葡萄糖氧化酶和己糖激酶。

1.空腹血糖正常值

(1)一般空腹全血帆糖为 3.9～6.1mmol/L(70～110mg/dL),血浆血糖为 3.9～6.9mmol/L(70～125mg/dL)。

(2)空腹全血血糖≥6.7mmol/L(120mg/dL)、血浆血糖≥7.8mmol/L(140mg/dL),2 次重复测定可诊断为糖尿病。

(3)当空腹全血血糖在 5.6mmol/L(100mg/dL)以上,血浆血糖在 6.4mmol/L

(115mg/dL)以上,应做糖耐量试验。

(4)当空腹全血血糖超过 11.1mmol/L(200mg/dL)时,表示胰岛素分泌极少或缺乏。因此,空腹血糖显著增高时,不必进行其他检查,即可诊断为糖尿病。

2.餐后血糖正常值

(1)餐后 1 小时:血糖 6.7～9.4mmol/L。最多也不超过 11.1mmol/L(200mg/dL)。

(2)餐后 2 小时:血糖≤7.8mmol/L。

(3)餐后 3 小时:第三小时后恢复正常,各次尿糖均为阴性。

3.孕妇血糖正常值

(1)孕妇空腹不超过 5.1mmol/L。

(2)孕妇餐后 1 小时:餐后 1 小时血糖值一般用于检测孕妇糖尿病检测中,权威数据表明孕妇餐后 1 小时不得超过 10.0mmol/L 才是血糖的正常水平。

(3)孕妇餐后 2 小时:餐后正常血糖值一般规定不得超过 11.1mmol/L,而孕妇餐后 2 小时正常血糖值规定不得超过 8.5mmol/L。

### (二)临床意义

1.低血糖

血糖低于 4.0mmol/L 则为低血糖,可能的原因有:①应用胰岛素及磺脲类降糖药物过量。②因神经调节失常,迷走神经兴奋过度,体内胰岛素分泌过多所致的功能性低血糖症。③胃肠手术后,由于食物迅速进入空肠,葡萄糖吸收太快、血糖增高、刺激胰岛素分泌过量而引起。④胰岛 B 细胞瘤,严重肝病、垂体前叶和肾上腺皮质功能减退等可致器质性低血糖症。⑤持续剧烈运动,部分人出现低血糖症。

低血糖可引起以下症状:①饥饿感、软弱无力、面色苍白、头晕、心慌、脉快、出冷汗、肢体颤抖等。②精神激动、恐惧、幻觉、狂躁、惊厥、抽搐、嗜睡甚至昏迷死亡。

常规检查有:①血常规、尿常规、粪常规。②肝功能、肾功能、血糖。③心血管检查。④X 射线检查。⑤B 型超声检查。⑥CT 检查。⑦磁共振检查。

低血糖的治疗:

(1)纠正低血糖:在发作期病情较轻者,可给予糖类饮食(如高渗糖、糖水、糖果或糖粥等);病情重者,可采取静脉注射或滴注葡萄糖溶液,昏迷病人可同时给予氢化可的松静脉滴注。

(2)病因治疗:对功能性低血糖症,要避免各种诱发因素,防止精神刺激,且要合理调节饮食,必要时辅以少量安慰剂、镇静剂;对因胃大部切除术后引起的低血糖症,可用高蛋白、低糖和少量多次较干的饮食。

(3)对器质性低血糖症应针对不同病因治疗,如胰岛素所致应予手术切除,对不能切除的胰岛 B 细胞瘤,可试用链脲霉素;因严重肝病引起的,应积极治疗肝病;因内分泌功能减退而引起的,可给予激素补充治疗。

2.高血糖

引起高血糖的原因可能有:

(1)生理性或暂时性高血糖:餐后 1～2 小时、注射葡萄糖或通过输液输入葡萄糖后、情绪紧张时,血糖会升高。

（2）病理性高血糖

①糖尿病：因为胰岛素分泌不足。当空腹血糖水平达 7.2～11mmol/L（130～200mg/dL）时，临床可疑为糖尿病；当血糖水平超过 11mmol/L（200mg/dL）时，临床可诊断为糖尿病。

②能使血糖升高的激素分泌增加：如垂体前叶机能亢进、肾上腺皮质机能亢进、甲亢、嗜铬细胞瘤等。

③脑外伤、脑出血、脑膜炎等，由于使颅内压增高，刺激了血糖中枢，从而引起血糖升高。

④脱水如呕吐、腹泻、发高烧等，引起血糖轻度增高（7.2～7.8mmol/L）。

⑤麻醉、窒息、肺炎等急性传染病、癫痫、紫癜等疾病由于加速肝糖原分解，使血糖增高。

高血糖引起的症状：

①尿多，皮肤干燥，脱水。尿多不仅指尿的次数增多，而且尿量也会增多，24 小时可达 20 多次，尿量可达 2～3L 以至 10L 之多。甚至尿的泡沫多，尿渍发白、发黏。多尿是由于血糖升高，超过肾糖阈（8.9～10mmol/L），排入尿中的糖多，于是尿次数与尿量增多。

②极度口渴。尿多之后使体内的水分减少，当体内水的总量减少1%～2%时，即可引起大脑口渴中枢的兴奋而思饮，会产生极度口渴的生理现象。

③恶心，呕吐，腹部不适。

④厌食，体重减轻，虚弱无力。由于血糖不能进入细胞，细胞缺乏能量所致。

⑤心跳快速，呼吸缓而深。

⑥血糖测试值升高。

⑦尿糖测试呈阳性反应：病理性高血糖的药物治疗：原有磺酰脲类及双胍类外，有第 3 类 α-葡糖苷酶抑制剂供临床应用，第 4 类胰岛素增敏剂也将引入国内。至于第 5 类胰高糖素抑制剂和第 6 类糖异生作用抑制剂则尚在实验和小量临床试用阶段。在上述抗糖尿病药物中，磺酰脲类药降糖药可以引起低血糖反应，而双胍类和 α-葡糖苷酶抑制剂则不引起低血糖反应，被称为抗高血糖药物。

# 二、酮体的检测

酮体是在机体饥饿、禁食或某些病理状态（如糖尿病）的情况下产生的一类化合物，它包括丙酮、乙酰乙酸和 β-羟丁酸三种化合物。严格意义上来讲，β-羟丁酸是一种羟基酸，而非酮类。机体在上述状态时，脂肪动员加强，大量的脂肪酸被肝细胞吸收和氧化；而同时为了维持血糖浓度的稳定，体内的糖异生也得到激活。糖异生的原料草酰乙酸被大量消耗，影响到草酰乙酸所参与的另一代谢途径三羧酸循环，大量中间物乙酰 CoA 得不到消耗、出现堆积，并因此生成酮体。

1.参考值

血液或尿液定性：阴性。定量：5～30mg/L。

2.临床意义

（1）脂肪酸在肝脏不完全氧化时可生成酮体，正常情况下血浆中仅含有少量通体，其中78%是 β-羟丁酸，20%是乙酰乙酸，2%为丙酮。

（2）频繁呕吐、饥饿、von Gierke's disease、急性酒精中毒等情况下，脂肪动员增加，产生酮体的量超过肝外组织的利用能力，发生酮体堆积现象，出现酮血症和酮尿症。

（3）酮症酸中毒时临床常见的代谢性酸中毒。

在不同类型的代谢性酸中毒中酮体亦不同。代谢性酸中毒通常起因于下列情况之一：①有机酸如 β-羟丁酸和乙酰乙酸产生的增加与糖尿病或酒精或乳酸酮症酸中毒相关，例如在组织灌流紊乱中可见。尿中排泄阳离子和酮体增加。②$HCO_3^-$ 丢失，例如：十二指肠液丢失所引起的腹泻。随着血钠浓度减少，血氯浓度通常是增加的。③酸排泄的降低，如作为肾功能不全或肾小管性酸中毒的结果。

评价代谢性酸中毒的标准是：①阴离子间隙的计算，正常值是 8～16mmol/L（阴离子间隙（mmol/L）＝（[$Na^+$＋$K^+$]）-（[$Cl^-$][$HCO_3^-$]））。②在血清中测定 β-泾丁酸和可能存在的乙酰乙酸或半定量检测尿酮体。

①阴离子间隙正常的代谢性酸中毒：这类代谢性酸中毒与高氯酸血症相关。可能的原因包括潜在的肾小管性酸中毒，碳酸酐酶抑制剂摄入和高钾血症酸中毒。

②阴离子间隙增加的代谢性酸中毒：因酮症酸中毒、乳酸性酸中毒、肾衰竭、水杨酸盐中毒和乙醇类物质中毒等导致的代谢性酸中毒，可使血浆氯离子浓度正常或稍减少。

③阴离子间隙增加和酮体存在的代谢性酸中毒：糖尿病和酒精是常见的原因。在重症监护室的病例中，每四个糖尿病性酸中毒中就有一个酒精性酮症酸中毒。

④酮症酸中毒：在酮症酸中毒中，血浆中阴离子 β-羟丁酸和乙酰乙酸的积聚可导致阴离子间隙的上升，其与碳酸氢离子浓度的减少是成比例的。肾脏的排泄直接取决于肾小球的滤过率，因为肾脏两种阴离子的重吸收仅达 75～85％。因此，在肾功能健全的情况下血酮和尿酮存在定最关系。已证实，当血酮（β-羟丁酸＋乙酰乙酸）达到 0.8mmol/L（8mg/dL）时，尿常规会得到一个加号的阳性结果。血浆酮体浓度达到 1.3mmol/L（13mg/dL）时，尿常规有三个加号的阳性结果。然而因为尿常规不能检测 β-羟丁酸，大约有 10％体内仅有 β-羟丁酸积聚的病人检验可以产生阴性结果。该综合征主要是Ⅱ型糖尿病患者代谢性失代偿所致脱水引起的非酮症阴离子间隙正常的高糖血症状态。它与糖尿病性酮症酸中毒不同。

## 三、乳酸的检查

乳酸是体内糖代谢的中间产物，主要由红细胞、横纹肌和脑组织产生，血液中的乳酸浓度主要取决于肝脏及肾脏的合成速度和代谢率。在某些病理情况下（如呼吸衰竭或循环衰竭时），可引起组织缺氧，由于缺氧可引起体内乳酸升高。另外，体内葡萄糖代谢过程中，如糖酵解速度增加，如剧烈运动、脱水时，也可引起体内乳酸升高。体内乳酸升高可引起乳酸中毒。检查血乳酸水平，可提示潜在疾病的严重程度。

1.检测原理

（1）全血乳酸测定（分光光度法）：在 NAD＋存在下，LDH 催化乳酸脱氢，氧化成丙酮酸。加入硫酸肼使丙酮酸不断被转换消除，并促进反应完成。反应完成后生成的 NADH 与乳酸为等摩尔，在 340nm 波长下测定 NADH 的量，计算乳酸的含量。

(2)血浆乳酸测定(比色法):以氧化型辅酶Ⅰ(NAD＋)作氢受体,LDH催化L-乳酸脱氢,生成丙酮酸,NAD＋转变成还原型辅酶Ⅰ(NADH)。酚嗪二甲酯硫酸盐(PMS)将NADH的氢传递给氯化硝基四氮唑蓝(NBT),使其还原。在530nm波长的吸光度与乳酸含量呈线性关系。

**2.参考值**

(1)全血乳酸测定(分光光度法):全血乳酸,静脉:0.5～1.7mmol/L(5～15mg/dL);动脉:0.36～1.25mmol/L。尿液乳酸为5.5～22mmol/24h。

(2)血浆乳酸测定(比色法):小于2.4mmol/L(22.0mg/dL,呈正偏态分布,95％百分位数上限)。

**3.临床意义**

(1)组织严重缺氧可导致三羧酸循环中丙酮酸需氧氧化的障碍,丙酮酸还原成乳酸的酵解作用增强,血中乳酸与丙酮酸比值增高及乳酸增加,甚至高达25mmol/L。这种极值的出现标志着细胞氧化过程的恶化,并与显著的呼吸增强、虚弱、疲劳、恍惚及最后昏迷相联系。即使酸中毒及低氧血症已得到处理,此种高乳酸血症常为不可逆的。见于休克的不可逆期、无酮中毒的糖尿病昏昏迷和各种疾病的终末期。

(2)代谢性疾病时乳酸可升高,如糖尿病、肝脏疾病等。

(3)药物中毒也能引起血浆乳酸浓度的升高,如甲醇、乙醇和水杨酸。

(4)维生素$B_1$缺乏时也能出现乳酸升高的现象。

## 四、丙酮酸的检查

**1.参考范围**

(1)血液:静脉血:0.02～0.10mmol/L;动脉血:0.02～0.08mmol/L。

(2)脑脊液:0.06～0.19mmol/L。

**2.临床意义**

(1)血中丙酮酸主要来自红细胞和骨骼肌细胞,是糖代谢的中间产物。运动可使血浆丙酮酸水平生理性升高。

(2)病理性升高主要见于:维生素$B_1$缺乏,循环功能不全,重症肝损害(肝硬化、肝性昏迷)、糖尿病、糖原病、肾功能不全、维生素$B_1$缺乏症、Leith脑病、酶缺乏(果糖1,6-2磷酸酯酶、乳酸脱氢酸、丙酮酸羧化酶、丙酮酸脱氢酶、丙酮酸激酶)、中毒、药物和重金属:汞、铅、氰、肾上腺皮质类固醇、双胍剂、噻嗪类、戊酮酸或甲基丙二酸尿症等。

(3)降低见于肌原性糖原病Ⅴ型和Ⅷ型。

# 第三节 血脂的检验

脂类是指用非极性溶剂(如氯仿或乙醚)从生物细胞或组织中提取的、不溶于水的油性有机物,又称脂质。脂类有几种不同的分类方法。主要有酰基甘油类(中性脂肪)、磷脂类、鞘脂类、固醇与脂肪酸构成的酯(类固醇)及蜡。其他已知的脂类在动物组织中较少。脂溶性维生素 A、E、K 是异戊二烯的衍生物。脂类有多种生物功能。最丰富的脂类是三酰基甘油(脂肪),它们是多数生物的主要燃料,是化学能的最重要贮存形式。磷脂等具有极性的脂类是细胞膜的主要成分,细胞膜的许多性质是其极性脂类成分的反映。

## 一、总胆固醇

总胆固醇是指血液中所有脂蛋白所含胆固醇之总和。人群总胆固醇水平主要取决于遗传因素和生活方式。总胆固醇包括游离胆固醇和胆固醇酯,肝脏是合成和贮存的主要器官。胆固醇是合成肾上腺皮质激素、性激素、胆汁酸及维生素 D 等生理活性物质的重要原料,也是构成细胞膜的主要成分,其血清浓度可作为脂代谢的指标。国内外专家推荐成人理想胆固醇值为<5.2mmol/L。

1.参考值酶法(37℃)

脐带:1.17～2.60mmol/L(45～100mg/dL);新生儿:1.37～3.50mmol/L(52～135mg/dL);婴儿:1.82～4.55mmol/L(70～175mg/dL);儿童:3.12～5.20mmol/L(120～200mg/dL);青年:3.12～5.46mmol/L(120～210mg/dL);成人:2.9～6.00mmol/L(110～230mg/dL)。

2.临床意义

(1)升高:原发性高胆固醇血症、家族性高胆固醇血症、家族性混合型高胆固醇血症、多因素性高胆固醇血症、β-谷固醇血症、家族性高α-脂蛋白血症、家族性Ⅲ型高脂血症、家族性Ⅴ型高脂血症、家族性Ⅰ型高脂血症(LPL 缺乏症)、继发性高胆固醇血症、甲状腺功能减低症、糖尿病、库欣综合征、肢端肥大症、肥胖症、长期服用类固醇制剂、口服避孕药、应激反应、肾病综合征、系统性红斑狼疮、糖尿病性肾小球硬化症、阻塞性黄疸、胆结石、胆总管瘤、原发性胆汁性肝硬化症、肝癌、多发性骨髓瘤、糖原累积病、回归型发热性非化脓性结节性脂膜炎(Weber Christian 病)、脂肪代谢障碍症、饱和脂肪酸与胆固醇过量摄取、妊娠等。

(2)降低:原发性低胆固醇血症、家族性无β脂蛋白血症、家族性低β脂蛋白血症、Tangier病(家族性高密度脂蛋白缺乏综合征)、继发性低胆固醇血症、甲状腺功能亢进症、重症肝损害(肝硬化、急性肝炎、重症肝炎、原发性妊娠急性脂肪肝、中毒性肝炎)、班替综合征、消化吸收不良综合征、恶病质、贫血与营养不良(饥饿、癌晚期、尿毒症、脂肪泻)等。

## 二、三酰甘油

三酰甘油是人体内含量最多的脂类,大部分组织均可以利用三酰甘油分解产物供给能量,同时肝脏、脂肪等组织还可以进行三酰甘油的合成,在脂肪组织中贮存。

1.诊断标准

成年人空腹血清总胆固醇超过 5.72mmol/L,三酰甘油超过 1.70mmol/L,诊断为高脂血症。将总胆固醇在 5.2～5.7mmol/L 者称为边缘性升高。

根据血清总胆固醇、三酰甘油和高密度脂蛋白—胆固醇的测定结果,通常将高脂血症分为以下四种类型:

(1)高胆固醇血症:血清总胆固醇含量增高,超过 5.72mmol/L,而甘油三酯含量正常,即三酰甘油<1.70mmol/L。

(2)高三酰甘油血症:血清三酰甘油含量增高,超过 1.70mmol/L,而总胆固醇含量正常,即总胆固醇<5.72mmol/L。

(3)混合型高脂血症:血清总胆固醇和三酰甘油含量均增高,即总胆固醇超过 5.72mmol/L,三酰甘油超过 1.70mmol/L。

(4)低高密度脂蛋白血症:血清高密度脂蛋白-胆固醇(HDL-胆固醇)含量降低,<0.9mmol/L。

2.临床意义

(1)血三酰甘油升高可见于以下疾病。

①原发性疾病见于:家庭性高三酰甘油血症,家庭性混合型高脂血症。

②继发性疾病常见于:糖尿病、糖原累积症、甲状腺功能不全、肾病综合征、妊娠等。

③急性胰岛炎高危状态时,TG>11.3mmol/L(>1000mg/dL)。高血压、脑血管病、冠心病、糖尿病、肥胖与高脂蛋白血症常有家庭性集聚现象。单纯的高 TG 血症不是冠心病的独立危险因子,只有伴以高 TC、高 LDL-c、低 HDL-c 时才有病理意义。

(2)TG 减低见于以下疾病:甲状腺功能亢进,肾上腺皮质机能减退,肝功能严重低下等。

# 三、高密度脂蛋白胆固醇

HDL 主要在肝脏中合成,是血清中颗粒数最多的脂蛋白。它的主要生理功能是转运磷脂和胆固醇,胆固醇和其他脂类以与蛋白质结合形式在血液中运输这些脂蛋白复合体。临床上以不同种类脂蛋白比例的分析,作为不同类型的脂蛋白血症的诊断。高密度脂蛋白是一种抗动脉粥样硬化的脂蛋白,是冠心病的保护因子。能促进外周组织中胆固醇的消除,防止动脉粥样硬化的危险,其含量与动脉管腔狭窄程度呈显著的负相关。流行病学及临床研究证明:高密度脂蛋白胆固醇的减少,是冠心病发生的危险因素之一。

1.参考值

男性:1.16~1.42mmol/L;0.9mmol/L 以下为低 α-脂蛋白血症。

女性:1.29~1.55mmol/L;1.04mmol/L 以下为低 α-脂蛋白血症。

2.临床意义

血清高密度脂蛋白胆固醇水平与动脉管腔狭窄程度,冠心病发率呈显著负相关。其升高能降低冠心病发生的危险,在 TC 中 HDL-C 占的比例越大,患冠心病危险性越小。而降低则是冠心病的先兆。在估计心血管病的危险因素中,HDL-C 降低比 TC 和 TG 升高更有意义。

(1)生理性升高:运动、饮酒、避孕药、降胆固醇药物(如诺衡)等。

(2)生理性降低:少运动的人,应激反应后。

(3)病理性降低:冠心病、高三酰甘油血症患者、肝硬化、糖尿病、慢性肾功能不全、营养不良患者等。

(4)病理性升高:慢性肝病、慢性中毒性疾病、遗传性高 HDL 血症。

# 四、低密度脂蛋白（LDL）

低密度脂蛋白是富含胆固醇的脂蛋白,其胆固醇主要来自从 CE 转运的高密度脂蛋白中的胆固醇。目前认为血浆中 LDL 的来源有两条途径:

(1)主要途径是由 VLDL 异化代谢转变而来。

(2)次要途径是肝合成后直接分泌到血液中。

主要功能是把胆固醇运输到全身各处细胞,运输到肝脏合成胆酸。

LDL 的降解是经 LDL 受体途径进行代谢,细胞膜表面的被覆陷窝是 LDL 受体存在部位,即 LDL 中的 ApoB100 被受体识别,将 LDL 结合到受体上陷窝内,其后再与膜分离形成内吞泡,在内吞泡内经膜 H-ATPase 作用,pH 降低变酸,LDL 与受体分离并与溶酶体融合后,再经酶水解产生胆固醇进入运输小泡体,或者又经 ACAT 作用再酯化而蓄积。血浆中 65% ~ 70% 的 LDL 是依赖 LDL 受体清除,少部分(约 1/3)被周围组织(包括血管壁)摄取异化。一旦 LDL 受体缺陷,VLDL 残粒由正常时大部分经肝 LDL 受体识别,而改为大部分转变成 LDL,使血浆中 LDL 浓度增加。

1.参考范围

成人建议控制水平为<0.37mmol/L,儿童建议控制水平为<2.84mmol/L。

2.临床意义

(1)低密度脂蛋白偏低可见于

①日常生活中,时运动量过大。

②摄入脂肪过低,饮食不合理。如过多摄入青菜和水果等清淡的食物,而动物的内脏等含脂肪较多的食物摄入量过少。

③肝脏代谢异常及低密度脂蛋白肝脏合成障碍都会引起低密度脂蛋白偏低,也就是我们常说的肝功能异常。

(2)低密度脂蛋白偏高可引起以下疾病

①斑块形成动脉粥样硬化性,如果血液中 LDL-C 浓度升高,它将沉积于心脑等部位血管的动脉壁内,逐渐形成动脉粥样硬化性斑块,阻塞相应的血管。

②引起冠心病、脑卒中和外周动脉病等致死致残的严重性疾病。

③可引起心脏病变。LDL-C 水平如果超出正常范围时就会使心脏的危险性增加。因此 LDL-C 常被称为是"坏"胆固醇,降低 LDL-C 水平,则预示可以降低冠心病的危险。

# 五、极低密度脂蛋白胆固醇（VLDL-c）

极低密度脂蛋白胆固醇主要由肝脏合成,其重要的功能是运输内源合成的三酰甘油。其降解受饮食、毛细血管内壁、肾上腺素等因素的影响。

1.检测原理

(1)第一反应:当样品与R1酶显色剂混合时,试剂中的聚阴离子和两性离子表面活性剂保护 LDL 不与实际中的酶反应,仅仅作用与 non-LDL 脂蛋白(包括乳糜微粒(CM)、极低密度脂蛋白(VLDL)和高密度脂蛋白(LDL))反应,释放胆固醇,与酶作用产生的过氧化氢被过氧化物酶分解成水而消除。

(2)第二反应(LDL胆固醇的显色反应):当加入 R2 反应液时,试剂中的 CHE 和 CHO 仅与 LDL-C 反应,LDL-C 发生酶反应产生的过氧化氢,在 POD 参与下与 HD-AOS 和 4-氨基安替比林氧化缩合成有色化合物。通过测定生成的蓝色化合物在 600nm 处的吸光度,与 LDL-C 的校准比较,可计算出样品中 LDL-C 的浓度。

2.参考值

$0.21\sim0.78$mmol/L。

3.临床意义

(1)升高:家族性Ⅳ型高脂蛋白血症、糖尿病、胰腺炎、尿毒症、肾病综合征、肾炎、妊娠、服用避孕药、雌激素、孕激素、饮酒、肥胖等均能引起极低密度脂蛋白胆固醇水平升高。

(2)降低:见于肝功能异常。

## 六、游离脂肪酸

游离脂肪酸又称非酯化脂肪酸(NEFA),血清中含量很少,如用小量血清标本测定必须采用灵敏的方法,且应避免脂肪水解产生的脂肪酸的干扰。

1.参考值

$400\sim900\mu$mol/L

2.临床意义

(1)生理性升高:饥饿、运动、情绪激动时升高。

(2)病理性升高:甲亢;未经治疗的糖尿病患者(可高达 1.5mmol/L);注射肾上腺素或去甲肾上腺素及生长激素后;任何能使体内激素(甲状腺素、肾上腺素、去甲肾上腺素、生长激素)水平升高的疾病;药物如咖啡因、磺胺丁脲、乙醇、肝素、烟酸、避孕药等。

(3)病理性降低用胰岛素或葡萄糖后的短时间内;某些药物,如阿司匹林、氯贝丁酯、烟酸和普萘洛尔等。

# 第四节　肝胆功能的检验

## 一、血清总蛋白、白蛋白、A/G 比值测定

### (一)参考值

总蛋白 $60\sim80$g/L,白蛋白 $35\sim52$g/L,球蛋白 $20\sim30$g/L,A/G $1.5\sim2.5:1$。

## （二）临床意义

1.血清总蛋白及白蛋白降低

（1）肝细胞损害影响总蛋白与白蛋白的合成。常见肝病有亚急性重症肝炎、慢性中度以上持续性肝炎、肝硬化、肝癌等，以及缺血性肝损伤和毒素诱导性肝损伤。白蛋白持续性下降，提示肝细胞坏死进行性加重，预后不良，治疗后白蛋白上升，提示肝细胞再生，治疗有效。血清总蛋白<60g/L 或白蛋白<25g/L，称为低蛋白血症，临床上常出现严重水肿及胸腔积液和腹水。

（2）营养不良时如蛋白摄入不足或消化吸收不良。

（3）蛋白丢失过多，如肾病综合征、蛋白丢失性肠病、严重烧伤、急性大出血等。

（4）消耗增加如慢性消耗性疾病的重症结核、甲状腺功能亢进及恶性肿瘤。

（5）血清中水含量增加时如水钠潴留或静脉补充过多液体。

2.血清总蛋白及白蛋白增高

见于各种原因导致的血液浓缩（严重脱水、休克、饮水量不足）、肾上腺皮质功能减退等。

3.血清总蛋白及球蛋白增高

血清总蛋白>80g/L 称为高蛋白血症。球蛋白>35g/L，称为高球蛋白血症。

（1）慢性肝脏疾病：自身免疫性慢性肝炎、慢性活动性肝炎、肝硬化、慢性酒精性肝病、原发性胆汁性肝硬化、肝癌等，球蛋白增高程度与肝脏病严重程度相关。

（2）M 蛋白血症：多发性骨髓瘤、淋巴瘤、原发性巨球蛋白血症。

（3）自身免疫性疾病：系统性红斑狼疮、风湿热、类风湿关节炎等。

（4）慢性炎症及慢性感染：结核病、黑热病、疟疾、麻风及慢性血吸虫病。

4.血清球蛋白降低

主要是合成减少。生理性降低见于 3 岁以下儿童。长期应用皮质激素或免疫抑制药或先天性低 γ 球蛋白血症。

5.A/G 倒置

白蛋白降低和（或）球蛋白增高均可引起 A/G 倒置。

（1）严重肝病，慢性肝炎、慢性活动性肝炎、肝硬化、慢性酒精性肝病、原发性肝癌。

（2）M 蛋白血症：多发性骨髓瘤、淋巴瘤、原发性巨球蛋白血症等。

（3）自身免疫性疾病：系统性红斑狼疮、风湿热、类风湿关节炎等。

# 二、血清蛋白电泳

## （一）参考值

琼脂糖蛋白电泳，白蛋白：0.48～0.63；$\alpha_1$-球蛋白：0.028～0.05，$\alpha_2$-白蛋白0.083～0.14；$\beta$-球蛋白：0.087～0.15，$\gamma$-球蛋白：0.12～0.25。

## （二）临床意义

（1）正常血清蛋白电泳。

（2）M 蛋白血症，如骨髓瘤、原发性巨球蛋白血症等，呈现特异的电泳图形，可见结构均

一、窄底高峰,其峰高度至少较峰底宽度大 2 倍以上。M 成分可出现在 γ 区(IgG,IgM)、β 区或 α$_2$ 区(IgA),这取决于单克隆免疫球蛋白的类型。当 M 成分显著增多时,其他免疫球蛋白及血清蛋白常明显减少。

(3)自身免疫性结缔组织病,如系统性红斑狼疮、硬皮病、干燥综合征等,γ 球蛋白有明显多克隆增加,白蛋白减低。

(4)肾病综合征、糖尿病、高脂血症,由于血脂增高,可致 α$_2$ 和 β 球蛋白(脂蛋白主要成分)增高,白蛋白降低,γ 球蛋白可正常或下降,有特异的电泳图形。

(5)肝脏疾病:慢性肝炎、肝硬化、肝细胞肝癌(常合并肝硬化)时,白蛋白降低,γ 球蛋白明显增加,在活动型肝炎和失代偿性肝硬化尤为显著。有典型的蛋白电泳图形,γ 球蛋白明显增加,γ 和 β 球蛋白连成一片不易分开,同时白蛋白降低。

# 三、血清前白蛋白(PAB)测定

## (一)参考值
成年人:200～400mg/L。

## (二)临床意义
前白蛋白由肝细胞合成,相对分子质量为 62000,比白蛋白小,具有重要的生物活性,在甲状腺素和维生素 A 的转运中起重要作用,因此,又称甲状腺结合前白蛋白或维生素 A 转运蛋白。血清半衰期为 1.9 天,由于半衰期短,肝病时,血清PA 的变化较血清白蛋白的变化更为敏感,能敏感快速地反映肝功能损伤情况。

血清前白蛋白降低

(1)在肝功能受损时,特别是急性肝损伤时明显下降,急性肝炎最为明显,对早期肝炎、急性重症肝炎有特殊诊断价值。见于肝炎、肝硬化及胆汁淤积性黄疸。

(2)营养不良、慢性感染、晚期恶性肿瘤、肾病综合征等也降低。

(3)血清前白蛋白增高见于霍奇金病。

# 四、血清铜蓝蛋白测定(CP)测定

## (一)参考值
0.21～0.53g/L。新生儿较高,至 14 岁时降至正常水平。

## (二)临床意义
铜蓝蛋白又称铜氧化酶,是一种含铜的 α$_2$-糖蛋白,一般认为铜蓝蛋白由肝脏合成,一部分由胆道排泄,尿中含量甚微。

(1)铜蓝蛋白减低肝豆状核变性为常染色体隐性遗传,铜蓝蛋白显著降低,主要由于体内铜代谢障碍所致。减低还见于肾病综合征、严重肝病。

(2)铜蓝蛋白增高:铜蓝蛋白为一种急性时相反应蛋白,在感染、创伤和肿瘤时增高。增高亦见于半数以上的肝癌(转移性)、胆石症、肿瘤引起的胆道阻塞、妊娠后 3 个月及口服避孕药者。

## 五、血清胆红素测定

### (一)参考值

总胆红素(TB):3.4～17.1$\mu$mol/L;结合胆红素(CB):0～6.8$\mu$mol/L;非结合胆红素(UCB):1.7～10.3$\mu$mol/L。

### (二)临床意义

胆红素是红细胞代谢产物,当红细胞破坏过多(溶血性贫血)、肝细胞对胆红素转运缺陷(Gilbert综合征)、结合缺陷、排泄障碍及胆道阻塞均可引起胆红素代谢障碍。临床通过测定胆红素,借以诊断有无溶血及判断肝胆系统在胆色素代谢中的功能状态。

1.判断有无黄疸及程度

隐性黄疸:17.1～34.2$\mu$mol/L,轻度黄疸:34.2～171$\mu$mol/L,中度黄疸:171～342$\mu$mol/L,重度黄疸:>342$\mu$mol/L。

2.鉴别黄疸的类型

(1)梗阻性黄疸:CB/TB>50%。见于胆汁淤积性肝硬化、胆结石、胆道蛔虫、肝癌、胰头癌、胆管癌等。

(2)溶血性黄疸:CB/TB<20%。见于新生儿黄疸、溶血性疾病、输血血型不合、恶性疟疾等。

(3)肝细胞性黄疸 CB/TB20%～50%。见于急性黄疸性肝炎、慢性活动性肝炎、肝硬化、肝坏死等。

## 六、血清总胆汁酸测定

### (一)参考值

酶法:0～10$\mu$mol/L。

### (二)临床意义

胆汁酸在肝脏由胆固醇合成,并随胆汁排入肠腔,用于脂肪的消化吸收。胆汁酸在肠道经细菌作用后,95%以上的胆汁酸被小肠重吸收经门静脉重返肝利用,称为胆汁酸肝-肠循环。因此,血中胆汁酸测定能反映肝细胞合成、摄取及分泌功能,并与胆道排泄功能有关。TBA水平是反映肝胆系统疾病的灵敏指标。

1.肝细胞损害

急性肝炎、慢性活动性肝炎、肝硬化、肝坏死、肝癌、酒精肝病及中毒性肝病等增高。急性肝炎时患者血清TBA呈显著增高,平均增高幅度是正常的31倍。慢性肝炎时TBA阳性率为65.7%,平均升高幅度为正常的10倍。肝癌、肝硬化时,由于肝脏对TBA代谢功能下降,故血清TBA在不同阶段都增高。肝癌时阳性率100%,肝硬化时阳性率为87.5%。

2.胆道梗阻

胆汁淤积性肝硬化、胆结石、胆道蛔虫、胰头癌、胆管癌等,血清中TBA水平显著增高,但随着炎症消失或阻塞引流解除后,TBA 水平迅速下降,其他指标亦随之正常。

3.门脉分流

肠道中的次级胆汁酸直接进入体循环增高。

# 七、血清亮氨酸氨肽酶(LAP)测定

## (一)参考值

血清:0~40U/L。

## (二)临床意义

(1)LAP 增高主要说明有胆道梗阻,增高见于原发性肝癌、胆道癌、胰腺癌,阳性率达85%~90%,其转移性肝癌患者的增高程度不及原发性肝癌。

(2)增高见于药物性肝损害、病毒性肝炎、肝内胆汁淤积、胆道结石、急性肝炎等。

(3)增高还见于恶性淋巴瘤、淋巴肉瘤、妊娠等。

# 八、血清丙氨酸转氨酶(ALT)和血清天冬氨酸转氨酶(AST)测定

## (一)参考值

速率法,(37℃)10~40u/L。

## (二)临床意义

在肝细胞中,ALT 主要存在于非线粒体中,而 80% 的 AST 存在于线粒体中,当肝细胞中等程度受损时,ALT 漏出率远大于 AST,因此,ALT 反映肝细胞损伤的灵敏度较 AST 高。但在严重肝细胞损伤时,线粒体膜也损伤,可导致线粒体内 AST 释放,血清中 AST/ALT 比值增高。

(1)急性病毒性肝炎:ALT 和 AST 均显著增高,可达正常上限的 20~50 倍,甚至 100 倍,但 ALT 增高更明显。通常 ALT>300U/L,AST>200U/L,ALT/AST>1。急性肝炎恢复期,转氨酶活性不能降至正常或再上升,提示急性转为慢性。急性重症肝炎时,病程初期以AST 升高显著,如病情恶化,黄疸进行性加深,酶活性反而降低,即出现"胆酶分离"现象,提示肝细胞严重坏死,预后不佳。

(2)慢性病毒性肝炎:转氨酶轻度升高,ALT/AST>1。若 AST 升高较 ALT 显著,ALT/AST<1,提示慢性肝炎可能进入活动期。

(3)酒精性肝病、药物性肝炎、脂肪肝、肝癌等,转氨酶轻度升高或正常,ALT/AST<1。酒精性肝病 AST 升高显著。

(4)肝硬化取决于肝细胞进行性坏死程度,终末期转氨酶正常。

(5)肝内外胆汁淤积转氨酶轻度升高或正常。

(6)多发性心肌炎、肌营养不良、肺梗死、肾梗死、休克及传染性单核细胞增多症等转氨酶轻度升高。

(7)药物如氯丙嗪、异烟肼、奎宁、酒精、他巴唑、四氯化碳、有机磷、铅中毒等,转氨酶均

升高。

(8)急性心肌梗死 AST 明显升高,6~8 小时开始增高,18~24 小时达峰值,3~6 天恢复正常。

### (三)注意事项

红细胞内 ALT 含量高出血清 3~5 倍,红细胞内 AST 高出血清 22 倍,应避免标本溶血。

## 九、血清 γ-谷氨酰转移酶(GGT)测定

### (一)参考值

男:11~50U/L,女:7~32U/L。

### (二)临床意义

GGT 主要存在于肾、脑、前列腺、胰及肝等组织中,以肾组织含量最高,但血清中 GGT 主要来源于肝胆系统,肝脏中 GGT 主要定位于胆小管内上皮细胞及肝细胞的滑面内质网中。

(1)胆道阻塞性疾病如胆石症、胆道炎症、肝外梗阻、原发性胆汁性肝硬化、GGT 升高明显,可高达正常上限的 10~30 倍。

(2)急慢性肝炎、肝硬化时,GGT 一般只是中度升高(2~5 倍),若 GGT 持续增高,提示病变活动或病情恶化。

(3)急慢性酒精性肝病、药物性肝炎 GGT 明显增高(300~1000U/L),ALT 和 AST 轻度增高。GGT 升高是酒精中毒的敏感指标。

(4)原发性或转移性肝癌患者中,该酶多数呈中度或高度增加,可大于正常的几倍甚至几十倍,而其他系统肿瘤多属正常。甲胎蛋白阴性,而 ALP 和 GGT 上升,尤其在无黄疸、转氨酶正常或仅轻度升高者,应高度警惕肝癌的可能。

(5)脂肪肝、胰腺炎、胰腺肿瘤、前列腺肿瘤轻度增高。

## 十、血清碱性磷酸酶(ALP)测定

### (一)参考值

速率法,37℃:男,53~128U/L,女,42N141U/L;女性 1~12 岁,<500U/L,男性 12~15 岁,<700U/L。

### (二)临床意义

ALP 是一种磷酸单酯酶,广泛存在于人体骨、肝、乳腺、肠黏膜、肾和胎盘中。目前已发现有 AKP1、AKP2、AKP3、AKP4、AKP5 与 AKP6 同工酶。其中第 1、2、6 种均来自肝脏,第 3 种来自骨细胞,第 4 种产生于胎盘及癌细胞,而第 5 种则来自小肠绒毛上皮与成纤维细胞。血清中的 ALP 主要来自肝脏和骨骼。因此,常作为肝病的检查指标之一。生长期儿童血清内的大多数来自成骨细胞和生长中的骨软骨细胞,少量来自肝。

(1)各种原因造成胆管阻塞引起胆汁淤积时明显增高,如胆石症、胆道炎症、肝外梗阻、原发性胆汁性肝硬化、肝内胆汁淤积等,与胆红素平行增高。

（2）黄疸性肝炎、肝硬化、肝坏死时 ALP 轻度增高。

（3）黄疸的鉴别诊断

①阻塞性黄疸：ALP 和胆红素明显升高，而转氨酶仅轻度增加。

②肝细胞性黄疸：ALP 正常或稍高，胆红素中度增高，转氨酶明显增高。

③肝内局限性胆管阻塞：（如肝癌）ALP 明显升高，而胆红素不高，转氨酶无明显变化。

（4）骨骼系统疾病如骨细胞瘤、变形性骨炎、纤维性骨炎、成骨不全症、佝偻病、骨软化、骨转移癌、骨折修复期增高。ALP 可作为检测佝偻病治疗效果的指标。

# 十一、血清 5'-核苷酸酶（5'-NT）测定

## （一）参考值

速率法：0～10U/L。

## （二）临床意义

5'-NT 是一种碱性单磷酸脂酶，能专一水解核苷酸。5'-NT 测定主要用于肝胆系统疾病的诊断和骨骼疾病的鉴别诊断。血清 5'-NT 活性升高主要见于肝胆系统疾病，如阻塞性黄疸、肝癌、肝炎等，其活性变化与 ALP 一致。但骨骼系统疾病，如肿瘤转移、畸形性骨炎、佝偻病、甲状旁腺功能亢进等，通常 ALP 活性升高，而 5'-NT 正常。因此，ALP 和 5'-NT 同时测定有助于肝胆和骨骼系统疾病的鉴别诊断。

# 十二、血清胆碱酯酶（ChE）测定

## （一）参考值

3.93～11.5kU/L。

## （二）临床意义

ChE 分为乙酰胆碱酯酶（AChE）和假性胆碱酯酶（PChE）。AChE 主要存在于胆碱能神经末梢突触间隙，特别是运动神经终板突触后膜的褶皱中聚集较多；也存在于胆碱能神经元内和红细胞中。假性胆碱酯酶广泛存在于神经胶质细胞、血浆、肝、肾、肠中。检测血清胆碱酯酶主要用于诊断肝脏疾病和有机磷中毒。

1.ChE 活性降低

（1）肝脏疾病：ChE 是反映肝细胞合成代谢功能的指标，在病情严重的肝炎患者中，其 ChE 降低与肝病程度成正比，与血清白蛋白平行；慢性肝炎、肝硬化、肝癌时如 ChE 持续降低则提示预后不良；肝功能不全时 ChE 明显降低。

（2）遗传性血清 ChE 异常病、营养不良时血清 ChE 均降低。

（3）有机磷杀虫药中毒：有机磷中毒时血清 ChE 降低，对有机磷中毒程度、疗效判断及预后评估极为重要。

2.ChE 活性增高

肾病（排泄障碍）、肥胖、甲状腺功能亢进和遗传性高 ChE 血症者，血清 ChE 水平均可

升高。

3.其他

老年性痴呆患者 ChE 活性增高。

## 十三、血清谷氨酸脱氢酶(GDH)测定

### (一)参考值

速率法:男≤8U/L,女≤7U/L。

### (二)临床意义

(1)GDH 为肝脏特异性酶,定位于肝细胞线粒体内,在肝细胞受到病毒、酒精、药物等损伤而发生坏死时可进入血,使血中 GDH 活性明显升高,可作为坏死型肝病的重要指标。酒精及药物性中毒伴肝细胞坏死时,GDH 比其他指标敏感。

(2)慢性肝炎、肝硬化增高明显,慢性肝炎可达参考值上限 4～5 倍,肝硬化达2倍以上。

(3)急性肝炎时 GDH 增高不如转氨酶明显。

## 十四、血氨测定

### (一)参考值

18～72μmol/L。

### (二)临床意义

血氨增高见于肝昏迷、重症肝炎、肝肿瘤、休克、尿毒症、有机磷中毒、先天性高氨血症及婴儿暂时性高氨血症。血氨减低见于低蛋白饮食、贫血等。

# 第五节 肾功能的检验

肾功能的检查包括尿素、肌酐、内生肌酐清除率、尿酸、血清半胱氨酸蛋白酶抑制剂 C 和尿浓缩稀释试验等。

## 一、尿素的检测

对 24 小时尿进行检查或抽取空腹血,避免药物的使用和高蛋白饮食是保证试验准确性的关键因素。

### (一)常用的检测方法

有脲酶-波士比色法、偶联速率法、二乙酰-肟显色法。

### (二)参考值(37℃连续监测法)

血液:2.9～8.2mmol/L;尿液:357～535mmol/24h 尿。

## （三）临床意义

**1.血液**

(1)血液尿素增高：①肾前因素：如呕吐、幽门梗阻等；②肾性因素：如急性肾小球肾炎、肾病晚期、肾衰竭、慢性肾盂肾炎等；③肾后因素：如前列腺肿大、泌尿道狭窄、泌尿道结石、膀胱肿瘤等。

(2)血液尿素降低：见于严重肝实质病变、肾衰竭、消耗性疾病、严重蛋白质营养不良等。

**2.尿液**

(1)尿液尿素增高：见于甲状腺功能亢进、术后感染、发热、药物因素（如甲状腺素或肾上腺皮质激素等）。

(2)尿液尿素降低：见于严重肝实质病变、肾衰竭消耗性疾病、严重蛋白质营养不良等。

# 二、肌酐（Cr）的检测

肌酐是肌肉在人体内代谢的产物，每 2g 肌肉代谢可产生 1mg 肌酐。肌酐主要由肾小球滤过排出体外。血中肌酐来自外源性和内源性两种，外源性肌酐是肉类食物在体内代谢后的产物；内源性肌酐是体内肌肉组织代谢的产物。

## （一）参考范围

**1.血清肌酐**

(1)肌氨酸氧化酶法：男性，$59\sim104\mu mol/L$；女性，$45\sim84\mu mol/L$。

(2)苦味酸速率法：男性，$62\sim115\mu mol/L$；女性，$53\sim97\mu mol/L$。

**2.尿液肌酐**

苦味酸速率法：男性，$8.8\sim17.6mmol/d$，女性，$7.04\sim15.84mmol/d$。

## （二）临床意义

**1.血清肌酐**

(1)增高：当肾小球滤过率下降到 50% 以下时，血清肌酐才明显高于正常，见于急性及慢性肾功能不全、重度充血性心力衰竭、肾小球肾炎、休克、肢端肥大症、巨人症等。肌肉溶解症或挤压综合征患者血液肌酐快速增高。

(2)降低：见于肌肉萎缩性病变、白血病、尿崩症，妊娠、恶病质等。

**2.尿液肌酐**

增高：①生理性因素，如长时间剧烈运动、食肉过多等；②病理性因素，如糖尿病、伤寒、破伤风、肢端肥大症等。

降低：见于急性及慢性肾衰竭、贫血、休克、白血病活动期、碱中毒等。

# 三、内生肌酐清除率（Ccr）的检测

肾单位时间内，把若干毫升血浆中的内生肌酐全部清除出去，称为内生肌酐清除率。内生肌酐为体内肌酐代谢产生，每天生成量相对稳定，肌酐通过血流经肾小球滤过后基本不被肾小管吸收,随尿液排出体外。在控制条件下,尿中肌酐排泄量相当稳定。测定单位时间内肾脏将若干毫升血中的内生肌酐全部清除出去的情况,可用于肾功能损害程度的判断。

## (一)参考值

男性清除率 $105\pm20mL/min$;女性是 $95\pm20mL/min$。清除率随年龄而减低。

校正表面积后:$80\sim120mL/min \cdot 1.73m^2$。

## (二)临床意义

(1)判断肾小球滤过功能的敏感指标多数急性肾小球肾炎内生肌酐清除内生肌酐清除率低到正常值的 $80\%$ 以下,但血清尿素氮、肌酐测定仍在正常范围,故是较早的反映肾小球滤过功能。

(2)初步估价肾功能的损害程度:轻度损害 Ccr 在 $70\sim51mL/min$;中度损害在 $50\sim31mL/min$;小于 3mL/min 为重度损害,慢性肾功能衰竭病人若清除率 $20\sim11mL/min$ 为早期肾功能衰竭;$10\sim61mL/min$ 为晚期肾功能衰竭;小于 5mL/min 为终末期肾功能衰竭。

(3)指导治疗:内生肌酐清除率小于 $30\sim40mL/min$,应限制蛋白质摄入;小于 30mL/min 噻嗪类利尿剂治疗常无效;小于 10mL/min 应结合临床进行透析治疗,对利尿剂(如呋塞米、依他尼酸)的反应已极差。此外,肾功能衰竭时凡由肾代谢或以肾排出的药物也可根据 Ccr 降低的程度来调节用药和决定用药的时间。

(4)慢性肾炎临床分型的参考:如慢性肾炎普通型 Ccr 常降低。而肾病型由于肾小管基底膜通透性增加,内生肌酐可从肾小管排泌,其 Ccr 结果相应的偏离。

# 四、尿酸的检测

## (一)参考值

1.磷钨酸盐法

成人:男 $268\sim488\mu mol/L(4.5\sim8.2mg/dL)$;女 $178\sim387\mu mol/L(3.0\sim6.5mg/dL)$。$>60$ 岁,男:$250\sim476\mu mol/L(4.2\sim8.0mg/dL)$;女:$190\sim434\mu mol/L(3.2\sim7.3mg/dL)$。

2.尿酸氧化酶法

儿童:$119\sim327\mu mol/L(2.0\sim5.5mg/dL)$;成人:男 $208\sim428\mu mol/L(3.5\sim7.2mg/dL)$;女 $155\sim357\mu mol/L(2.6\sim6.0mg/dL)$。

## (二)临床意义

1.升高

(1)尿酸产生过多:①原发性嘌呤生成亢进型、痛风。②环境与因素:高嘌呤和高核酸饮食所致。高蛋白饮食、酒精性饮料过量。③酶异常:PRPP(磷酸核糖焦磷酸合成)活性亢进型。次黄嘌呤鸟嘌呤转磷酸核糖基酶部分缺乏型。④继发性嘌呤合成亢进:葡萄糖-6-磷酸酶缺乏症。次黄嘌呤鸟嘌呤转磷酸核糖基酶完全缺乏(Lesch-Nyhan 综合征)。核糖循环亢进,使尿酸产生过剩:红细胞增多症、白血病、多发性骨髓瘤、溶血性贫血、干癣。

(2)尿酸排泄减少:原发性尿酸排泄减低。肾脏尿酸排泄减低:①肾功能减退:慢性肾炎、黏液性水肿、甲状旁腺功能亢进症等。②尿酸分泌不减低、但再吸收增加:急性酒精中毒、妊娠中毒症、饥饿、糖尿病酮症酸中毒、1 型糖尿病、Pownl 伸舌样痴呆综合征等。③药物:呋塞米、依他尼酸、肿瘤化疗药物、左旋多巴、苯妥英钠、甲基多巴等。

2.降低

(1) 原发性低尿酸血症:①分泌前再吸收缺乏型。②分泌后再吸收缺乏型。③二者均再吸收缺乏型。④分泌亢进型。

(2)继发性低尿酸血症:①尿酸排泄剂。②肾小管酸中毒:Wilson 病(肝豆状核变性)、胱氨酸尿症、重金属中毒、Fanconi(范孔尼)综合征(家族性少年型肾病综合征)、霍奇金病、支气管癌等。③嘌呤和尿酸生成低下:重症肝损害、黄嘌呤尿症、磷酸核糖焦磷酸合成酶缺乏症。④造影剂。

(3)原因不明的低尿酸血症:Hartnup 综合征(先天性色氨酸缺陷综合征)、恶性贫血、急性紫质症、17-羟基化酶缺乏症、SIADH 等。

(4)药物性:辛可芬、利尿剂、吲哚美辛、皮质类固醇、ACTH、大量水杨酸盐等。

## 五、血清半胱氨酸蛋白酶抑制剂 C(CysC)的检测

半胱氨酸蛋白酶抑制剂 C 是一种低分子量分泌性蛋白质,所有有核细胞均可合成并很快分泌到细胞外,无组织特异性,可分布于肺、肝、肾、胃、肠、胰及胎盘等几乎全身所有脏器组织,在脑脊液和精液中浓度最高。血清半胱氨酸蛋白酶抑制剂 C 的检测方法很多,包括单向免疫扩散法、酶联免疫法、时间分辨荧光免疫法、放射免疫法、乳胶颗粒增强免疫比浊法等,尤以后者应用最为广泛,可以实现自动化分析。

### (一)参考值
男性:0.62～0.91mL/L,女性:0.52～0.83mg/L。

### (二)临床意义
血清 Cysc 是一种较理想的评价 GFR 的指标,目前其检测分析已实现全自动化且操作简便,有希望在临床得到广泛应用。Cysc 参与了心血管系统疾病诸多的病理、生理过程,它的作用机制涉及抗炎、抑制酶与激素前体的活性等,而且由于它产生的恒定性,有可能在某些心血管疾病中成为诊断与检测的分子指标。

CysC 增高是反映糖尿病及高血压早期肾脏损害的灵敏指标,还可作为急性肾衰竭的检测指标,并能反映肾小管功能。

## 六、尿浓缩稀释试验

正常肾脏有排泄、调节和内分泌功能。尿液浓缩稀释试验主要反映肾小管排泄功能。尿浓缩稀释试验又称 Mosenthaltest(莫氏试验)。

### (一)参考值
昼尿量 1000～2000mL,夜尿量<750mL,夜尿量,昼尿量 1:3～1:4,夜尿比密>1.018,昼尿最高比密>1.018,昼尿最高与最低比密差 0.008～0.009。

## （二）临床意义

夜尿量超过 750mL，提示肾脏浓缩功能不全。夜尿量与昼尿量之比小于1：3；最高比重小于 1.018；最高与最低比重差小于 0.009 时，为早期肾功能不全夜尿量超过昼尿量，昼尿最高一次比重不及 1.018；昼尿最高与最低比重之差降到0.001～0.002，或尿比重固定在 1.010 左右，说明严重肾功能不全。昼尿比重固定在 1.018 或更高，见于急性肾炎，肾被动充血及出汗过多等。

# 第六章 临床免疫检验

## 第一节 体液免疫的检验

### 一、免疫球蛋白检测

#### (一)IgG、IgA、IgM 测定

**1.概况**

免疫球蛋白(Ig)是一组具有抗体活性的球蛋白,由浆细胞合成和分泌,一般认为抗体就是免疫球蛋白,但并非所有的免疫球蛋白都是抗体。免疫球蛋白由 4 条肽链组成,2 条轻链和 2 条重链中间经二硫键连接而成,电泳时主要处于 γ 区,少数在 β 区,因此免疫球蛋白又称为 γ 球蛋白。免疫球蛋白又可分为不同的类、亚类、型和亚型:类指同种系所有个体内的免疫球蛋白,根据其重链恒定区抗原特异性的差异,可分为 γ、α、μδ、及 ε 五类,相应的 Ig 分别称为 IgG、IgA、IgM、IgD 及 IgE。同一类免疫球蛋白,因其重链分子结构稍有差异及二硫键的位置和数目不同,又可分为亚类。IgG 有 IgG1、IgG2、IgG3 和 IgG4 四个亚类;IgA 有 IgA1、IgA2,可能还有第三个亚类;IgM 有 IgM1 和 IgM2;IgD 和 IgE 未发现有亚类。各类免疫球蛋白的轻链根据其恒定区的抗原性不同分为 κ 和 λ 两个型。免疫球蛋白轻链 N 端恒定区氨基酸排列有差异,按此可分为亚型。

IgG 是血清免疫球蛋白的主要成分,含量最高,占血清 Ig 总量的 75%～80%,多以单体形式存在,相对分子量约为 150kDa。IgG 主要由脾脏和淋巴结中的浆细胞合成,是机体重要的抗菌、抗病毒和抗毒素抗体,半衰期约为 23d,故临床上使用丙种球蛋白(主要含 IgG)作治疗时,以 2～3 周注射一次为宜。IgG 是唯一能通过胎盘的抗体,对防止新生儿感染起重要作用。通常婴儿出生后 3 个月已能合成 IgG,3～5 岁时达成人水平,40 岁后逐渐下降。IgG 分四个亚类,其中 IgG$_{1～3}$与相应抗原结合后可经经典途径激活补体,但各亚类与补体结合的能力不同,一般认为 IgG3＞IgG1＞IgG2。IgG4 不能结合固定补体(C1q),但其凝集物可经旁路途径激活补体。IgG 可通过其 Fc 与吞噬细胞、NK 细胞等表面的 Fc 受体结合,从而对细菌等颗粒抗原发挥调理作用,促进吞噬,或产生 ADCC,有效杀伤破坏肿瘤和病毒感染的靶细胞。此外,还可通过与葡萄球菌蛋白 A(SPA)结合,此种生物学特性已在免疫学诊断中得到应用。一些

自身抗体如抗核抗体、抗甲状腺球蛋白抗体以及引起Ⅱ、Ⅲ型变态反应的抗体也属于IgG。

IgA有血清型和分泌型两种类型。血清型IgA主要为单体，相对分子量约为159kDa，有两种亚类，即IgA₁和IgA₂，它们占Ig总量的85%左右，占血清Ig总量的5%～15%，具有一定的抗感染免疫作用。分泌型IgA(SIgA)为双体，广泛分布于黏膜表面(呼吸道，胃肠道，生殖道)及分泌液(唾液，初乳等)中，由两个单体IgA、一条连接链(J链)和一个分泌片借二硫键连接组成，相对分子量约389kDa。IgA单体和J链均是由呼吸道、胃肠道、泌尿生殖道黏膜固有层的浆细胞合成的，在分泌出浆细胞之前两个单体IgA和一个J链连接在一起，形成双体IgA。而分泌片则由黏膜上皮细胞合成，当IgA双体经过黏膜上皮细胞时，与分泌片通过二硫键相连组成完整的分泌型IgA，随分泌液排出至黏膜表面。分泌片则由黏膜上皮细胞合成，当IgA双体经过黏膜上皮细胞时，与分泌片通过二硫键相连组成完整的分泌型IgA，随分泌液排出至黏膜表面。分泌片本身无免疫活性，但能保护分泌型IgA，使之不被分泌液中各种蛋白酶裂解灭活。分泌型IgA是机体防御感染的重要因素，它能阻止病原微生物对黏膜上皮细胞的黏附，具有抗菌、抗病毒和中和毒素等多种作用。血清型IgA和分泌型IgA不能通过胎盘。婴儿在出生后4～6个月才能产生IgA，但可从母亲乳汁中获得分泌型IgA，这对婴儿抵抗呼吸道和消化道感染具有重要意义，因此应大力提倡母乳喂养。

IgM是相对分子量最大的Ig(900kDa)，故又称巨球蛋白。它是由五个IgM单体经J链连接组成的五聚体大分子Ig。这种多聚体结构赋予IgM较高的抗原结合价，在补体和吞噬细胞参与下，其杀菌、溶菌、激活补体和促进吞噬等作用均显著强于IgG。IgM促进吞噬的作用比IgG大500～1000倍，杀菌作用亦大100倍，凝集作用大20倍，但中和毒素、中和病毒的作用低于IgG。脾脏是IgM的主要合成部位。IgM主要分布于血液中，占血清Ig总量的5%～10%，因此，它在防止发生菌血症方面起重要作用，若IgM缺乏往往容易发生败血症。此外，单体IgM也是B细胞膜表面的主要标志，作为抗原受体(SmIgM)，能与相应抗原作用，引发体液免疫应答。IgM是种系进化过程中最早出现的Ig，也是个体发育过程中最早出现的Ig。IgM不能通过胎盘，如果脐带血或新生儿血清中IgM水平升高，表明胎儿曾发生过宫内感染。风疹、巨细胞病毒等感染都能使胎儿产生IgM。机体感染后，最早产生的仍是IgM，其在血清中的半衰期(5d左右)比IgG短，所以血清中特异性IgM含量增高，提示近期有感染，临床上测定血清特异性IgM含量有助于早期诊断。目前已知天然血型抗体、冷凝集素和类风湿因子等自身抗体均为IgM类抗体。引起Ⅱ、Ⅲ型变态反应的抗体有的也属于IgM类抗体。

2.检测方法

免疫球蛋白是机体的正常生理成分，机体保持一定水平。当这种正常水平打破时，则属于疾病，增多或减少则意味着免疫增殖病或免疫缺陷病。检测免疫球蛋白的方法包括醋纤膜电泳法、免疫电泳法、免疫固定电泳法、免疫单向扩散法、免疫双扩散法、免疫比浊法、高分辨双向电泳、对流免疫电泳、放射免疫分析法、酶免疫分析法和双缩脲法(测总蛋白)等。目前定量测定免疫球蛋白最常用的主要为免疫比浊法、免疫电泳法、免疫单向扩散法、放射免疫法和酶免疫法。其中血清中含量较高的IgG、IgA、IgM多采用前面三种方法，而标本中含量极微的IgD和IgE则采用敏感度较高的放射免疫法和酶免疫法等进行定量测量。免疫比浊法参考值：IgG 8～15g/L；IgA 0.9～3g/L；IgM 0.5～2.5g/L。

3.临床意义

(1)高免疫球蛋白血症:a.多细胞株蛋白血症,可见于慢性感染、肝病、自身免疫病、恶性肿瘤等多种疾病。如化脓性脑膜炎可见 IgG 与 IgA 均增加;疟疾可见 IgG 与 IgM 均增加;慢性活动性肝炎和胆汁性肝硬化可见 IgG、IgA 及 IgM 均增加。b.单细胞株蛋白血症,主要见于浆细胞恶性变,包括各类 Ig 多发性骨髓瘤、巨球蛋白血症和浆细胞瘤。

①IgG 增高:见于各种感染性疾病和自身免疫性疾病,如慢性活动性肝炎、传染性单核细胞增多症、麻疹、结核病、麻风病、全身念珠菌感染、血吸虫病、黑热病、系统性红斑狼疮、类风湿关节炎、亚急性甲状腺炎、多发性肌炎及原发性肾上腺皮质功能减退症等。某些恶性肿瘤亦可见 IgG 增高。

②IgA 增高:主要为黏膜炎症和皮肤病变,如溃疡性结肠炎、酒精性肝炎、类风湿性脊椎炎、曲菌病、组织脑浆菌病、过敏性紫癜、前列腺癌、皮肌炎及其他皮肤疾患,且皮肤病变范围愈大,IgA 愈高。

③IgM 增高:多见于毒血症和感染性疾病早期,如原发性胆汁性肝硬化和急性肝炎的发病初期、传染性单核细胞增多症、婴儿肺囊虫肺炎、锥虫病、曲菌病、旋毛虫病、类风湿关节炎、湿疹、肾小球肾炎、肾病综合征等。

(2)低免疫球蛋白血症:①先天性低 Ig 血症,主要见于体液免疫缺陷和联合免疫缺陷病。一种是 Ig 全缺,如 Bruton 型无 Ig 血症。另一种是三种 Ig 中缺一或缺二(减少或无功能),其中以 IgA 缺乏为多见,患者呼吸道易反复感染;缺乏 IgG 者易患化脓性感染;缺乏 IgM 者易患革兰阴性菌败血症。②获得性低 Ig 血症,可能与下列疾病有关,严重胃肠道疾患、肾病综合征、恶性肿瘤骨转移、重症传染病(如先天性梅毒感染等)以及一些原发性肿瘤(如白血病、淋巴肉瘤等)。

(3)尿 IgG 升高:IgG 是一种大分子蛋白,正常情况下,由于肾小球基底膜的选择性功能,不易透过。当尿中大量出现 IgG 等大分子蛋白时,说明肾小球基底膜已丧失选择功能。尿 IgG 主要用于肾功能恶化和预后的指标。

(4)脑脊液(CSF)免疫球蛋白:①正常人 CSF 内 IgG 含量<100mg/L;②CSFIgG 升高常见于急性化脓性脑膜炎[可达(43±58)mg/L]、结核性脑膜炎、亚急性硬化性全脑炎、多发性硬化症、种痘后脑炎、麻疹脑炎、神经性梅毒、急性病毒性脑炎、骨髓腔梗阻、SLE、巨人症、Arnold-Chiari 畸形等;③CSFIgG 减少见于癫痫、X 线照射、服用类固醇药物等;④CSFIgA 增加见于脑血管病、Jacob-Crentzfeldt 病、各种类型脑膜炎等;⑤CSFIgA 减少见于支原体脑脊髓膜炎、癫痫、小脑共济失调等;⑥CSFIgM 轻度增高是急性病毒性脑膜炎的特征,如超过 30mg/L 则可排除病毒感染的可能。化脓性脑膜炎时 CSFIgM 明显升高。

(5)脑脊液 IgG 指数测定:脑脊液 IgG 指数是反映鞘内 IgG 产生速度的指标,其计算方法为:脑脊液 IgG(mg/L)/血清 IgG(g/L)。正常情况下中枢系统每天可产生 3mg 左右的 IgG。脑脊液 IgG 指数对多发性硬化症具有较好的敏感性。此外,在神经系统感染、HIV-1 中枢感染、隐球菌性脑炎等疾病时均有明显变化。

4.注意事项

免疫球蛋白的测定目前在大多数实验室均采用免疫浊度法,单向免疫扩散法由于影响因素多,实验时间长,结果重复性差,目前已基本被自动化分析仪取代。在实际工作当中,应用免疫浊度法测定免疫球蛋白要注意抗原过量引起的钩状效应,这也是引起测量误差的最大因素。若测量过程中检测到抗原过量,必须对样品进一步稀释后再进行测定。

### (二)血清 IgD 测定

**1.概况**

IgD 系 1965 年从骨髓瘤患者血清中发现的一种 Ig,目前对其结构和功能仍了解不多。血清中 IgD 的功能尚不能清楚,可能与变态反应及自身免疫性疾病有关。B 细胞膜上带有的 IgD,为 B 细胞表面的抗原识别受体,可接受相应抗原的刺激,有调节 B 细胞的活化、增生和分化的作用。出现在 B 细胞表面的 IgD(SmIgD)是成熟 B 细胞的重要表面标志,这些 B 细胞都难以产生免疫耐受性。B 细胞膜上只有 IgM 而无 IgD 时,容易因相应抗原作用而形成免疫耐受性。有证据表明,有些抗核抗体、抗基底膜抗体、抗甲状腺球蛋白抗体、抗青霉素抗体及抗白喉类毒素抗体均可为 IgD 类免疫球蛋白。

**2.检测方法**

IgD 在血清中以单体形式存在,含量很低,占血清中 Ig 总量的 1%,相对分子量约为 184kDa,不能通过胎盘,也不能激活补体。目前定量测定免疫球蛋白最常用的主要为免疫比浊法、免疫电泳法、免疫单向扩散法、放射免疫法和酶免疫法。ELISA 法参考值范围 0.001～0.004g/L。

**3.临床意义**

(1)IgD 升高:主要见于 IgD 型骨髓瘤、慢性骨髓炎、皮肤感染、流行性出血热、甲状腺炎及吸烟者;

(2)IgD 降低:见于原发性无丙种球蛋白血症、矽肺、细胞毒药物治疗后。

**4.注意事项**

标本中含量极微的 IgD 和 IgE 常采用敏感度较高的放射免疫法和酶免疫法等进行定量测量。酶联免疫法(ELISA)测 IgD 含量时必须使用两种不同动物的特异性第一抗体,目的是避免酶标记抗体直接与固相抗体起反应形成假阳性。

### (三)轻链测定

**1.概况**

正常 Ig 由两条 H 链、两条 L 链组成,根据重链分子的不同可将 Ig 分为五类,即 IgG($\gamma$)、IgA($\alpha$)、IgM($\mu$)、IgD($\delta$)、IgE($\varepsilon$)。所有的轻链只有两种即 $\kappa$ 和 $\lambda$ 两型,$\kappa$ 型免疫球蛋白和 $\lambda$ 型免疫球蛋白两者的总量之比是恒定的。$\kappa/\lambda$ 比值对于判断免疫球蛋白的增生是属于多克隆增殖还是单克隆增殖至关重要,无论免疫球蛋白升高多少,只要,$\kappa/\lambda$ 比值正常,大部分情况是属于多克隆增殖,反之为单克隆增殖。

**2.检测方法**

目前免疫球蛋白轻链的测定多采用免疫比浊法,免疫比浊法的正常参考值范围 $\kappa$ 为 1.72～3.83g/L;$\lambda$ 为 0.81～1.92g/L;$\kappa/\lambda$ 为 1.47～2.95。

**3.临床意义**

(1)$\kappa$ 和 $\lambda$ 轻链水平均升高,$\kappa/\lambda$ 比值正常,见于多克隆增殖性疾病,如慢性感染、肝病、自身免疫病等。

(2)κ 或 λ 轻链水平均升高,κ/λ 比值异常,见于单克隆增殖性疾病,如各类 Ig 多发性骨髓瘤、轻链病、巨球蛋白血症、淀粉样变和浆细胞瘤等。

(3)κ 和 λ 轻链水平均减低,κ/λ 比值正常,常见于低免疫球蛋白血症。

4.注意事项

轻链的测定目前在大多数实验室均采用免疫浊度法,在实际工作当中,应用免疫浊度法测定轻链与测定免疫球蛋白一样,要注意抗原过量引起的钩状效应,这也是引起测量误差的最大因素。若测量过程中检测到抗原过量,必须对样品进一步稀释后再进行测定。

### (四)M 蛋白的检测与鉴定

1.概况

M 蛋白是一种单克隆 B 淋巴细胞异常增殖时产生的、具有相同结构和电泳迁移率的免疫球蛋白分子或其分子片段(如轻链、重链等),一般不具有抗体活性。M 蛋白的实验室鉴定要综合血尿免疫球蛋白和轻链片段定量、血清蛋白电泳和免疫固定电泳的结果进行分析判断。

2.检测方法

(1)免疫球蛋白定量和轻链定量测定:较常用的方法是单向琼脂扩散法与免疫比浊法,后者更为准确迅速。免疫比浊法是根据抗原和抗体形成的复合物粒子对光的散射和吸收度来判断待测抗原的量。测定散射光强度的方法称为散射比浊,测定吸收光强度的方法称透射比浊。速率法即反应开始第 1 分钟内的光散射或吸收度;终点法,即反应终止时(一般为 30min)的光散射度或吸收总量。通过微电脑对数据进行处理,即可知道被检蛋白质(Ig)的含量。当发生免疫球蛋白异常增殖时,会出现以下三个结果:①免疫球蛋白大量合成,血中含量大大增加,数倍到数十倍于正常人含量;②大量异常成分是同一个型别,即一个型、一个亚型、一个基因型;③正常成分减少,亦即多样性免疫球蛋白减少,正常免疫功能下降。恶性单克隆增殖时常是某一种免疫球蛋白显著升高,伴随某一种轻链升高,κ/λ 比例失调。而良性免疫球蛋白多克隆增殖时免疫球蛋白一种或全面升高,κ 和 λ 轻链水平均升高,κ/λ 比值正常。M 蛋白的含量多少可以反映病情的轻重,特别是对于同一患者,M 蛋白含量明显升高预示着病情恶化,而经过治疗后,M 蛋白含量会逐渐下降,正常免疫球蛋白含量逐渐趋于正常。

(2)血清蛋白电泳:目前较常用的是琼脂糖凝胶区带电泳,即将血清蛋白质按分子量、所带电荷和分子形状以梯度形式拉开,再按区带逐个分析。根据在电场中移动速度之快慢将血清蛋白分为白蛋白,$\alpha_1$-球蛋白,$\alpha_2$-球蛋白,β-球蛋白及 γ-球蛋白。M 蛋白带为狭窄浓集的异常区带,其区带宽度与 Alb 带大致相等或较其狭窄,常分布在 $\alpha_2$ 至慢 γ-G 部位。M 区带的电泳位置可大致反应出免疫球蛋白的类型,一般 IgG 型 M 蛋白带多位于 γ 区,IgA 型多位于快 γ 区与 β 区,IgM 型多位于 $\beta_2$ 区或快 γ 区,IgD 型多位于 β 区或快 γ 区。不能单凭 M 蛋白带的位置判断 M 蛋白的类型,具体的分型要通过免疫固定电泳来最终鉴定。特别是对于轻链病患者,有时血清蛋白电泳未显示 M 带,但免疫固定电泳显示出轻链带,因此必须通过免疫固定电泳才能最终确诊是否有 M 蛋白。

(3)免疫固定电泳:免疫固定电泳是应用电泳分离效果和免疫特异性相结合的一种特殊诊

断方法,包括琼脂糖凝胶电泳和免疫沉淀两个过程:首先是琼脂糖凝胶电泳,将待检的含混合抗原的血清蛋白质在琼脂糖凝胶介质上进行区带电泳,使不同蛋白质由于所带净电荷不同,不同带电微粒或分子的电泳迁移率也各异而进行分离;然后是免疫沉淀过程,应用固定剂和IgG、IgA、IgM等各型免疫球蛋白及κ和λ轻链抗血清,加于凝胶表面的泳道上,经孵育让固定剂和抗血清在凝胶内渗透并扩散后,若有对应的抗原存在,则在适当位置形成抗原抗体复合物。理论上来讲,免疫固定电泳用抗轻链血清测出的免疫球蛋白包括了所有类别(IgG-κ、IgG-λ、IgA-κ、IgA-λ、IgM-κ、IgM-λ、IgD-κ、IgD-λ、IgE-κ、IgE-λ)。所以根据免疫固定电泳不同泳道出现相应的异常条带,可以对多发性骨髓瘤进行鉴定和分型。

3.临床意义

血清中检测到 M 蛋白,提示单克隆免疫球蛋白增殖病,见于:

(1)多发性骨髓瘤:占 M 蛋白血症的 35%～65%,血清蛋白电泳中出现异常浓集区带,即M 蛋白带,扫描后出现单克隆免疫球蛋白形成的尖峰。应用敏感度较高的免疫固定电泳出现相应的异常条带,对多发性骨髓瘤进一步鉴定和分型,一般多发性骨髓瘤根据其分泌的 M 蛋白不同分为:①IgG 型:约占多发性骨髓瘤的 55%,易发生感染;②IgA 型:约占多发性骨髓瘤的 20%,高钙和高黏滞血症多见;③轻链型:约占多发性骨髓瘤的 20%,溶骨性病变、肾功能不全、高钙及淀粉样变发生率高,预后差;④IgD 型:约占多发性骨髓瘤的 2%,轻链蛋白尿严重、肾衰竭、贫血、高钙及淀粉样变发生率高,生存期短;⑤无分泌型:约占多发性骨髓瘤的 1%,血清及尿中不能检出 M 蛋白;⑥IgE 型:极为罕见。

(2)巨球蛋白血症:占 M 蛋白血症的 9%～14%,血清蛋白电泳在 γ 区带内可见高而窄的尖峰或密集带,免疫电泳证实为单克隆 IgM(19s),75% 的 IgM 为 κ 轻链,亦可有低分子量IgM(7s)存在。

(3)意义不明的单克隆丙种球蛋白血症(MGUS):指患者血清或尿液中出现单克隆免疫球蛋白或轻链,但能排除恶性浆细胞病,其自然病程、预后和转归暂时无法确定的疾病,约占有M 蛋白病患者的 50% 或以上,发病率随年龄增长而增高。50 岁以上约有 1%,70 岁以上 3%,90 岁以上可高达 15%。在 γ 区带内可见高而窄的尖峰或密集带,免疫电泳证实为单克隆 M带,M 蛋白成分以 IgG 型最多,约占 60%,IgA 和 IgM 型各占 20%,未见 IgD 和 IgE 型 MGUS的报道。

(4)重链病:其 M 蛋白的实质为免疫球蛋白重链的合成异常增多,现发现有 α 重链病、γ重链病和 μ 重链病,δ 重链病罕见,ε 重链病至今还未发现。

4.注意事项

M 蛋白的实验室鉴定最好综合血尿免疫球蛋白和轻链片段定量、血清蛋白电泳和免疫固定电泳的结果进行综合分析判断。进行免疫球蛋白和轻链定量测定时要注意抗原过量的钩状效应;血清蛋白电泳时要注意抗凝血血浆中纤维蛋白造成的假阳性条带;免疫固定电泳敏感度较高,可以对 M 蛋白带进行免疫分型,要注意抗血清的质量,以及抗原抗体的最佳比例。

## 二、补体检测

### (一)总补体溶血活性($CH_{50}$)测定

**1.概况**

补体是由存在于人和动物新鲜血清中具有潜在酶活力且不耐热的一组球蛋白以及多种具有精确调节作用的蛋白成分所组成的一个复杂系统。目前已发现该系统有 30 多种成分,其中大部分成分由肝、脾中的巨噬细胞合成,少数成分在机体其他部位合成,如 C1 由肠上皮细胞合成。补体的合成速率为 0.5～1.5mg/(kg·h),代谢速度很快,每天约有 1/2 的补体成分更新。补体具有溶解靶细胞、促进吞噬、参与炎症反应等功能,同时补体还在免疫调节、清除免疫复合物、稳定机体内环境、参与变态反应及自身免疫性疾病等方面起重要作用。

补体系统激活是由某种启动因素的作用,使补体各固有成分按一定顺序,以连锁反应的方式依次活化而产生生物效应的过程。补体系统的激活途径主要有两种,一条是经典(传统)途径(CP),另一条是旁路(替代)途径(AP)。另外通过甘露聚糖结合凝集素(MBL)糖基识别的凝集素激活途径,上述 3 条途径具有共同的末端通路,即膜攻击复合物的形成及其溶解细胞效应。

补体激活的经典途径指主要由 C1q 与激活物(IC)结合后,顺序活化 C1r、C1s、C2、C4、C3,形成 C3 转化酶(C4b2b)与 C5 转化酶(C4b2b3b)的级联酶促反应过程。它是抗体介导的体液免疫应答的主要效应方式。

(1)激活剂:主要是免疫复合物,特别是与抗原结合的 IgG、IgM 分子。另外,C 反应蛋白、细菌脂多糖(LPS)、髓鞘脂和某些病毒蛋白(如 HIV 的 gp120 等)等也可作为激活物。

(2)激活条件:每个 C1q 分子必须与两个以上 Ig 分子的 Fc 段结合;游离的或可溶性抗体不能激活补体。

(3)参与成分:激活过程从 C1q 开始,补体 C1～C9 共 11 种成分全部参与活化途径。

(4)激活过程:经典途径的激活过程大致可分为识别、活化、膜攻击三个阶段。

**2.检测方法**

利用补体的免疫溶细胞反应,当补体与靶细胞膜结合时,可引起靶细胞损伤、溶解。将绵羊红细胞(SRBC)用特异性抗体包被(致敏),此致敏 SR-BC 与被测血清在体外混合时,通过使 C1 活化而激活补体经典途径,导致 SRBC 溶解。被测血清中的补体含量与溶血程度呈正相关,但并非直线关系,而是成一条 S 形曲线。在溶血率小于 20% 或大于 80% 时,补体量变化即使很大,溶血程度变化也不显著,故测定补体溶血活性时,均以 50% 溶血为终点,以 $CH_{50}$ 单位/mL 表示。1 个 $CH_{50}$ 单位是指在标准条件下裂解 $5×10^7$ 个致敏 SRBC 的补体量。C1～C9 任何一个成分缺陷均可使 $CH_{50}$ 水平降低。但单个补体成分的蛋白含量下降到正常水平的 50%～80%,$CH_{50}$ 不一定表现变化。参考值范围:50～100KU/L(平皿法)。

**3.临床意义**

(1)$CH_{50}$ 活性增高:常见于各种急性期反应,如急性炎症(风湿热急性期、结节性动脉炎、皮肌炎、伤寒、天花、麻疹、黄热病、肺炎、急性心肌梗死、甲状腺炎、阻塞性黄疸等)、组织损伤、肿瘤特别是肝癌等。

（2）$CH_{50}$活性减低：可由先天性和后天性因素引起，先天性补体缺乏症比较少见，可由补体基因缺损或基因突变引起，主要导致补体成分或调节成分缺陷。后天因素主要由消耗增多、合成减少等因素引起，见于急性肾小球肾炎、系统性红斑狼疮、大面积烧伤、冷球蛋白血症、严重感染、肝炎、肝硬化、组织损伤缺血等。

4.注意事项

在致敏绵羊红细胞时，应将细胞悬液放在烧杯或烧瓶中，以等体积适当浓度的溶血素加于细胞悬液内，随加随摇。反之，如将细胞悬液加于溶血素，则细胞不能均等地受到抗体的敏化。为了防止补体效价的降低，各种试剂应在冰水中预先冷却。全部操作也应在冰水浴内进行。被检血清必须新鲜，如室温放置 2h 以上则补体活性明显下降。

### （二）旁路途径的溶血活性测定（AP-CH$_{50}$）

1.概况

补体激活的旁路（替代）途径与经典途径不同之处在于不经 C1、C4、C2 活化，而是在 B 因子、D 因子和 P 因子（备解素）参与下，直接由 C3b 与激活物结合而启动补体酶促连锁反应，产生一系列生物学效应，最终导致细胞溶解破坏的补体活化途径，称为补体激活的旁路途径，又称为替代或第二途径。引起旁路途径激活的物质与经典途径不同，不是抗原抗体复合物，而是主要包括革兰阴性菌的内毒素即脂多糖（LPS）、革兰阳性菌的肽聚糖和磷壁酸、酵母多糖、葡聚糖及 IgG4、IgA 或 IgE 凝集物等。C3b 结合于此类物质上不易被灭活，从而使后续反应得以进行。旁路途径的激活，在机体受到感染的早期起着重要的抗感染作用。在尚未产生相应的抗体难以激活经典途径的情况下，旁路途径的激活有利于及早消灭入侵的病原菌。

2.检测方法

用含 $Mg^{2+}$ 的 EDTA 稀释被测血清，螯合 $Ca^{2+}$，阻断经典活化途径；再用未致敏家兔红细胞（RE）激活旁路途径。RE 使旁路途径活化的机制不明，可能与其细胞膜上鞣酸含量低有关。将眼镜蛇毒因子包被于鞣酸处理的红细胞上，可激活旁路途径。C5～C9 附着于细胞膜上，导致溶血。溶血程度也与血清中旁路途径的活性呈正相关，但不是直线关系，也是 S 形曲线关系。故也用 50% 溶血判定终点，以 Ap-H$_{50}$ 单位/mL 表示。参考值范围：（21.7±2.7）KU/L（试管法）。

3.临床意义

（1）增高：多见于某些自身免疫性疾病、甲状腺功能亢进、感染、肾病综合征、慢性肾炎、肿瘤等。

（2）降低：急性肾炎、肝硬化、慢性活动性肝炎等。

4.注意事项

对于应用丙种球蛋白和肾上腺皮质素等药物治疗的患者，采血应在用药前进行，以免影响结果的准确性。用于补体检测的血清必须新鲜，最好在 2h 之内检测。超过 2h 则补体活性明显下降。测定应联合检查单个补体组分，有助于提高敏感性。溶血试验中的各个环节均应严格控制，严格操作，否则结果不可靠。检测结果应与患者性别、年龄、疾病状态结合。

### （三）单个补体成分的测定

**1.概况**

补体系统按其功能不同,可将其30余种蛋白分子分为三类:①补体固有成分,它存在于体液中参与补体激活酶促连锁反应,包括C1~C9(其中C1由三种亚组分C1q、C1r、C1s组成)及B因子、D因子和P因子(备解素)。共12种蛋白分子。其中C1、C4、C2仅参与经典途径的活化;B因子、D因子、P因子仅参与替代(旁路)途径的活化;C3、C5~C9则为两种活化途径的共同成分。②调节和控制补体活化的蛋白分子,其中存在于体液中属于可溶性蛋白分子的有C1抑制剂、C4结合蛋白、H因子、I因子、S蛋白和血清羧肽酶N等,存在于细胞表面属于膜结合蛋白分子的有膜辅助因子蛋白、促衰变因子和同种限制因子等。在补体激活过程中,每种补体分子和每个活化阶段的反应程度,都受到第二类补体分子即各种调节分子的严格控制,借以维持体内补体水平稳定,达到既能有效清除病原微生物等抗原性异物,又能防止补体对正常自身细胞攻击破坏的作用。③补体受体,如C1q受体、C3b/C4b受体(CRⅠ)、C3d(CRⅡ)、H因子受体、C3a和C5a受体等。

补体系统活化后,其主要生物学功能为:促吞噬(调理)作用和病毒中和作用,参与的成分为C4b、C3b及C3d(较弱);类炎症介质(白细胞趋化、过敏毒素、增加血管渗透性),参与的成分为C4a、C2b(激肽样作用)和C3a、C5a;溶细胞反应,参与成分为C5~C9;调控免疫反应,参与成分为C3b,可能还有C3d。

**2.检测方法**

在30多种补体成分中,主要检测C3、C4、B因子和C1酯酶抑制物,测定方法可分为溶血法检测单个补体成分的溶血活性,免疫化学法测定其含量。检测单个补体成分的溶血活性时,需在致敏SRBC(EA)上结合补体成分,制成媒介细胞,再进行溶血活性测定。而单个补体成分的免疫化学定量是将单个补体成分分离、纯化、免疫动物,制成单相抗血清,再用单向(环状)免疫扩散、火箭免疫电泳、免疫比浊法测定。C1~C9、B、D、H、I、P因子等均可进行定量检测,目前常用的是免疫比浊测定法。C3是补体各成分中含量最高的一种,通常用免疫比浊法测定,参考值范围0.85~1.70g/L;C4含量测定通常采用单向免疫扩散和免疫比浊法进行,免疫比浊法参考值范围0.22~0.34g/L;C1q系C1的三个亚单位中的一个(另为C1r、C1s),分子量385kDa,单向免疫扩散法测定参考值范围(0.197±0.04)g/L;B因子是替代激活途径中的重要成分,在$Mg^{2+}$存在的情况下,B因子可与C3b结合形成C3bB,被血清中的D因子裂解为分子量为33kDa的Ba和63kDa的Bb两个片段。后者再与C3b结合形成替代途径的C3转化酶(C3bBb)和C5转化酶(C3bnBb)。单向免疫扩散法测定参考值范围0.1~0.4g/L。

**3.临床意义**

(1)血清补体C3测定:补体C3主要由巨噬细胞和肝脏合成,在C3转化酶的作用下,裂解成C3a和C3b两个片段,是补体激活途径中最重要的环节,故其含量的测定非常重要。

①增高:补体C3作为急性时相反应蛋白,多见于某些急性炎症或传染病早期,如风湿热急性期、心肌炎、心肌梗死、关节炎等。

②降低:a.补体合成能力下降,如慢性活动性肝炎、肝硬化、肝坏死等;b.补体消耗或丢失过多,如活动性红斑狼疮、急性肾小球肾炎早期及晚期、基底膜增生型肾小球肾炎、冷球蛋白血

症、严重类风湿关节炎、大面积烧伤等;c.补体合成原料不足,如儿童营养不良性疾病;d.先天性补体缺乏。

(2)血清补体 C4 测定:C4 是补体经典激活途径的一个重要组分,是由巨噬细胞和肝脏合成,参与补体的经典激活途径,其临床意义基本与 C3 相似。

①C4 含量升高常见于风湿热的急性期、结节性动脉周围炎、皮肌炎、心肌梗死、Reiter 综合征和各种类型的多关节炎等。

②C4 含量降低则常见于自身免疫性慢性活动性肝炎、系统性红斑狼疮、多发性硬化症、类风湿关节炎、IgA 肾病、亚急性硬化性全脑炎等。在系统性红斑狼疮,C4 的降低常早于其他补体成分,且缓解时较其他成分回升迟。狼疮性肾炎较非狼疮性肾炎 C4 值显著低下。

(3)血清补体 C1q 测定:补体 C1q 由肠上皮细胞合成,主要作用为参与补体的经典激活途径。

①C1q 含量增高见于骨髓炎、类风湿关节炎、系统性红斑狼疮、血管炎、硬皮病、痛风、活动性过敏性紫癜。

②C1q 含量降低见于活动性混合性结缔组织病。

(4)B 因子测定

①血清 B 因子含量减低的疾病有:系统性红斑狼疮、肾病综合征、急或慢性肾炎、混合结缔组织病、急或慢性肝炎、肝硬化、荨麻疹、风湿性心脏病等,在这些疾病中,由于补体旁路被激活,使 B 因子消耗。

②各种肿瘤病人血清中 B 因子含量则显著高于正常人,这可能是由于肿瘤病人体内的单抗-巨噬细胞系统活力增强、合成 B 因子的能力也增强所致,是机体一种抗肿瘤的非特异性免疫应答反应。另外反复呼吸道感染的急性阶段,B 因子也明显升高。

4.注意事项

补体系统在参与机体的各种生理、病理状态中发挥重要的生物学效应,检测补体的单个成分及补体的活性测定对于机体免疫系统的功能评价,疾病的诊治等均有重要作用。另外,根据补体具有的溶细胞活性和级联反应的性质,还可利用补体作为一种试剂,参与很多试验反应,用以鉴定抗原、抗体和各种病原体。补体的检测技术已成为免疫试验技术中的重要组成部分。补体检测技术可应用于下述情况:

(1)补体相关试验:HLA 分型的补体依赖性细胞毒试验;抗原抗体检测的脂质体免疫试验、免疫粘连血凝试验;抗体形成细胞定量检测的溶血空白斑技术;免疫复合物测定的胶固素结合试验和 C1q 结合试验。

(2)应用于补体含量和活性检测的试验:AP-CH$_{50}$ 和 AP-H$_{50}$ 试验反映总补体活性;溶血试验、免疫化学试验检测补体单个成分及其裂解产物(C1q、C3SP、C3、C4、B 因子等)和补体受体。

(3)补体含量和活性相关疾病

①免疫相关性疾病:如自身免疫性疾病时,C1、C2、C3、C4 和 Hf 等缺陷;超敏反应时(Ⅲ型超敏反应),C3a、C5a 等过敏毒素的产生。

②与补体有关的遗传性疾病:a.C2、C3 缺陷导致的严重感染;b.与 C1 抑制物缺陷相关的

遗传性血管神经性水肿；c.SLE 患者出现的细胞表面 CR1 缺陷与 CIC 清除障碍；d.涉及 I 因子、H 因子缺陷的肾小球肾炎；e.DAF 缺陷引起的阵发性血红蛋白尿；f.C1q 缺陷表现的严重顽固性皮肤损害，以及 C1q、C1r、C4、C2 缺陷造成的免疫复合物性血管炎（包括肾炎）等。

③补体含量显著降低的疾病：a.消耗增多：免疫复合物形成导致的补体活化和消耗增多，如 SLE；b.补体的大量丢失：主要见于大面积烧伤、失血及肾脏病患者；c.补体合成不足：常见于肝脏疾病患者或营养不良的病人。

③高补体血症：偶见于感染恢复期和某些恶性肿瘤患者，正常妊娠时，也可观察到补体值的增高。

# 三、特定蛋白检测

所谓特定蛋白是指机体内具有某种生理功能，当疾病状态时又起着重要病理意义的那些特殊蛋白质。目前临床常用的检测项目包括急性时相反应蛋白如 C 反应蛋白、铜蓝蛋白、$\alpha_1$ 酸性糖蛋白，风湿病相关蛋白如抗链球菌溶血素 O、类风湿因子，贫血相关蛋白如转铁蛋白和触珠蛋白，蛋白酶抑制剂如 $\alpha_2$ 巨球蛋白和 $\alpha_1$ 抗胰蛋白酶，肾脏病相关蛋白如尿微量白蛋白、$\alpha_1$ 微球蛋白和 $\beta_2$ 微球蛋白等。

## （一）C 反应蛋白

### 1.概况

C 反应蛋白（CRP）首先是在急性炎症病人血清中发现的，是一种急性期蛋白，它是可以结合肺炎球菌细胞壁 C-多糖的蛋白质。分子量约 11.8kDa，含五个多肽链亚单位。CRP 主要在肝脏合成，不耐热，65℃ 30 分钟即破坏。CRP 主要的生物学特性有：①通过经典途径激活补体，消耗补体，释放炎症介质，促进黏附和吞噬细胞反应，使细胞溶解；②作用于淋巴细胞和单核细胞的受体，导致淋巴细胞活化、增生，促进淋巴因子生长，并促进抑制性 T 淋巴细胞增生，也增强了吞噬细胞的吞噬作用；③抑制血小板的聚集和释放反应，还能妨碍血小板引起血块收缩。在急性创伤和感染时，CRP 的血浓度会急剧升高，可达到正常水平的 200 倍，病变好转时又迅速降至正常。CRP 与其他炎症因子如白细胞总数、红细胞沉降率和多形核白细胞等具有密切相关性。CRP 与白细胞存在正相关。在炎症反应中起着积极作用，使人体具有非特异性抵抗力。在患者疾病发作时，CRP 可早于白细胞而上升，恢复正常也很快，故具有极高的敏感性。

### 2.检测方法

CRP 的检测方法有单向免疫扩散法、胶乳凝集法、酶联吸附法、速率散射比浊法等，其原理都是利用特异抗 CRP 抗体与检样中 CRP 反应，根据形成的沉淀环直径、沉淀峰高度、凝集程度或呈色程度，判定检样中 CRP 含量。目前常用的免疫比浊法参考值为＜10mg/L。

### 3.临床意义

（1）CRP 作为急性时相蛋白在各种急性炎症、组织损伤、心肌梗死、手术创伤、放射性损伤等疾病发作后数小时迅速升高，并有成倍增长之势。病变好转时，又迅速降至正常，其升高幅度与感染的程度呈正相关。

(2)CRP可用于细菌和病毒感染的鉴别诊断。一旦发生炎症,CRP水平即升高,而病毒性感染CRP大都正常。脓毒血症CRP迅速升高,而依赖血培养则至少需要48h,且其阳性率不高。又如CRP能快速有效地检测细菌性脑膜炎,其阳性率达99%。

(3)恶性肿瘤患者CRP大都升高。如CRP与AFP的联合检测,可用于肝癌与肝脏良性疾病的鉴别诊断。手术前CRP上升,手术后则下降,且其反应不受放疗、化疗和皮质激素治疗的影响,有助于临床估价肿瘤的进程。

(4)CRP用于评估急性胰腺炎的严重程度。当CRP高于250mg/L时,则可提示为广泛坏死性胰腺炎。

(5)CRP浓度升高与心血管事件发生率增加相关,是动脉粥样化的血栓形成疾病的标志物。CRP对心绞痛和急性冠状动脉综合征患者,具有预测心肌缺血复发危险和死亡危险的作用。

**4.注意事项**

应用免疫比浊法检测时注意试剂从冰箱取出后要平衡到室温,另外注意瓶口有否液膜,以免探针测定液面错误。C反应蛋白、铜蓝蛋白、$\alpha_1$酸性糖蛋白同属急性时相蛋白,不同发病时间和采血时间对实验结果影响较大。

## (二)铜蓝蛋白

**1.概况**

铜蓝蛋白(CER)也属于一种急性时相反应蛋白,是一种含铜的$\alpha_2$糖蛋白,分子量为120~160kDa,不易纯化。目前所知为一个单链多肽,每分子含6~7个铜原子,由于含铜而呈蓝色,含糖约10%,末端唾液酸与多肽链连接,具有遗传上的基因多形性。CER具有氧化酶的活性,对多酚及多胺类底物有催化其氧化的能力,可催化亚铁原子氧化为高铁原子。CER起着抗氧化剂的作用,在血循环中CER的抗氧化活力可以防止组织中脂质过氧化物和自由基的生成,特别在炎症时具有重要意义。血清中铜的含量虽有95%以非扩散状态处于CER,而有5%呈可透析状态由肠管吸收而运输到肝的,在肝中渗入CER载体蛋白后又经唾液酸结合,最后释入血循环。在血循环中CER可视为铜的无毒代谢库。细胞可以利用CER分子中的铜来合成含铜的酶蛋白,例如单胺氧化酶、抗坏血酸氧化酶等。

**2.检测方法**

铜蓝蛋白的测定方法有免疫扩散法、化学法、免疫比浊法等。目前常用的免疫比浊法参考值为0.15~0.6g/L。

**3.临床意义**

(1)CER升高:见于①炎症性疾病:包括肝炎、骨膜炎、肾盂肾炎、结核等;②恶性肿瘤:包括白血病、恶性淋巴瘤,肝癌等;③胆汁瘀滞:原发性胆汁瘀滞型肝硬化、肝外阻塞性黄疸、急性肝炎、慢性肝炎、酒精性肝硬化等;④其他:运动分裂症、高胱氨酸尿症、妊娠、口服避孕药等。

(2)CER降低:见于①Wilson病(肝豆状核变性);②营养不良:肾病综合征、吸收不良综合征、蛋白漏出性胃肠症等;③新生儿、未成熟儿。

**4.注意事项**

同CRP注意事项。

### （三）$\alpha_1$ 酸性糖蛋白

**1.概况**

$\alpha_1$ 酸性糖蛋白（AAG）分子量近 40kDa,含糖约 45％,pI 为 2.7～3.5,包括等分子的己糖、己糖胺和唾液酸。AAG 是主要的急性时相反应蛋白,在急性炎症时增高,显然与免疫防御功能有关。早期工作认为肝是合成成 $\alpha_1$-糖蛋白的唯一器官,近年有证据认为某些肿瘤组织亦可以合成。分解代谢首先经过唾液酸的分子降解而后蛋白质部分很快在肝中消失。AAG 能干扰类固醇和碱性药物浓度。

**2.检测方法**

$\alpha_1$ 酸性糖蛋白主要用免疫学方法进行测定。目前常用的免疫比浊法参考值为 0.47～1.25g/L。

**3.临床意义**

(1)AAG 升高:见于各种急性时相反应时,在风湿病、恶性肿瘤及心肌梗死患者亦常增高。

(2)AAG 降低:见于营养不良、严重肝损害。

**4.注意事项**

同 CRP 注意事项。

### （四）抗链球菌溶血素"O"

**1.概况**

链球菌溶血素"O"(ASO)是 A 群菌产生的一种代谢产物,具有溶血活性,能溶解红细胞。人体感染了 A 群溶血性链球菌后,"O"溶血素在体内作为一种抗原物质存在,能刺激机体产生对应的抗体,为了测定这种能中和链球菌溶血素"O"的抗体含量,就称为抗链球菌溶血索"O"试验。

**2.检测方法**

实验室常用乳胶凝集法、免疫比浊法测定 ASO。目前常用的免疫比浊法参考值为＜200U/mL。

**3.临床意义**

(1)ASO 升高常见于 A 群溶血性链球菌感染引起的疾病,风湿热、急性肾小球肾炎、结节性红斑、猩红热、急性扁桃体炎等 ASO 明显升高。

(2)ASO 测定对于诊断 A 群链球菌感染很有价值,A 群链球菌感染后 1 周,ASO 即开始升高,4～6 周可达高峰,并能持续数月。因此 ASO 阳性并不一定是近期感染的指标,应多次动态观察。

(3)少数肝炎、肾病综合征、结缔组织病、结核病及多发性骨髓瘤病人亦可使 ASO 增高。

**4.注意事项**

应用免疫比浊法检测时注意试剂从冰箱取出后要平衡到室温,另外注意瓶口有否液膜,以免探针测定液面错误。抗链球菌溶血素 O、类风湿因子同属于风湿病相关蛋白,但并不特异,不同试剂仪器检测临界值有所不同,临床判断结果时应根据各仪器试剂自己的参考值范围。

### （五）类风湿因子

**1.概况**

类风湿因子(RF)是在类风湿关节炎(RA)病人血清中发现,是一种以变性 IgG 为靶抗原的自身抗体,主要存在于类风湿关节炎患者的血清和关节液中,它是一种抗变性IgG的抗体,RF主要为IgM类自身抗体,但也有IgG类、IgA类、IgD类和IgE类,可与IgGFc段结合。近年来对IgM型类风湿因子的生物作用已有所了解,这些生物作用包括:①调节体内免疫反应;②激活补体,加快清除微生物感染;③清除免疫复合物使机体免受循环复合物的损伤。RA病人和约50%的健康人体内都存在有产生RF的B细胞克隆,在变性IgG(或与抗原结合的IgG)或EB病毒直接作用下,可大量合成RF。

2.检测方法

健康人产生RF的细胞克隆较少,且单核细胞分泌的可溶性因子可抑制RF的产生,故一般不易测出。由于IgM型类风湿因子是类风湿因子的主要类型,而且具有高凝集的特点,易于沉淀,故临床上主要测定IgM型类风湿因子,测定方法为乳胶凝集法、酶联免疫吸附法以及免疫比浊法。目前常用的免疫比浊法参考值为<15U/mL。

3.临床意义

(1)类风湿关节炎(RA)患者RF的阳性率为70%～80%,其中尤以病变广泛、病情严重、病程长、活动期及有关节外病变者的阳性率高,滴度高,并长久存在。因此,国际上通常将RF作为诊断类风湿关节炎的标准之一。

(2)各种感染性疾病的人,像乙肝、结核病、亚急性细菌性心内膜炎和慢性支气管炎患者以及患有结缔组织病,如系统性红斑狼疮、干燥综合征、皮肌炎、血管炎、硬皮病、预防接种后以及某些恶性疾病的人,RF阳性率可达10%～70%。

(3)RF还见于正常人尤其是老年人,阳性率可达5%～10%。

4.注意事项

同ASO注意事项。

### (六)转铁蛋白

1.概况

转铁蛋白(TRF)是血浆中主要的含铁蛋白质,负责运载由消化管吸收的铁和由红细胞降解释放的铁。以$TRF-Fe^{3+}$的复合物形式进入骨髓中,供成熟红细胞的生成。TRF分子量约77kDa,为单链糖蛋白,含糖量约6%。TRF可逆地结合多价离子,包括铁、铜、锌、钴等。每一分子TRF可结合两个三价铁原子。TRF主要由肝细胞合成,半衰期为7d。血浆中TRF的浓度受铁供应的调节,在缺铁状态时,血浆TRF浓度上升,经铁有效治疗后恢复到正常水平。

2.检测方法

转铁蛋白的实验室测定多采用免疫比浊法,目前常用的免疫比浊法参考值为2.0～4.0g/L(血),<0.2mg/dL(尿液)。

3.临床意义

(1)生理性增高:妊娠及口服避孕药或雌激素注射可使血浆TRF升高。

(2)病理性增高:在缺铁性的低血色素贫血中TRF的水平增高(由于其合成增加),但其铁的饱和度很低(正常值在30%～38%)。相反,如果贫血是由于红细胞对铁的利用障碍(如再生障碍性贫血),则血浆中TRF正常或低下,但铁的饱和度增高。在铁负荷过量时,TRF水平正常,但饱和度可超过50%,甚至达90%。

(3)病理性降低:①蛋白质丢失性疾病,如肾病综合征、慢性肾衰竭、严重烧伤和蛋白质丢失性胃肠病;②严重肝病(如肝硬化)显著下降;③新任何感染状态和严重疾病时。

(4)尿转铁蛋白:微量转铁蛋白尿即尿总蛋白尚处于正常范围内,尿微量转铁蛋白排泄量已高出正常上限的 95%。是反应早期肾损害的敏感指标。

4.注意事项

应用免疫比浊法检测时注意试剂从冰箱取出后要平衡到室温,另外注意瓶口有无液膜,以免探针测定液面错误。转铁蛋白和触珠蛋白同属于贫血相关蛋白,应注意区别妊娠及口服避孕药或雌激素注射引起的血浆 TRF 生理性升高和病理性升高。

### (七)触珠蛋白

1.概况

触珠蛋白(HP)也称为结合珠蛋白,是一种分子量85kDa的糖蛋白,主要由肝脏合成,半衰期为 3.5～4d。其主要功能是与游离血红蛋白结合成稳定的复合物,并很快被单核-巨噬细胞系统处理掉,阻止了血红蛋白从肾小球滤过,避免游离血红蛋白对肾小管的损害。同时结合珠蛋白也是一种急性时相蛋白。

2.检测方法

触珠蛋白的测定常用免疫比浊法,标本应使用新鲜无溶血血清或 $-20$℃下放置 2 周以内的血清标本。目前常用的免疫比浊法参考值为 0.5～1.6g/L。

3.临床意义

(1)临床上测定 HP 主要用于诊断溶血性贫血。各种溶血性贫血 HP 含量都明显减低,甚至低到测不出的程度。轻度溶血时,血浆中游离血红蛋白全部与 HP 结合而被清除,此时血浆中测不出游离血红蛋白,仅见 HP 减少。当游离血红蛋白量超过 HP 结合能力时方被查出。因此,HP 降低可作为诊断轻度溶血的一项敏感指标。

(2)急、慢性肝细胞疾病 HP 降低,而肝外阻塞性黄疸 HP 含量正常或提高。

(3)传染性单核细胞增多症、先天性结合珠蛋白血症等 HP 可下降或缺如。

(4)急、慢性感染,组织损伤,恶性疾病等也可增高。

4.注意事项

同 TRF 注意事项。

### (八)$\alpha_2$-巨球蛋白

1.概况

$\alpha_2$-巨球蛋白($\alpha_2$-MG)是血浆中分子量最大的蛋白质,合成于肝细胞和单核-巨噬细胞系。半衰期约 5d,具有酶抑制剂的作用,能抑制纤溶和增强正常人外周血促凝活性,能与胰岛素结合并起活化作用,也是锌的主要转运蛋白之一。由 4 个亚基组成,是血清蛋白电泳 $\alpha_2$-球蛋白区带中两种主要成分之一。

2.检测方法

$\alpha_2$-巨球蛋白主要用免疫学方法检测。目前常用的免疫比浊法参考值为 1.75～4.20g/L。

3.临床意义

(1)血清水平升高常见于肝病(肝硬化,急、慢性肝炎)、糖尿病、雌激素药物治疗和肾病综合征等。对于肾病综合征患者,$\alpha_2$-MG 升高程度与肾小球损害丢失蛋白的严重程度成比例,严重时可达血清总蛋白的1/2,成为 $\alpha_2$-球蛋白部分唯一增高的成分。

(2)血清水平降低见于严重急性胰腺炎、胃溃疡患者、大量丢失蛋白质的胃肠道疾病、营养不良、弥散性血管内凝血、心脏手术后。

(3)$\alpha_2$-MG 是临床评价肾病综合征、蛋白酶水解状态(如胰腺炎、胃溃疡)与分析判断血清蛋白电泳 $\alpha_2$-球蛋白区带(另一种主要成分为结合珠蛋白)变化的定量指标。

(4)妊娠 10 周胎儿血清 $\alpha_2$-MG 浓度为非孕正常妇女的 15%,以后继续升高至成人水平。1～3 岁水平最高(约为 4.5g/L),以后逐渐下降,至 25 岁稳定至成人水平。

4.注意事项

应用免疫比浊法检测时注意试剂从冰箱取出后要平衡到室温,另外注意瓶口有无液膜,以免探针测定液面错误。$\alpha_2$ 巨球蛋白和 $\alpha_1$ 抗胰蛋白酶同属于蛋白酶抑制剂,注意雌激素及其衍生物、口服避孕药可使血清 $\alpha_2$-MG 含量增高;右旋糖酐、链激酶可使其降低。

### (九)$\alpha_1$ 抗胰蛋白酶

1.概况

$\alpha_1$ 抗胰蛋白酶($\alpha_1$-AT)为一种肝脏合成的、分子量 54kDa 的糖蛋白,半衰期 4～5d。蛋白电泳时 $\alpha_1$-AT 位于 $\alpha_1$ 球蛋白带内。血清中有对胰蛋白酶活性起抑制作用的物质,其中 $\alpha_1$-AT 起 90% 的作用。除抑制胰蛋白酶活性外,$\alpha_1$-AT 还可抑制糜蛋白酶、凝血因子 XII 辅助因子及中性粒细胞的中性蛋白水解酶作用。$\alpha_1$-AT 存在于泪液、十二指肠液、唾液、鼻腔分泌物、脑脊液、肺分泌物及乳汁中,羊水中 $\alpha_1$-AT 浓度相当于血清的 10%。正常人体内常存在外源性和内源性蛋白酶,如细菌毒素和白细胞崩解出的蛋白酶对肝脏及其他脏器有破坏作用,$\alpha_1$-AT 可拮抗这些酶类,以维持组织细胞的完整性,$\alpha_1$-AT 缺乏时,这些酶均可侵蚀肝细胞,尤其是新生儿肠腔消化吸收功能不完善,大分子物质进入血液更多,$\alpha_1$-AT 缺乏的婴儿肝脏更易受损害。此外,$\alpha_1$-AT 还具有调节免疫应答、影响抗原-抗体免疫复合物清除、补体激活以及炎症反应的作用,并可抑制血小板的凝聚和纤溶的发生。$\alpha_1$-AT 缺乏时上述机体平衡的机制失调,导致组织损伤。

2.检测方法

$\alpha_1$-AT 主要用免疫学方法检测。目前常用的免疫比浊法参考值为 1.9～3.5g/L。

3.临床意义

(1)$\alpha_1$-AT 也是一种急性时相蛋白,在恶性肿瘤、外伤、感染、炎症等状况下,迅速升高。

(2)$\alpha_1$-AT 在妊娠和激素治疗时也会增加。

(3)$\alpha_1$-AT 减低见于 $\alpha_1$-AT 缺乏症、重症肝炎肝硬化、严重哮喘发作、新生儿呼吸窘迫综合征、慢性阻塞性肺病等。

4.注意事项

同 $\alpha_2$-MG 注意事项。

### (十)尿微量清蛋白

1.概况

微量清蛋白尿(MAU)是指尿中清蛋白含量超出健康人参考范围,但不能用常规的方法检测出这种微量的变化。为了使这一检测指标标准化,国际上采用清蛋白分泌率表示尿中清蛋白的排出量。健康人 MAU 在＜20～30mg/24h(或＜20～30mg/min)的范围内;MAU 在20～300mg/24h 或 20～200mg/L 时称为 MAU;MAU＞300mg/24h 时称为大量清蛋白尿。清蛋白占血浆总蛋白量的 60%,分子量为 69kDa,是一种带有负电荷的大分子蛋白。肾小球毛细血管基底膜具有滤过功能,膜孔直径为 5.5nm。清蛋白半径为 3.6nm。正常状态下清蛋白很难通过肾小球基底膜。任何能够引起肾小球基底膜通透性增高的病变,均可导致清蛋白的排出。糖尿病性肾病清蛋白的排出是由于肾小球滤过膜电荷的丢失,尤其是基底膜孔径的改变,导致 Albumin 排出。MAU 排出增加的机制可能与膜上的硫酸肝素合成异常相关。硫酸肝素分子带有许多阴离子侧链,对于维持基底膜电荷和孔径的大小起重要作用。肾血流动力学的改变也是诱发微量清蛋白尿的重要原因。糖尿病患者常伴有肾小球血管调节功能障碍,肾素-血管紧张素(RAS)的变化,引起肾小球通透性改变。糖尿病伴有高血压时更容易导致肾小球血管损伤,从而产生微量清蛋白尿。

2.检测方法

目前可用免疫比浊法定量测定尿微量白蛋白含量。免疫比浊法参考值为＜1.9mg/L。

3.临床意义

(1)MAU 与肾病:蛋白尿是肾病的主要临床症状,微量白蛋白的检测对于判断疾病程度及预后有更大的临床参考价值,MAU 检测对提示肾脏功能改变更具有敏感性,可联合尿常规作为监测早期肾损害的常规检查项目。

(2)MAU 与糖尿病肾病:糖尿病肾病起病隐匿,早期阶段常规检查方法难以发现尿蛋白的阳性结果。糖尿病患者出现 MAU 增高是出现早期肾损伤的指标,对预测糖尿病肾病发生有重要参考价值。

(3)MAU 与高血压肾病:MAU 是高血压肾脏损害的指标,MAU 阳性者血压的增高程度与靶器官损伤有密切关系,对 MAU 阳性者必须强化高血压的治疗,其血压最好控制在 130/80mmHg 以下。

(4)MAU 与心血管疾病:MAU 阳性患者心血管疾病的发病率较高、发病时间较早、且病变程度较严重。MAU 阳性患者的心血管事件死亡率比 MAU 阴性患者高 2～8 倍。MAU 不仅与糖尿病、高血压人群的死亡率相关,与心血管事件的死亡率也有良好的相关性。临床上对MAU 阳性者,应给予足够的重视,加强对原发病的治疗。

4.注意事项

应用免疫比浊法检测时,注意试剂从冰箱取出后要平衡到室温,另外注意瓶口有无液膜,以免探针测定液面错误。尿微量白蛋白、$\alpha_1$ 微球蛋白和 $\beta_2$ 微球蛋白等同属于肾脏病相关蛋白,采集标本时最好是晨尿,注意正常人群 MAU 随着年龄增长,排出有增高倾向,但是这种改变还在健康人范围之内。

## (十一)$\alpha_1$-微球蛋白

1.概况

$\alpha_1$-微球蛋白($\alpha_1$-MG)属糖蛋白,分子量 27kDa,主要在肝脏和淋巴组织中合成,$\alpha_1$-MG 有游离型和结合型两种。游离型可被肾小管滤过,结合型不能通过肾小管。血液中游离的 $\alpha_1$-MG 可自由通过肾小球滤过,并在近曲小管被重吸收,因此尿中含量极微。

2.检测方法

$\alpha_1$-MG 可用其特异性抗体以免疫学方法定量检测。免疫比浊法参考值为 $<1.25\text{mg/dL}$。

3.临床意义

(1)血清 $\alpha_1$-MG 升高主要由于肾小球滤过率下降所致,如肾小球肾炎、糖尿病性肾病、狼疮性肾病、间质性肾炎、急/慢性肾衰竭等。

(2)血清 $\alpha_1$-MG 降低见于肝炎、肝硬化等。

(3)尿 $\alpha_1$-MG 升高见小肾小球、肾小管发生病变时。而且认为 $\alpha_1$-MG 是肾近曲小管损害的标志蛋白。$\beta_2$-MG 测定也是肾功能受损的早期敏感指标,但是恶性肿瘤时 $\beta_2$-MG 也升高,因此 $\alpha_1$-MG 与 $\beta_2$-MG 相比,$\alpha_1$-MG 升高在鉴别诊断早期肾功能受损方面更具价值。

4.注意事项

应用免疫比浊法检测时注意试剂从冰箱取出后要平衡到室温,另外注意瓶口有无液膜,以免探针测定液面错误。尿微量清蛋白、$\alpha_2$ 微球蛋白和 $\beta_2$ 微球蛋白等同属于肾脏病相关蛋白,采集标本时最好是晨尿。

### (十二)$\beta_2$-微球蛋白

1.概况

$\beta_2$-微球蛋白(BMG)分子量为 11.8kDa,存在于所有有核细胞的表面,特别是淋巴细胞和肿瘤细胞,并由此释放入血循环。它是细胞表面人类淋巴细胞抗原(HLA)的 $\beta$ 链(轻链)部分(为一条单链多肽),分子内含一对二硫键,不含糖。半衰期约 107min,可透过肾小球,但尿仅有滤过量的 1%,几乎完全可由肾小管回收。

2.检测方法

生理情况下,BMG 低浓度存在于血浆、尿液、脑脊液、唾液、初乳和羊水等多种体液内。BMG 可用其特异性抗体以免疫学方法定量检测。免疫比浊法参考值为成人血清 $1\sim2\text{mg/L}$,尿低于 $0.3\text{mg/L}$。

3.临床意义

(1)反映肾小球的滤过功能:血 $\beta_2$-微球蛋白升高而尿 $\beta_2$-微球蛋白正常,主要由于肾小球滤过功能下降,常见于急、慢性肾炎,肾衰竭等。

(2)判断肾小管的损伤:血 $\beta_2$-微球蛋白正常而尿 $\beta_2$-微球蛋白升高主要由于肾小管重吸收功能明显受损,见于先天性近曲小管功能缺陷、范科尼综合征、慢性镉中毒、Wilson 病、肾移植排斥反应等。

(3)鉴别上、下尿路感染:上尿路感染时,尿液 BMG 升高,下尿路感染 BMG 正常。

(4)血、尿 $\beta_2$-微球蛋白均升高主要由于体内某些部位产生过多或肾小球和肾小管都受到损伤,常见于恶性肿瘤(如原发性肝癌、肺癌、骨髓瘤等)、自身免疫性疾病(如系统性红斑狼疮、溶血性贫血)、慢性肝炎、糖尿病肾病等。

4.注意事项

应用免疫比浊法检测时注意试剂从冰箱取出后要平衡到室温,另外注意瓶口有无液膜,以免探针测定液面错误。尿微量白蛋白、$\alpha_1$ 微球蛋白和 $\beta_2$-微球蛋白等同属于肾脏病相关蛋白,注意测定 $\beta_2$-微球蛋白时最好是血尿同时检测,以利于鉴别和判断病情。另外老年人也可见血、尿 $\beta_2$-微球蛋白升高。使用卡那霉素、庆大霉素、多黏菌素等药也可增高,应注意与疾病状态相鉴别。

# 第二节　自身抗体检测

## 一、免疫比浊法测定类风湿因子(RF)

### (一)检测项目名称

类风湿因子(RF)测定。

### (二)英文缩写

RF。

### (三)采用的方法

免疫比浊法。

### (四)参考区间

正常人血清 RF<20U/mL。

### (五)临床意义

(1)70%～90%的 RA 患者 RF 阳性。但 RF 阴性不能排除 RA 诊断。

(2)除 RA 外,还有许多其他疾病 RF 亦可阳性,如干燥综合征,混合性结缔组织病,2 型混合性冷球蛋白血症,慢性活动型肝炎,亚急性细菌性心内膜炎,全身性红斑狼疮,多种细菌、真菌、螺旋体、寄生虫、病毒感染等。因此,RF 阳性时应结合临床全面检查,对其意义做出综合分析。

(3)健康人群中约有 5%的人 RF 阳性,70 岁以上的人阳性率可高达 10%～25%,但临床意义不太明确。有人认为,RF 阳性常早于临床症状许多年出现,这些人患 RF 的风险较 RF 阴性的人要高 5～40 倍。

(4)胶乳凝集法和免疫比浊法测定的主要是 IgM 类 RF,而双抗原夹心 ELISA 法测定的是各 Ig 类 RF 的总和,为总的 RF。

(5)IgG、IgA、IgM 类 RF 的分类测定成本较高。有人认为,IgM 类 RF 的水平与 RA 的活动性无关;IgG 类 RF 与 RA 患者的关节滑膜炎、血管炎有关;IgA 类 RF 与 RA 患者关节外症状有关;IgG 类、IgA 类 RF 水平升高对进行性关节侵蚀有预测价值。但对这些尚存在不同的看法。

## 二、ELISA 法测定抗环瓜氨酸肽抗体

### (一)检测项目名称

抗环瓜氨酸肽抗体测定。

### (二)采用的方法

ELISA 法。

### (三)参考区间

定性试验:正常人血清抗 CCP 抗体 P/N 值低于 2.1。

定量试验:抗 CCP 抗体参考值待确定,小于 5RU/mL 供参考。各实验室可按照试剂盒说明书规定的参考值,或检查一定数量正常人群建立自己实验室的参考值。

### (四)临床意义

抗 CCP 抗体的检测对类风湿性关节炎(RA)的诊断有高度的特异性,并可用于 RA 的早期诊断。目前认为抗 CCP 抗体对 RA 诊断敏感性为 $50\% \sim 78\%$,特异性为 $96\%$,早期患者阳性率可达 $80\%$。抗 CCP 抗体阳性患者比抗体阴性的患者易发展成为影像学能检测到的骨关节损害。

## 三、间接免疫荧光法(IIF)测定抗核抗体(ANA)

### (一)检测项目名称

抗核抗体(ANA)测定。

### (二)英文缩写

ANA。

### (三)采用的方法

间接免疫荧光法(IIF)。

### (四)参考区间

正常参考滴度小于 1∶100。

荧光模型(阳性反应):抗核抗体(ANA)可与很多基质发生不同程度的反应,但如果专门检测和区分抗核抗体时,应用 HEp-2 细胞和灵长类肝冰冻组织切片的联合基质。对应不同的荧光模型,细胞核显示不同的特异性荧光。如果标本阴性,细胞核无特异性荧光。对每一反应区,应同时观察间期和分裂期的 HEp-2 细胞以及肝细胞是否呈现特异性荧光模型,并且尽可能多观察几个视野。

如果阳性对照不出现特异性的荧光模型或阴性对照出现特异性荧光,则结果不可用,试验必须重做。

### (五)临床意义

已证实抗核抗体(ANA)对很多自身免疫性疾病有诊断价值。不同疾病(特别是风湿性疾病)有不同的特征性抗体谱,其中特别重要的如表 6-2-1 所示。

表 6-2-1　各种疾病的特征性抗体谱

| 自身免疫性疾病 | ANA 阳性率 |
|---|---|
| 系统性红斑狼疮（SLE） | |
| 　　活动性 | 95％～100％ |
| 　　非活动性 | 80％～100％ |
| 药物诱导的红斑狼疮 | 100％ |
| 混合性结缔组织病（MCTD,夏普综合征） | 100％ |
| 类风湿性关节炎 | 20％～40％ |
| 其他风湿性疾病 | 20％～50％ |
| 进行性系统性硬化症 | 85％～95％ |
| 多肌炎和皮肌炎 | 30％～50％ |
| 干燥综合征 | 70％～80％ |
| 慢性活动性肝炎 | 30％～40％ |
| 溃疡性结肠炎 | 26％ |

　　抗 dsDNA 抗体是系统性红斑狼疮最重要的诊断标志之一。dsDNA 与相应自身抗体形成的免疫复合物可导致皮下、肾脏和其他器官的组织损伤，该抗体滴度与疾病的活动性相关。另外,抗 Sm 抗体也是系统性红斑狼疮的特异性标志。此病中还可检出其他抗体,如抗多核苷酸、核糖核酸、组蛋白以及其他核抗原抗体(见表 6-2-2)。而药物诱导的红斑狼疮中常可检出抗组蛋白抗体。

表 6-2-2　系统性红斑狼疮中的自身抗体

| 抗原 | 阳性率 |
|---|---|
| dsDNA | 60％～90％ |
| ssDNA | 70％～95％ |
| RNA | 50％ |
| 组蛋白 | 95％ |
| Ul-nRNP | 30％～40％ |
| Sm | 20％～40％ |
| SS-A(Ro) | 20％～60％ |
| SS-B(La) | 10％～20％ |
| 细胞周期蛋白(PCNA) | 3％ |
| KuP | 10％ |
| RNP;核糖体 P 蛋白 | 10％ |
| Hsp-90:热休克蛋白,90kDA | 50％ |
| 心磷脂 | 40％～60％ |

　　高滴度的抗 Ul-nRNP 抗体是混合性结缔组织病(MCTD,夏普综合征)的标志(见表 6-2-

3），抗体滴度与疾病的活动性相关。

表 6-2-3　混合性结缔组织病中的自身抗体（MCTD,夏普综合征）

| 抗原 | 阳性率 |
| --- | --- |
| U1-nRNP | 95%～100% |
| 单链 DNA | 20%～50% |

超过半数的类风湿性关节炎患者中可检出抗组蛋白抗体,而抗 U1-nRNP 抗体却很少见。抗 RANA（类风湿性关节炎核抗原）抗体不能用 HEp-2 检测。

在其他很多疾病中可检出抗核抗体,如原发性胆汁性肝硬化（"核点型",SS-A）和慢性活动性自身免疫性肝炎（SS-A,板层素）。有时,在健康人中也可检出抗核抗体,但常为低滴度（各种免疫球蛋白类型均可出现,主要为 IgM）。

有时不易区分抗 HEp-2 细胞浆成分抗体,只有少数与细胞浆反应的自身抗体与特定疾病相关,如:与原发性胆汁性肝硬化相关的抗线粒体抗体,与多肌炎和皮肌炎相关的抗 JO-1、PL-7 和 PL-12 蛋白抗体。在多肌炎中还可偶见抗 OJ、EJ 和信号识别粒子（SRP）抗体。其他的细胞浆抗体有抗核糖体、高尔基体、溶酶体和细胞骨架成分（如肌动蛋白、波形蛋白和细胞角蛋白）抗体,这些抗体的临床价值不高。抗有丝分裂相关抗原抗体的诊断价值还有待于进一步研究。

### （六）附注

（1）抗核抗体的靶抗原无种族、种属的特异性,故抗原片多采用动物的细胞。但不同来源的细胞核内所含抗原的种类和量不同,故检测结果有所差异。

（2）各实验室必须在自己具有的实验条件下进行一定数量的正常人调查,定出正常人血清 ANA 水平上限。

（3）判定阳性或阴性时,首先用低倍镜观察,以"+"以上为阳性。

（4）荧光图谱只有相对的参考意义,不能据此做出某种抗核抗体的肯定诊断。

（5）不同试剂盒所用抗原片种类、固定方法等都不尽相同,因此,报告的结果常不完全相同,必须使用国际参考品标化的阳性血清使结果标准化。

## 四、间接免疫荧光法（IIF）测定抗 dsDNA 抗体

### （一）检测项目名称
抗 dsDNA 抗体测定。

### （二）采用的方法
间接免疫荧光法（IIF）。

### （三）参考区间
正常人血清抗 dsDNA 抗体滴度小于 1∶10。

### （四）附注
（1）本法需优质荧光显微镜。

（2）待测血清最好于采集当日检测。于 2℃～8℃ 保存一周,抗 dsDNA 常由阳性转为阴性。

（3）本法结果对系统性红斑狼疮特异性较高,但敏感性偏低。

（4）试剂盒自冷藏处取出后应恢复至室温方可使用。

# 五、抗 ENA 抗体测定

核抗原有三个组成部分:组蛋白、DNA、可溶性核抗原。后者是一组可溶于磷酸盐缓冲液或生理盐水中的多肽抗原,故名可提取的核抗原(ENA)。从分子水平识别 ENA 多肽抗体是抗核抗体研究的重大进展,现已发现有临床诊断价值的这类抗体 10 多种,抗 ENA 抗体为其总称。

## （一）检测项目名称
抗 ENA 抗体测定。

## （二）采用的方法
免疫印记法。

## （三）参考区间
正常人血清抗 ENA 抗体阴性。

## （四）临床意义
（1）抗 Sm 抗体和抗 dsDNA 一样,对系统性红斑狼疮有高度特异性,且不论是否活动期,抗 Sm 均可阳性,可作为系统性红斑狼疮的标志性抗体。但 SLE 患者中抗 Sm 阳性者仅占 30％左右,故抗 Sm 阴性时不能排除 SLE 诊断。

（2）抗 U1-nRNP 自身抗体在多种风湿病患者血中均可检出,系统性红斑狼疮患者的阳性率为30％～50％。

（3）抗 SS-A/Ro 抗体最常见于干燥综合征,也见于系统性红斑狼疮及原发性胆汁性肝硬化,偶见于慢性活动性肝炎。

（4）抗 SS-B/La 抗体几乎仅见于女性患者(男女比例为 1：29),可出现在干燥综合征(40％～95％)及 SLE(10％～20％)患者。

（5）抗 SCL-70 抗体主要见于 PSS 的弥漫型,是该病的标志性抗体,其阳性率为 25％～70％。

（6）抗 JO-1 抗体的相应抗原只位于细胞质,为组氨酰 tRNA 合成酶。

（7）抗 Rib 抗体主要见于 SLE 患者,阳性率为 10％～40％,在其他疾病很少出现,可视为 SLE 的另一标志性抗体。

## （五）附注
（1）免疫印迹法的优点是一次可同时检测 7 种多肽抗体,但由于其作用的靶抗原多经过热变性处理,使得原先存在于分子表面的抗原表位发生了改变,致使结果阴性。因此,相应多肽抗体阴性,并不能排除某种风湿病的存在。

（2）免疫印迹法判定结果时,应将试剂盒提供的标准带 0 线与反应带的 0 线对齐再进行比较。

(3)为保证实验的可靠性,每个试剂盒都提供了一个已显色的阳性条带,显示此试剂盒所能检测到的所有条带。

(4)每个膜条都有一个人 IgG 条带,位于 0 线附近。试验中此条带显色即表明实验操作正确。

(5)阳性条带与标准带的偏差不应超过 1mm,当大于 1mm 时,则不能再判断为相应的自身抗体。

(6)某些多肽抗体形成的着色条带彼此十分靠近,难以区分。必要时可用特异抗原包被反应板的 ELISA 法加以区别。

(7)免疫印迹法常可检测到与非特异细胞蛋白反应的未知抗体,但与以上各种风湿病的标志抗体无关。

(8)膜条温育过程中,注意不要使膜条干燥,不要用手接触抗原膜条,要用试剂盒提供的镊子夹取膜;膜条与血清温育后,倾倒反应液或冲洗载片时应注意避免交叉污染。

(9)无论是免疫印迹法还是免疫斑点法,阳性区带显色的深浅都不能作为判断抗体滴度高低的依据。

## 六、免疫印迹法测定抗核糖体抗体

### (一)检测项目名称
抗核糖体抗体测定。

### (二)采用的方法
免疫印迹法。

### (三)参考区间
正常人抗核糖体抗体阴性。

### (四)临床意义
抗核糖体抗体几乎只对系统性红斑狼疮有特异性,阳性率为 10%~40%。系统性红斑狼疮患者伴有狼疮性脑病时,此抗体阳性率可达 56%~90%。小儿系统性红斑狼疮患者此抗体阳性率高。在抗核抗体阴性的系统性红斑狼疮患者,抗核糖体抗体阳性有重要诊断价值。

## 七、间接免疫荧光法(IIF)测定抗线粒体抗体

### (一)检测项目名称
抗线粒体抗体测定。

### (二)英文缩写
IIF。

### (三)采用的方法
间接免疫荧光法(IIF)。

**（四）参考区间**

正常人血清 1∶100 稀释时为阴性。

**（五）临床意义**

由于抗 M1 抗体即为抗心磷脂抗体，它与梅毒、系统性红斑狼疮、干燥综合征等疾病相关，目前不列入 AMA 检测中。

抗 M2AMA 对原发性胆汁性肝硬化患者的特异性为 97％，敏感性为 95％～98％。

抗 M3 抗体见于吡唑酮系列药物诱发的假红斑狼疮综合征患者。

抗 M4 抗体在 PBC 患者中的阳性率高达 55％，多见于活动期、晚期患者，常与抗 M2 抗体同时阳性，该抗体可能是疾病迅速发展的风险指标。

抗 M5 抗体可出现于 SLE 和自身免疫性溶血性贫血患者中，但阳性率不高。

抗 M6 抗体见于异丙烟肼诱导的药物性肝炎。

抗 M7 抗体出现于一些原因不明的急性心肌炎和心肌病，它的靶抗原有器官特异性，存在于心肌细胞的线粒体中。

抗 M8 抗体见于自身免疫性肝炎和闭塞性血栓血管炎，在 PBC 患者中阳性率可高达 55％。

抗 M9 抗体主要见于 PBC 疾病早期抗 M2 抗体阴性患者，其中大约有 90％为 IgM 型。当抗 M2 抗体为阳性时，抗 M9 抗体的阳性率下降为 37％。此外，抗 M9 抗体亦可见于其他急、慢性肝炎患者。

# 八、间接免疫荧光法测定特异性 ANCA

**（一）检测项目名称**

特异性 ANCA 测定。

**（二）采用的方法**

间接免疫荧光法。

**（三）参考区间**

按试剂盒说明书规定的参考值，正常人血清中上述各种抗体为阴性。

**（四）临床意义**

(1)蛋白酶 3 是继弹性蛋白酶、组织蛋白酶 G 后于嗜中性粒细胞嗜天青颗粒中发现的第三种中性丝氨酸蛋白酶，是 c-ANCA 的主要靶抗原。抗蛋白酶 3 自身抗体在 Wegener 肉芽肿患者阳性率为 85％，显微镜下多血管炎阳性率为 45％，其他血管炎患者阳性率 5％～20％。该抗体水平与疾病活动性密切相关。常用作判断疗效和疾病复发的评估指标。

(2)髓过氧化物酶是 p-ANCA 的主要靶抗原，约占嗜中性粒细胞蛋白总量(干重)的 5％，相对分子质量 133000～155000，等电点 11.0，是嗜中性粒细胞杀灭吞噬微生物的重要物质。抗髓过氧化物酶自身抗体的阳性率在特发性肾小球肾炎(坏死性新月体型肾小球肾炎)为 65％，变应性肉芽肿性脉管炎为 60％，显微镜下多血管炎为 45％，而在 Wegener 肉芽肿患者阳性率仅 10％。此抗体水平也与病情活动性相关，可用于疗效与预后判断。

（3）抗乳铁蛋白抗体、抗弹性蛋白酶和抗组织蛋白酶 G 抗体等缺乏疾病特异性。

# 九、电化学发光免疫分析法测定 A-TG、A-TPO

## （一）检测项目名称
A-TG、A-TPO 测定。

## （二）采用的方法
电化学发光免疫分析法。

## （三）参考区间
A-TG＜115IU/mL；A-TP0＜34IU/mL。

根据试剂盒提供的参考值。各实验室应结合自身情况，用固定的试剂盒建立自己的参考值范围。

## （四）临床意义
抗甲状腺球蛋白抗体主要见于：①自身免疫性甲状腺病：包括桥本甲状腺炎，阳性率为 36%～100%；原发性黏液性水肿，阳性率为 72%；Graves 病，阳性率为 50%～98%。②自身免疫性内分泌病：糖尿病，阳性率为 20%；Addision 病，阳性率为 28%；恶性贫血，阳性率为 27%。③其他：甲状腺癌，阳性率为 13%～65%；非毒性甲状腺肿，阳性率为 8%。SLE 等结缔组织病患者血清 A-TG 检出率为 20%～30%。A-TG 阳性尤其高水平阳性者，对治疗方法的选择应慎重。对部分 A-TG 低水平阳性者做甲状腺活检研究发现，这类患者甲状腺组织中均有局限性的淋巴细胞浸润。

A-TPO 抗体主要以 IgG 类为主，该抗体主要见于自身免疫性甲状腺病，如桥本甲状腺炎（85%～100%）、Graves 病（65%）、原发性黏液性水肿患者；也见于其他器官特异性自身免疫病，如 1 型糖尿病（14%）、Addision 病（31%）、恶性贫血（55%）及产后甲状腺炎（15%）等。目前认为，A-TM（A-TPO）为人类自身免疫性甲状腺炎较理想的标志抗体，阳性结果可支持自身免疫性甲状腺疾病的诊断。

A-TG 与 A-TPO 抗体联合进行检测，自身免疫性甲状腺疾病的检出率（1 种抗体阳性）可提高至 98%。外表正常的人群该类抗体阳性被认为是将来易患自身免疫性甲状腺病的危险因子。高滴度抗体似与疾病的严重程度无明确关系，随着病程的延长或缓解，抗钵滴度可下降。如在疾病的缓解期抗体水平再度升高，提示有疾病复发的可能。

## （五）附注
（1）本法不受黄疸（胆红素小于 0.66g/L）、溶血（血红蛋白小于 15g/L）、脂血（脂质小于 21g/L）和生物素（小于 60ng/mL）等干扰，亦不受类风湿因子（1500U/mL）的干扰。

（2）接受高剂量生物素（大于 5mg/d）治疗的患者，至少要等最后一次摄入生物素 8h 后才能采血。

（3）待测血清不需要加热灭活，各种标本、标准品和质控液禁用叠氮钠防腐。

# 十、抗心磷脂抗体(ACA)与抗 $\beta_2$-GP1 抗体测定

## (一)检测项目名称

抗心磷脂抗体(ACA)与抗 $\beta_2$-GP1 抗体测定。

## (二)采用的方法

ELISA 法。

## (三)参考区间

正常人血清 ACA、抗 $\beta_2$-GP1 抗体为阴性。

## (四)临床意义

ACA 主要存在于各种自身免疫病(如 SLE、RA、干燥综合征、皮肌炎、硬皮病、白塞综合征等)患者中,在某些恶性肿瘤、药物诱发性和感染性疾病中也多见,如梅毒、麻风、AIDS、疟疾感染者及淋巴细胞增生障碍性疾病。在抗磷脂抗体综合征(ACA 敏感性 86%,特异性 75%)、复发性动静脉血栓形成、反复自然流产、血小板减少症及中枢神经系统疾病患者中,ACA 均有较高的阳性检出率,且高滴度的 ACA 可作为预测流产发生及血栓形成的一种较为敏感的指标。脑血栓患者以 IgG 型 ACA 阳性率最高,且与临床密切相关;约 70% 未经治疗的 ACA 阳性孕妇可发生自然流产和宫内死胎,尤其是 IgM 型 ACA 可作为自然流产或死胎的前瞻性指标;血小板减少症则以 IgG 型 ACA 多见,且与血小板减少程度呈正相关。

抗 $\beta_2$-GP1 抗体主要见于抗磷脂抗体综合征(敏感性为 30%~60%,特异性 98%)和 SLE 患者。同时测定抗 $\beta_2$-GP1 和 ACA,可使抗磷脂抗体综合征的诊断率达 95%。

## (五)附注

与一般 ELISA 间接法相同。

# 十一、抗精子抗体、子宫内膜抗体

## (一)检测项目名称

抗精子抗体、子宫内膜抗体。

## (二)英文缩写

As-Ab、EM-Ab。

## (三)采用的方法

间接免疫荧光法。

## (四)参考区间

正常参考滴度小于 1∶10。

## (五)临床意义

AsAb 是由于男性血睾屏障受损,精子或可溶性抗原逸出,使机体产生抗精子的自身抗体;而女性则由于精子和精浆中的抗原物质进入阴道和子宫被吸收后分泌产生的抗体。AsAb 是导致不明原因不孕不育症的主要因素之一。

EM-Ab 人工流产刮宫时,胚囊也可能作为抗原刺激机体产生抗体。便会导致不孕、停孕或流产。不少女性因在初次妊娠时做了人工流产,而继发不孕,这种继发不孕患者多数是因体内产生抗子宫内膜抗体所致不孕。抗子宫内膜抗体阳性引起的不孕属于免疫性不孕。

## 十二、抗卵巢抗体(AoAb)测定

**(一)检测项目名称**

抗卵巢抗体(AoAb)测定。

**(二)英文缩写**

AoAb。

**(三)采用的方法**

ELISA 法。

**(四)参考区间**

血清中 AoAb 为阴性。参考值范围参照厂家试剂盒说明书,各实验室最好建立自己的参考值。

**(五)临床意义**

抗卵巢抗体(AoAb)最早发现于卵巢功能早衰、早绝经患者,此外,也见于卵巢损伤、感染、炎症患者。

AoAb 阳性检出率在卵巢功能早衰、早绝经患者中达 50%～70%,不孕症患者阳性率为20%。AoAb 测定可作为监测人工授精的一项指标。在首次人工授精后的第 10～15 天,某些接受治疗者血清中的 IgM 类 AoAb,高滴度的 AoAb 可影响治疗效果。由于 AoAb 的靶抗原本质和生理功能尚不清楚,对 AoAb 阳性结果的意义应结合临床其他检查综合考虑。

**(六)附注**

与一般 ELISA 间接法相同。

## 十三、间接免疫荧光法测定抗胰岛细胞抗体

**(一)检测项目名称**

抗胰岛细胞抗体测定。

**(二)英文缩写**

ICA。

**(三)采用的方法**

间接免疫荧光法。

**(四)参考区间**

正常人血清 ICA 为阴性。

**(五)临床意义**

(1)ICA 主要发现于 1 型糖尿病和少数胰岛素依赖型糖尿病患者,起病初期(多为青少年)

阳性率可达85%,成人为70%～80%。随病程的延长ICA检出率下降,病程达10年时该抗体阳性率不到10%。患者直系亲属如ICA阳性,则5年内发生糖尿病的风险高于50%。

(2)用重组抗原检测抗GAD和抗IA2抗体可以用国际标准品制备标准曲线进行定量(U/mL)。健康儿童抗IA2阳性提示将很快发生临床症状明显的1型糖尿病。

### (六)附注

(1)每批试验必须设阳性与阴性对照。

(2)此法常作ICA的筛查试验,必要时可用重组GAD(谷氨酸的脱羧酶同工酶GAD65)和重组酪氨酸磷酸酶(IA2)建立的双抗原夹心ELISA法予以证实。

## 十四、抗肾小球基底膜抗体(GBM-Ab)测定

### (一)检测项目名称

抗肾小球基底膜抗体(GBM-Ab)测定。

### (二)英文缩写

GBM-Ab。

### (三)采用的方法

间接免疫荧光法。

### (四)参考区间

正常人血清1:10稀释抗GBM抗体为阴性。

### (五)临床意义

抗肾小球是包括肺出血肾炎综合征(Goodpasture综合征)在内的所有抗肾小球基底膜型肾小球肾炎的血清学标志。抗肾小球基底膜抗体型肾小球肾炎和典型的肺出血肾炎综合征中的主要靶抗原为Ⅳ型胶原NCI结构域中的$\alpha_3$链。在未累及肺的病理中抗GBM抗体的阳性率为60%,而在累及肺的病例中抗GBM抗体的阳性率为80%～90%。这些抗体主要是IgG类抗体,很少为IgA类。临床病程与抗体滴度相关,高滴度的抗GBM循环抗体提示疾病将恶化。在抗GBM抗体阴性但仍怀疑为抗肾小球基底膜抗体型肾小球肾炎时,应进行肾脏组织活检。

### (六)附注

(1)批试验必须设阳性与阴性对照。

(2)此法作为抗GBM抗体的筛查试验,必要时可用ELISA法复查和定量。

## 十五、抗血小板抗体

### (一)检测项目名称

抗血小板抗体。

### (二)英文缩写

PIAg-Ab。

## （三）采用的方法

间接免疫荧光法。

## （四）参考区间

正常参考滴度小于 1：10。

## （五）临床意义

抗血小板抗体可出现于原发性血小板减少性紫癜（ITP）中，也与系统性红斑狼疮有关。滴度升高（阳性）：见于原发性血小板减少性紫癜、系统性红斑狼疮、类风湿性关节炎、败血症、高 γ-球蛋白血症、肝病、母婴血小板不合等。

# 十六、抗中性粒细胞抗体测定

## （一）检测项目名称

ANCA。

## （二）英文缩写

ANCA。

## （三）采用的方法

间接免疫荧光法。

## （四）参考区间

正常参考滴度小于 1：10。

## （五）临床意义

cANCA 对韦格纳氏肉芽肿具有很高的特异性，韦格纳氏肉芽肿是一种以发热以及鼻咽、肺和肾的慢性肉芽肿为特征的疾病，在活动期，cANCA 阳性率可高达 90％以上，在缓解期为 30％～40％。抗体的滴度与疾病的临床活动性相关。在个别病例中，检测该抗体可区分复发和过量的免疫抑制剂治疗所致的败血症综合征。

抗髓过氧化物酶抗体在间接免疫荧光法检测时表现为 pANCA 的荧光模型，提示急性、危及生命的疾病（急性进行性肾小球肾炎，多微血管炎和其他形式的血管炎），所以对急诊病例应立即进行 pANCA 和 cANCA 的血清学检测。在溃疡性结肠炎、原发性硬化性胆管炎和其他疾病中，有时也可检出 pANCA，其靶抗原主要为髓过氧化物酶以外的其他抗原，其中部分抗原尚不清楚。

# 十七、自免肝间接免疫荧光法检测

## （一）检测项目名称

自免肝间接免疫荧光法检测。

## （二）采用的方法

间接免疫荧光法。

### （三）参考区间

正常参考滴度小于 1∶100。

### （四）临床意义

体外定性或定量检测人血清或血浆中的各种自免肝炎相关的各种抗体

荧光模型（阳性反应）：许多基质都可用作抗核抗体（ANA）的检测基质，但人上皮细胞（HEp-2）是检测和区分抗核抗体的最佳基质。标本阳性时，细胞核呈现与数种特征性模型相对应的典型荧光。阴性标本则细胞核无特异性荧光。每次判断结果时，都需同时观察分裂间期和分裂期细胞，最好多观察几个视野。

抗肝肾微粒体（LKM）抗体与鼠肝具有很好的反应性，在肝细胞胞浆中产生均匀的荧光。在大鼠肾中，特别是在皮质区域，近曲小管胞浆呈现细颗粒样荧光，而远曲小管为阴性。肝细胞的荧光强度一般会比近曲小管强。

许多组织基质和 HEp-2 细胞都可用来检测抗线粒体抗体（AMA），但大鼠肾脏冰冻组织切片是检测该抗体的标准基质。近曲和远曲小管细胞浆呈现明显的颗粒样、基底部增强的荧光，肾小球仅有微弱的荧光。阳性标本的荧光模型与阳性对照基本上相同，管腔部位（刷状缘）的荧光为非特异性的，不对其做结果判定。

抗平滑肌抗体（ASMA）在肌层、黏膜肌层和黏膜层腺体间收缩纤维呈现明显的胞浆型荧光。阳性标本的荧光模型与阳性对照基本一致，阴性标本收缩纤维无荧光。对其他组织结构中出现的荧光不做结果判定。

抗心肌抗体（HMA）与灵长类心脏的冰冻组织切片反应，心肌细胞的胞浆显示出典型的横纹状荧光。如果存在罕见的抗润盘抗体，在这些结构中将表现出平滑的荧光。

抗横纹肌抗体与重症肌无力有关，但只有在滴度很高时才有诊断价值。

重症肌无力是一种比较常见的自身免疫病，该病是由于突触后膜上乙酰胆碱受体的不可逆性阻断引起的神经肌肉接头兴奋传递障碍所致。90％的患者中可检出抗乙酰胆碱受体抗体。

该病的典型症状为横纹肌运动无力，尤其以眼部、面部、颈部和四肢肌肉最为明显。可因吞咽和呼吸麻痹而出现并发症。

该病多见于女性，发病年龄以 20～40 岁为多见。50 岁以前和以上的男性很少发病。75％的患者有胸腺异常（胸腺增生、胸腺瘤）。

在重症肌无力中，还常伴有其他自身免疫性疾病，大约半数的患者中可检出一种以上的自身抗体（如：抗核抗体）。

在其他很多疾病中可检出抗核抗体，如原发性胆汁性肝硬化和慢性活动性自身免疫性肝炎。有时在健康人中也可检出抗核抗体，但常为低滴度（各种免疫球蛋白类型均可出现，主要为 IgM）。

1.抗线粒体抗体（AMA）

在很多疾病中可检出抗线粒体抗体（AMA），并且常与其他自身抗体（如核点型）一起出现，有 9 种不同类型的 AMA（Ml-M9）对自身免疫性疾病有诊断价值。检测 AMA 对诊断原发性胆汁性肝硬化（PBC）具有重要的意义，但该抗体在其他疾病中的阳性率也可高达 100％。

2.抗平滑肌（ASMA）抗体

抗平滑肌（ASMA）抗体可出现在各种肝脏疾病中（如自身免疫性肝炎、肝硬化），检测该抗体对诊断（类狼疮）自身免疫性慢性活动性肝炎有特别重要的意义，在传染性单核细胞增多症和其他病毒性感染、系统性红斑狼疮、乳房和卵巢肿瘤以及恶性黑色素瘤中也可检出这些抗体，但对这些疾病没有任何诊断价值。在病毒性肝炎中，抗体滴度通常很快下降。

高浓度的 ASMA 为自身免疫性肝炎（AIH）的指标，阳性率为 70%。IgG 和 IgM 型抗体的滴度与疾病的活动性相关。AIH 主要出现在女性中，半数病例在 30 岁以前发病，40%的患者以急性肝炎开始发病，肝活检显示有实质细胞坏死，并伴有淋巴细胞和浆细胞浸润。

借助于自身抗体和各种病毒学指标，可将自身免疫性肝炎分为很多种亚型（病因不同）。在 AIH 中，抗细胞核、dsDNA 和粒细胞浆（ANCA）抗体常与 ASMA 一起出现。50%的原发性胆汁性肝硬化、酒精性肝硬化、胆管梗阻和 2%的隐性患者中也可检出低滴度的 ASMA。

3.抗肝-肾微粒体（LKM）抗体

抗 LKM 抗体可出现在各种慢性肝炎中。靶抗原为细胞色素 P450（LKM-1）的抗肝肾微粒体抗体，是 II 型自身免疫性肝炎的标志，50%～75%的患者为儿童。关节疼、肾小球肾炎、白斑和慢性炎症性肠病等肝外综合征常与这种类型的自身免疫性肝炎一起出现。检出抗 SLA/LP（可溶性肝抗原/肝胰抗原）抗体表明 III 型 AIH。

# 十八、抗 AMA M2、LKM-1、LC-1 和 SLA/LP 抗体

## （一）检测项目名称
抗 AMA M2、LKM-1、LC-1 和 SLA/LP 抗体。

## （二）英文缩写
抗 AMA M2、LKM-1、LC-1 和 SLA/LP 抗体。

## （三）采用的方法
免疫印记法。

## （四）参考区间
正常参考阴性。

## （五）临床意义
检测抗可溶性肝抗原/肝胰抗原（SLA/LP）抗体是诊断自身免疫性肝脏疾病的一种很重要的新工具，抗 SLA/LP 抗体是自身免疫性肝炎的主要标志性抗体。

自身免疫性肝脏疾病包括：自身免疫性肝炎（AIH）、PBC 和原发性硬化性胆管炎（PSC）。

自身免疫性肝炎（AIH，以前又叫类狼疮肝炎或慢性活动性肝炎）主要感染女性患者，临床表现有胆红素、肝脏相关酶类和免疫球蛋白增高以及典型的组织学变化（肝脏活检可见实质细胞坏死以及淋巴细胞和浆细胞的浸润）和出现各种自身抗体。

在西欧，AIH 的发病率为每年 0.019‰。如果不及时治疗，AIH 可迅速发展成肝硬化。相反，尽早开始使用免疫抑制剂治疗，并且终生坚持，就可使病人有正常的生活。为了做鉴别诊

断,可检测相应的血清学参数以排除肝炎病毒目前的感染情况。

循环性自身抗体的检测对诊断 AIH 具有很重要的意义。

## 十九、抗胰岛细胞抗体

**(一)检测项目名称**

抗胰岛细胞抗体。

**(二)英文缩写**

ICA。

**(三)采用的方法**

间接免疫荧光法。

**(四)参考区间**

正常参考滴度小于 1：10。

**(五)临床意义**

抗胰岛细胞抗体是诊断胰岛依赖性糖尿病高敏感性和高特异性的指标。胰岛素依赖型糖尿病(IDDM)是一种慢性自身免疫性疾病,以胰腺 β 细胞进行性破坏和葡萄糖代谢紊乱为特征。在 IDDM 患者中,约 54％其血中 ICA 阳性。临床上,ICA 主要用于胰岛素依赖型糖尿病和非依赖型糖尿病的鉴别诊断。在其他自身免疫性疾病的患者血清中,也可出现 ICA 抗体阳性。

## 二十、抗谷氨酸脱羧酶抗体(GAD)

**(一)检测项目名称**

GAD。

**(二)英文缩写**

GAD。

**(三)采用的方法**

ELISA 定量。

**(四)参考区间**

正常参考<15IU/mL。

**(五)临床意义**

(1)糖尿病的分型诊断,一般 GAD 抗体在 1 型糖尿病患者中其检出率高于 ICA 和 IAA,且可维持较长时间,有报告在空腹血糖最初增高时(达糖尿病诊断标准),GAD 抗体阳性率可达 85％～90％。

(2)在 1 型糖尿病的一级亲属中筛查 GAD 抗体,结合 ICA 和 IAA 检查以及 HLA 中易感基因检查,可预测 1 型糖尿病。

## 二十一、抗肾小球基底膜抗体

### （一）检测项目名称
抗肾小球基底膜抗体。

### （二）英文缩写
GBM。

### （三）采用的方法
免疫印记法。

### （四）参考区间
正常参考<20IU/mL。

### （五）临床意义
GBM 抗体是抗基底膜抗体型肾小球肾炎特异性抗体，包括 Goodpasture 综合征、急进型肾小球肾炎及免疫复合物型肾小球肾炎，患者可伴有或不伴有肺出血。抗肾小管基底膜自身抗体也可见于药物诱导的间质性肾炎，但它在发病中的作用不明。GBM 抗体阳性的患者约50％病变局限于肾脏，另 50％有肾脏和肺部病变。仅有肺部病变的抗 GBM 抗体阳性者非常少见。

检测 Goodpasture 综合征患者血清中自身抗体对诊断和治疗均非常重要。约低于 1/3（15％左右）患者有 GBM 抗体，但绝大多数有 ANCA。抗体检测有助于判断预后，GBM 抗体阳性者预后最差，其次是 PR3-ANCA 相关性系统性血管炎、韦格纳血管瘤和 MPO-ANCA 相关性系统性微脉管炎。

## 二十二、过敏原

### （一）检测项目名称
过敏原。

### （二）英文缩写
过敏原。

### （三）采用的方法
欧蒙印迹法体。

### （四）参考区间
小于一个"＋"。

### （五）临床意义
慢性荨麻疹患者血清中存在的过敏原，为其预防和治疗提供可靠的科学依据。

# 第三节 传染病的免疫学检验

## 一、甲型病毒性肝炎血清学检测

甲型肝炎病毒（HAV）属小 RNA 病毒科中的肝病毒属，为正单链 RNA 病毒，甲型肝炎病毒主要经粪-口途径传播。诊断甲型肝炎的特异性血清学指标是抗 HAV-IgM（表 6-3-1）。

抗 HAV-IgM 在甲肝亚临床期已出现，且滴度在感染后 3 个月内维持在 1：1000 以上，为早期诊断甲型肝炎的依据。

**表 6-3-1　甲型病毒性肝炎血清学检验报告单**

### 医院检验报告单 【免疫

| 姓名 | 性别 | 年龄 | 样本号 |
|---|---|---|---|
| 住院号 | 科室 | 床号 | |
| 标签联号 | 样本类型　血液 | 标本编号 | 临床诊断 |

| 检验项目 | 结果 | 参考值 | 单位 |
|---|---|---|---|
| 抗 HAV-IgM | | 阴性 | |

| 送检医生 | 检验者 | 审核者 |
|---|---|---|
| 接收时间 | 检验时间 | 报告时间 |

※本报告单仅对本标本负责※

## 二、乙型病毒性肝炎血清学检测

乙型病毒性肝炎（HBV）是目前已确认的病毒性肝炎中对人类健康危害最为严重的一种肝炎。急慢性乙型肝炎患者及血液 HBsAg 阳性无症状的携带者是乙型肝炎病毒的主要传染源。乙型肝炎病毒主要通过血液、性接触、母-婴垂直传播。

乙型病毒性肝炎血清学检测指标包括两对半（① HBsAg，② HBsAb，③ HBeAg，④HBeAb，⑤HBcAb；其中①、③、⑤阳性俗称"大三阳"，①、④、⑤阳性俗称小三阳）、抗-HBcIgM 抗体（抗 HBc-IgM）、前 $S_1$ 及抗前 $S_1$ 抗体（表 6-3-2）。

表 6-3-2　乙型病毒性肝炎血清学检验报告单

## 医院检验报告单 【免疫】

| 姓名 | 性别 | 年龄 | 样本号 |
| 住院号 | 科室 | 床号 | |
| 标签联号 | 样本类型　血液 | 标本编号 | 临床诊断 |

| 检验项目 | 结果 | 参考值 | 单位 |
| --- | --- | --- | --- |
| 两对半： | | | |
| HBsAg | | 阴性 | |
| 抗 HBs | | 阴性 | |
| (HBsAb) | | | |
| HBeAg | | 阴性 | |
| 抗 HBe | | 阴性 | |
| (HBeAb) 抗 HBc | | 阴性 | |
| (HBcAb) | | | |
| 抗 HBc-IgM | | 阴性 | |
| 前 S₁ | | 阴性 | |
| 抗前 S₁ 抗体 | 阴性 | | |

| 送检医生 | 检验者 | 审核者 |
| 接收时间 | 检验时间 | 报告时间 |

※本报告单仅对本标本负责※

(1)乙型肝炎病毒表面抗原(HBsAg)是感染了 HBV 的一个特异性标志。血清内 HBsAg 阳性见于急性乙型肝炎的潜伏期和急性期、慢性 HBV 感染状态(包括无症状 HBsAg 携带者、慢性乙型肝炎)与 HBV 有关的肝硬化和原发性肝癌。

(2)乙型肝炎病毒表面抗体(HBsAb)是一种保护性抗体。血清内 HBsAb 阳性表示曾经感染过 HBV,不论临床上有无肝炎的表现,现已得到恢复,并具有 HBV 的免疫力。注射乙肝疫苗后,产生 HBsAb 表示具有免疫力。

(3)乙型肝炎病毒结构抗原(HBeAg)及结构抗体(HBeAb):急性乙型肝炎时,HBeAg 呈短暂阳性,如持续阳性提示转为慢性,孕妇则可垂直传播。在慢性 HBV 感染时,HBeAg 阳性常表示为肝细胞内 HBV 活动性复制;当 HBeAg 转阴,伴有 HBeAb 转阳常提示 HBV 复制停止或明显减弱。HBeAb 还出现于急性乙型肝炎的恢复期,可持续较长时间。一般在恢复期出现,随 e 抗原转阴,出现 e 抗体提示病情转愈。

(4)乙型肝炎病毒核心抗体(HBcAb)可作为乙型肝炎病毒在体内复制的标志,其血液具有传染性,常与 HBsAg 阳性并存。出现于急性乙型肝炎的早期,且呈高滴度。HBsAg 阳性时间越长,HBcAb 滴度就越高,恢复后可持续数年或更长,滴度才逐渐下降。慢性 HBV 感染者,HBcAb 持续阳性。单项 HBcAb 阳性表示过去可能感染过 HBV,少数也可能仍有 HBV 感染,需与其他标志物结合而判断。乙型肝炎病毒核心抗原(HBcAg)存在于肝细胞核内,不释放于外周血中,故测不到 HBcAg。

(5)抗 HBc 有 IgG、IgM、IgA 三类,抗 HBc-IgM 在乙型肝炎急性期或慢性肝炎活动期出现。在 HBV 感染的"窗口期,"抗 HBc 常常是唯一可测出的 HBV 血清标志物。

(6)前 S₁ 蛋白作为 S 蛋白氨基端延伸的一段多肽,主要存在于大蛋白之中,参与 HBV 的组装、分泌和侵入肝细胞等生物学效应。前 S₁ 抗体的出现可以使 HBV 颗粒及前 S₁ 抗原颗粒减少、提高 T 细胞免疫、增强机体抗病毒免疫、参与病毒清除和预示肝病恢复。前 S₁ 抗原和抗体均出现于急性 HBV 感染早期。前 S₁ 蛋白在急性 HBV 感染中,无论抗原的出现和抗体的应答,都反映病变的活动程度,可通过前 S₁ 抗原转阴和前 S₁ 抗体转阳与否及转换的时间对治疗措施进行评价,因此,前 S₁ 抗原及其前 S₁ 抗体可以作为临床观察疗效和估计预后的一对较好指标。

## 三、丙型病毒性肝炎血清学检测

丙型肝炎病毒(HCV)曾称为肠道外传播的非甲非乙型肝炎病毒,是含脂类蛋白包膜的单正链 RNA 病毒,呈球形颗粒状,约 30~60nm,主要在肝细胞中复制。HCV 对氯仿、乙醚等有机溶剂敏感,煮沸、紫外照射及甲醛处理均可使其灭活。HCV 主要经血和血制品传播。在我国,输血后肝炎中 60%~80%、散发性急性肝炎中 12%~24% 为丙型肝炎。急性和慢性丙型肝炎患者及无症状携带者为主要传染源。发病前 12d 血液即有传染性,并可持续携带病毒达 12 年以上。HCV 可与 HBV 或其他肝炎病毒混合感染,在致病性方面既有 HCV 样的直接细胞致病作用,又有 HBV 样免疫介导的致病作用。

丙型病毒性肝炎血清学检测指标包括抗 HCVIgG 抗体(抗-HCVIgG)、HCV 抗原(HCV-Ag),见表 6-3-3。

表 6-3-3　丙型病毒性肝炎血清学检验报告单

### 医院检验报告单【免疫

| 姓名 | 性别 | 年龄 | 样本号 |
|---|---|---|---|
| 住院号 | 科室 | 床号 | |
| 标签联号 | 样本类型　血液 | 标本编号 | 临床诊断 |

| 检验项目 | 结果 | 参考值 | 单位 |
|---|---|---|---|
| 抗 HCV-IgG 抗体 | | 阴性 | |
| HCV 抗原(HCV-Ag) | | 阴性 | |

| 送检医生 | 检验者 | 审核者 |
|---|---|---|
| 接收时间 | 检验时间 | 报告时间 |

※本报告单仅对本标本负责※

(1)抗 HCV 阳性提示感染过 HCV;对大部分病例而言,抗 HCV 阳性常伴有 HCVRNA 的存在。因此,抗 HCV 是判断 HCV 感染的一个重要标志。抗 HCV 阳性而血清中没有

HCV RNA 提示既往感染。有极少数病例抗 HCV 阴性仍可检测到 HCV RNA。另外,某些慢性 HCV 感染者的抗 HCV 可持续存在。检测抗 HCV 抗体最常用的方法为 ELISA 法,该试验是 HCV 感染的筛查方法。主要所测的是抗 HCV-IgG。

（2）HCV 抗原阳性表示 HCV 感染急性期。用重组 HCV 抗原建立的重组免疫印迹试验(RIBA),特异性强,是丙型肝炎的确诊试验。

## 四、戊型病毒性肝炎血清学检测

戊型肝炎病毒(HEV)为球形、无包膜的 RNA 病毒,该病毒主要由污染的水源经口传播。既可引起大规模的暴发流行,也可引起急性散发型流行。戊型肝炎为自限性疾病,较少发展成慢性肝炎,其临床症状最常见于青、中年患者,儿童都表现为亚临床感染。随着 HEV 克隆序列分析的完成,以重组蛋白及合成肽作为抗原检测血清中的抗 HEV 已成为戊肝诊断的主要手段。戊型病毒性肝炎血清学检测指标包括抗 HEV-IgG、抗 HEV-IgM(表 6-3-4)。

HEV 所致戊型肝炎的临床症状和流行病学特点都与甲型肝炎相似。抗 HEV 抗体以 IgG 类抗体为主,在戊型肝炎急性期即可检出,且滴度较高,持续约 6 个月。一般认为,戊型肝炎急性期第一份血清抗 HEV 滴度 >40,以后逐渐下降,或抗 HEV 先阴性后转为阳性,或抗 HEV 滴度逐渐增高,均可诊断为急性 HEV 感染。抗 HEV-IgM 通常滴度不高,持续时间短(2 个月左右),部分患者感染 HEV 后,抗 HEV-IgM 始终为阴性,故目前不将抗 HEV-IgM 列入常规检查。

表 6-3-4　戊型病毒性肝炎血清学检验报告单

| 医院检验报告单　【免疫 | | | |
|---|---|---|---|
| 姓名 | 性别 | 年龄 | 样本号 |
| 住院号 | 科室 | 床号 | |
| 标签联号 | 样本类型　血液 | 标本编号 | 临床诊断 |
| 检验项目 | 结果 | 参考值 | 单位 |
| 抗 HEV-IgG | | 阴性 | |
| 抗 HEV-IgM | | 阴性 | |
| 送检医生 | 检验者 | 审核者 | |
| 接收时间 | 检验时间 | 报告时间 | |

※本报告单仅对本标本负责※

## 五、人类免疫缺陷病的血清学检测

人类免疫缺陷病是由于感染人类免疫缺陷病毒(HIV),HIV 属于逆转录病毒科慢病毒属中的灵长类免疫缺陷病毒亚属,主要经血液、性接触、母婴垂直传播等途径传播。HIV 感染的主要靶细胞是 $CD4^+T$ 淋巴细胞、单核吞噬细胞,使该类细胞大量减少,机体免疫系统受到破坏,免疫调节紊乱,细胞免疫功能缺陷,致使机体极易合并多种微生物的机会感染或发生肿瘤。HIV 对酸性环境、消毒剂和去垢剂等敏感,病毒在 pH2 环境下失活,50%~70%乙醇、2%甲醛、5%碳酸、0.1%戊二醛、5g/L 次氯酸钠等均可灭活 HIV。但该病毒对碱性环境(pH9.0 左右)、紫外线较为耐受。

　　HIV 实验室有初筛实验室和确认实验室两种,一般医疗单位的检验科不得从事艾滋病的相关检查。HIV 的实验室检查包括检测血清中抗 HIV 抗体、HIV 抗原和 HIV 核酸以及淋巴细胞尤其是 $CD4^+$ 淋巴细胞的数量。因 HIV 感染后病毒难以清除,检测出特异性抗体即指示体内存在病毒,所以最常用的实验室诊断方法为抗体检测。

　　新近开发的试剂盒可检测 IgG、IgM 类抗 HIV 抗体及 HIV 核心抗原,可大大缩短 HIV 感染的窗口期,有利于早期诊断。有关 HIV 感染的确诊试验为免疫印迹法(WB)和放射免疫沉淀试验(RIPA)等,其中又以 WB 法最为常用,该法检测的是针对病毒抗原组分的抗体。这里介绍 HIV 的血清学检测指标包括抗 HIV 抗体、HIV-1-RNA[此项采用聚合酶链反应(PCR)],见表 6-3-5。

表 6-3-5　抗人类免疫缺陷病毒抗体检验报告单

### 医院检验报告单【免疫

| 姓名 | 性别 | 年龄 | 样本号 |
|---|---|---|---|
| 住院号 | 科室 | 床号 | |
| 标签联号 | 样本类型　血液 | 标本编号 | 临床诊断 |

| 检验项目 | 结果 | 参考值 | 单位 |
|---|---|---|---|
| 抗 HIV-1 | | 阴性 | |
| HIV-1-RNA | | 定性:阴性 | |
| | | 定量:<103 | |

| 送检医生 | 检验者 | 审核者 |
|---|---|---|
| 接收时间 | 检验时间 | 报告时间 |

※本报告单仅对本标本负责※

　　(1)艾滋病(AIDS)即获得性免疫缺陷综合征,系由人类免疫缺陷病毒引起的严重传染病,现已知道此病有多种型别,目前流行的主要为 1 型(HIV-1)。HIV-1 抗体的血清学检验一般分两步进行,即一般试验(初筛通常用酶标法)和确证试验(通常用免疫印迹法)。对阳性结果应结合其他检查项目和临床情况进行综合分析,对可疑结果应进行随访,随访期至少 6 个月。

　　(2)PCR 可用来追踪 HIV 的自然感染史。可在其他血清学和病毒学标志出现前检测病毒序列,这样可判定无症状而且血清学标志物阴性患者潜在的 HIV 传播性;可用来监测长潜伏期(4~7 年)患者,以及在抗病毒治疗期间病毒的水平;也可用于出生后最初的 6~9 个月期间,他们的血液中存在母体的抗体,因此用 PCR 可确定婴儿是否真正被 HIV 感染。

血液中 HIV-1RNA 的定量检测已被公认为可以预估患者病程,并可用于鸡尾酒抗病毒治疗效果的评估。利用病毒载量可在患者急性感染期间,处于"窗口期"时即可检测出高水平的病毒 RNA 含量。医师可利用结果判定患者疾病的进程和进展,以及可在接受抗病毒治疗过程中起监测与指导作用。可以在开始治疗前对患者进行 HIV-1RNA 水平检测,治疗过程中通过对 HIV-1RNA 的一系列测定来指导治疗。例如,如果 RNA 水平没有降低,那么就应该调整治疗或改变治疗方案;如果 RNA 复制受到抑制,那么就应持续治疗。

HIV-1RNA 的定性测定用于献血员血液和血液制品检测,可大大缩短检测的"窗口期",对于提高血液及血液制品的安全性具有重要意义。

## 六、TORCH 感染的血清学检测

TORCH 是引起围产期感染的一组病原体英文名称的字头组合,"To"即 Toxoplasma(弓形虫),"R"即 Rubivirus(风疹病毒),"C"即 Cytomegalovirus(巨细胞病毒),"H"即 Herpes simplex uirus(单纯疱疹病毒)。这组病原体感染孕妇后常致胎儿宫内感染,导致流产、早产、死胎、畸胎。为引起围产医学家和优生优育家的关注,日本学者片山诚将这四种病原体组合在一起,以 TORCH(torch,火炬)命名。但鉴于技术上的原因和生物学上的交叉反应,对阳性结果的意义应结合临床综合判断,不能仅以此结果作为孕妇终止妊娠的依据。TORCH 感染的血清学检测包括抗弓形虫抗体(TO)-IgG、IgM、抗风疹病毒(R)-IgM、抗巨细胞病毒(C)抗体-IgM、抗单纯疱疹病毒(H)抗体-IgM(表 6-3-6)。

表 6-3-6 TORCH 感染的血清学检验报告

医院检验报告单【免疫

| 姓名 | 性别 | 年龄 | 样本号 |
| 住院号 | 科室 | 床号 | |
| 标签联号 | 样本类型 血液 | 标本编号 | 临床诊断 |

| 检验项目 | 结果 | 参考值 | 单位 |
| --- | --- | --- | --- |
| TORCH 的项目: | | | |
| 　抗弓形虫抗体(TO)-Igg,IgM | | 阴性 | |
| 　抗风疹病毒抗体(R)-IgM | | 阴性 | |
| 　巨细胞病毒抗体(C)-IgM | | 阴性 | |
| 　抗单纯疱疹病毒抗体(H)-IgM | | 阴性 | |

| 送检医生 | 检验者 | 审核者 |
| 接收时间 | 检验时间 | 报告时间 |

※本报告单仅对本标本负责※

(1)抗弓形虫 IgM 抗体阳性提示近期感染。由于母体 IgM 类抗体不能通过胎盘,故在新生儿体内查到抗弓形虫特异性 IgM 抗体则提示其有先天性感染。IgG 抗体阳性提示有弓形虫既往感染。

(2)抗风疹病毒 IgM 抗体在发病 2～5 天即可测出,6～25d 检出率可达高峰,常用于风疹急性期或新近感染的诊断。抗风疹病毒 IgG 抗体用于调查既往感染。

(3)血清中抗巨细胞病毒(HCMV)抗体 IgM 阳性有助于对急性或活动性 HCMV 感染的诊断,以及对移植器官供体和献血员的筛选。脐带血查出抗 HCMV-IgM 抗体说明胎儿宫内感染,若同时检测抗 HCMV-IgA 抗体可提高诊断的准确性。抗 HCMV-IgG 抗体阳性对诊断既往感染和流行病学调查有意义,若间隔 3 周后抽取血清该抗体阳性滴度升高 4 倍以上(双份血清进行对比),则对判断 HCMV 近期复发感染有意义。

(4)人群中 HSV 感染十分普遍。抗 HSV-IgM 抗体阳性提示有近期感染,但应结合临床综合分析,孕妇不能仅以抗 HSV-IgM 阳性作为终止妊娠的依据。很多人血清中抗 HSV-IgG 抗体阳性,且其滴度不随疾病复发而升高,故无重要的临床意义。

## 七、沙眼衣原体感染的血清学检测

衣原体是一类能通过细菌滤器、具有独特发育周期、严格细胞内寄生的原核细胞型微生物,包括沙眼衣原体(Ct)、鹦鹉热衣原体(CPs)、肺炎衣原体(CPn)和牲畜衣原体(CPe)。前 3 种可引起人类致病。沙眼衣原体依据主要外膜蛋白(OMPl)抗原的差异可分为 18 个血清型。其中 $L_1$、$L_2$、$L_2a$、$L_3$ 血清型是性病淋巴肉芽肿(LGV)的病原体;A、B、Ba、C 血清型为人类沙眼病原体;D-K 血清型引起泌尿生殖系统感染和婴儿感染。衣原体对热敏感,50～60℃ 10min 即灭活,但其耐低温,－70℃可生存数年。0.5％石炭酸,75％乙醇可迅速杀死衣原体。沙眼衣原体通过直接接触、间接触摸污染物或经性接触传播,也可经产道传播。抗沙眼衣原体抗体测定(表 6-3-7)。

表 6-3-7 沙眼衣原体感染的血清学检验报告单

医院检验报告单 【免疫

| 姓名 | 性别 | 年龄 | 样本号 |
|---|---|---|---|
| 住院号 | 科室 | 床号 | |
| 标签联号 | 样本类型 血液 | 标本编号 | 临床诊断 |

| 检验项目 | 结果 | 参考值 | 单位 |
|---|---|---|---|
| 抗沙眼衣原体抗体-IgG | | 阴性 | |
| 抗沙眼衣原体抗体-IgA | | 阴性 | |
| 抗沙眼衣原体抗体-IgM | | 阴性 | |

| 送检医生 | 检验者 | 审核者 |
|---|---|---|
| 接收时间 | 检验时间 | 报告时间 |

※本报告单仅对本标本负责※

抗沙眼衣原体(Ct)抗体阳性提示有沙眼衣原体感染,但不确定为当前感染。一般 IgM 抗体阳性与初次近期感染有关,IgG 类抗体阳性与反复再次感染有关,IgA 类抗体阳性与泌尿生殖道黏膜感染有关。此法不仅适于血清检查,还可测定泪液或泌尿生殖道分泌物中的抗体。阴性结果应结合临床表现和其他检查结果综合分析。

## 八、轮状病毒感染的检测

轮状病毒(RV)为双股 RNA 病毒,有 11 个 RNA 片段。分 A~G7 个组,A、B、C 组引起人类严重发病,A 组与婴幼儿腹泻,B 组与成人腹泻有关。根据 A 组中和抗原 VP7 的多态性,至少可分为 14 个血清型。其抗原检测见表 6-3-8。

表 6-3-8　轮状病毒感染检验报告单

### 医院检验报告单 【免疫

| 姓名 | 性别 | 年龄 | 样本号 |
|---|---|---|---|
| 住院号 | 科室 | 床号 | |
| 标签联号 | 样本类型　血液 | 标本编号 | 临床诊断 |

| 检验项目 | 结果 | 参考值 | 单位 |
|---|---|---|---|
| 轮状病毒抗原(RV) | | 阴性 | |

| 送检医生 | 检验者 | 审核者 |
|---|---|---|
| 接收时间 | 检验时间 | 报告时间 |

※本报告单仅对本标本负责※

轮状病毒(RV)是造成婴幼儿传染性胃肠炎的主要原因,在儿童及成人也能观察到感染RV 的胃肠炎患者。RV 引发的肠胃炎可导致婴儿、老年人及免疫抑制患者(如 AIDS 患者)的死亡。RV 感染主要发生在冬季,但一年四季均有散在发病。患急性肠道疾病的住院儿童50％为 RV 引起。RV 很容易随粪便分泌而传播,新生儿区及新生儿护理区应严防 RV 的院内感染。

## 九、腺病毒感染的血清学检测

腺病毒是一种重要的呼吸道病毒,有 40 多个血清型,其中 3、4、7 型最易暴发流行。是DNA 病毒,主要在细胞核内繁殖,耐温、耐酸、耐脂溶剂的能力较强,除咽、结合膜及淋巴组织外,还在肠道繁殖。抗腺病毒抗体的检测见表 6-3-9。

表 6-3-9　腺病毒感染的血清学检验报告单

## 医院检验报告单 【免疫

| 姓名 | 性别 | 年龄 | 样本号 |
| 住院号 | 科室 | 床号 | |
| 标签联号 | 样本类型　血液 | 标本编号 | 临床诊断 |

| 检验项目 | 结果 | 参考值 | 单位 |
| --- | --- | --- | --- |
| 抗腺病毒抗体-IgG、IgM | | 血清 1∶10 均为阴性 | |

| 送检医生 | 检验者 | 审核者 |
| 接收时间 | 检验时间 | 报告时间 |

※本报告单仅对本标本负责※

腺病毒能够引起多种疾病,1～39 型腺病毒感染约占呼吸道感染的 6％。40、41 型能引起胃肠炎,在幼儿病毒感染中,仅次于轮状病毒,占第二位。通过空气和污染物传播,在感染后头几天传染性最强。正常人血清 IgG 或 IgM 类抗腺病毒抗体阴性。抗腺病毒不同血清型的抗体有交叉反应,故用 3 型腺病毒感染的细胞也适合于检测其他血清型的抗体。

# 十、肺炎衣原体和支原体感染的血清学检测

衣原体是介于病毒和细菌之间的一类独立微生物,需在活细胞内繁殖,不能在人工合成的培养基中生长。现有沙眼、肺炎、鹦鹉热和牲畜衣原体 4 个属。支原体是一种类似细菌但不具胞壁的原核微生物,能在无生命的人工培养基上生长繁殖,能通过细菌滤器。支原体种类甚多,对人致病的有肺炎支原体(MP)、人型支原体(MH)、解脲支原体(UU)等。肺炎支原体主要在气管、支气管和细支气管的上皮细胞内增殖。抗肺炎衣原体抗体、抗肺炎支原体抗体(IgG、IgM、IgA)检测见表 6-3-10。

(1)肺炎衣原体(CP):可引起急、慢性上呼吸道感染,肺炎(占肺炎发病率的 10％)、心内膜炎、脑膜炎、结节性红斑,也参与动脉粥样硬化的发病。抗肺炎衣原体抗体阳性提示有肺炎衣原体感染,但其确切的意义尚缺乏严格的临床评价。

(2)肺炎支原体(MP):引起的主要疾病有原发性非典型肺炎(细支气管炎、支气管周围间质性肺炎)、咽炎和气管支气管炎。在肺炎支原体感染并出现症状后的第七天即可检测到 IgM 类抗体,10～30 天后 IgM 类抗体浓度即可达高峰,12～26 周后 IgM 类抗体滴度逐渐降低直至检测不到。IgM 类抗体多在初发感染时检测到,因此,高浓度的 IgM 类抗体多频繁地发现于年轻人身上。相反,年纪较大的人因为通常经历了重复感染,其 IgM 类抗体浓度常常很低或检测不到。在初次感染肺炎支原体时,IgA 类抗体在发生症状后 3 周内出现,并达到峰值。但于发生症状的 5 周后该类抗体滴度即开始下降。IgG 类抗肺炎支原体抗体较 IgA 和 IgM 类抗体出现迟,其浓度峰值出现在肺炎支原体感染症状发生后的第五周。少数情况下,肺炎支原体的急性感染并不伴有 IgM 和 IgA 类抗体的出现,唯有依靠 IgG 类抗体滴度的上升方可做出

诊断。

表 6-3-10　肺炎衣原体和支原体感染的血清学检验报告单

医院检验报告单 【免疫

| 姓名 | | 性别 | | 年龄 | | 样本号 |
|------|---|------|---|------|---|--------|
| 住院号 | | 科室 | | 床号 | | |
| 标签联号 | | 样本类型　血液 | | 标本编号 | | 临床诊断 |

| 检验项目 | 结果 | 参考值 | 单位 |
|----------|------|--------|------|
| 抗肺炎衣原体抗体(CP) | | 阴性 | |
| 抗肺炎支原体抗体(MP-IgG、IgM、IgA) | | 阴性 | |

| 送检医生 | | 检验者 | | 审核者 | |
|----------|---|--------|---|--------|---|
| 接收时间 | | 检验时间 | | 报告时间 | |

※本报告单仅对本标本负责※

# 十一、伤寒和副伤寒的血清学检测

伤寒和副伤寒是由伤寒沙门菌和甲型副伤寒沙门菌、乙型副伤寒沙门菌、丙型副伤寒沙门菌引起的肠道传染病,临床特征为长程发热、全身中毒症状、相对缓脉、肝脾肿大、玫瑰疹及白细胞减少等。主要并发症为肠出血、肠穿孔。其检查采用传统的肥达反应(表 6-3-11)。

表 6-3-11　伤寒和副伤寒的血清学检验报告单

医院检验报告单 【免疫

| 姓名 | | 性别 | | 年龄 | | 样本号 |
|------|---|------|---|------|---|--------|
| 住院号 | | 科室 | | 床号 | | |
| 标签联号 | | 样本类型　血液 | | 标本编号 | | 临床诊断 |

| 检验项目 | 结果 | 参考值 | 单位 |
|----------|------|--------|------|
| 肥达反应: | | | |
| 　抗伤寒沙门菌 O(TO) | | 滴度<1:80 | |
| 　抗伤寒沙门菌 H(TH) | | <1:160 | |
| 　抗副伤寒菌(甲、乙、丙型)(PA、PB、PC) | | <1:80 | |

| 送检医生 | | 检验者 | | 审核者 | |
|----------|---|--------|---|--------|---|
| 接收时间 | | 检验时间 | | 报告时间 | |

※本报告单仅对本标本负责※

正常人血清中可有少量抗体存在,伤寒沙门菌菌体抗原(O)其抗体(TO)凝集价<80,其

抗体(TH)凝集价<160,甲型副伤寒沙门菌、乙型副伤寒沙门菌、丙型副伤寒沙门菌(PA、PB、PC)凝集价<80。凝集价随各地区预防接种及疾病流行情况而有所不同,一般认为要高于正常凝集价才有诊断意义,TO>1:80,TH>1:160,PA>1:80,PB>1:80,PC>1:80。此外,对检测结果的评价必须结合临床,注意病程,抗 O 抗体与抗 H 抗体效价在恢复期较急性期增长 4 倍以上才有肯定的诊断价值。但近期接种过伤寒、副伤寒菌苗者,其凝集价也可升高。

## 十二、布鲁菌病的血清学检测

布鲁菌病是一种人畜共患传染病,布鲁菌的常见菌型为牛、羊、猪。布鲁菌自皮肤或呼吸道、消化道黏膜进入人体后,中性多核粒细胞首先出现,被吞噬的牛型细菌可部分被杀死,但羊型菌不易被杀死。存活的布鲁菌随淋巴液到达局部淋巴结。根据人体的抗病能力和侵入菌的数量及毒力,病菌或在局部被消灭,或在淋巴结中生长繁殖而形成感染灶。当病菌增殖达到相当数量后,即冲破淋巴结屏障而侵入血循环,此时可出现菌血症、毒血症等一系列症状,以长期发热、多汗、关节痛及全身乏力、疼痛为主要特征。抗布鲁菌抗体检测方法用试管凝聚试验、胶乳凝聚试验(表 6-3-12)。

**表 6-3-12 布鲁菌病的血清学检验报告单**

### 医院检验报告单 【免疫

| 姓名 | 性别 | 年龄 | 样本号 |
|---|---|---|---|
| 住院号 | 科室 | 床号 | |
| 标签联号 | 样本类型　血液 | 标本编号 | 临床诊断 |

| 检验项目 | 结果 | 参考值 | 单位 |
|---|---|---|---|
| 抗布鲁菌抗体 | | 阴性 | |

| 送检医生 | 检验者 | 审核者 |
|---|---|---|
| 接收时间 | 检验时间 | 报告时间 |

※本报告单仅对本标本负责※

发病年龄以青壮年为主,从事兽医、皮毛加工业、屠宰业的工人发病率较高。极易引起实验室感染,操作人员要倍加小心。

## 十三、幽门螺杆菌感染的血清学检测

幽门螺杆菌(HP)是从慢性胃炎和消化性溃疡患者胃黏膜中分离而得,原称幽门弯曲菌。该菌约 67% 的菌株产生细胞空泡毒素(VacA)和细胞毒素相关蛋白 A(CagA)。产毒株致病性更强,与胃溃疡、胃癌的发病存在密切关系。抗幽门螺杆菌抗体检测用 ELISA 法、间接免疫荧光法、免疫印迹法、PCR 法等(表 6-3-13)。

表 6-3-13　幽门螺杆菌感染的血清学检验报告单

医院检验报告单 【免疫

| 姓名 | 性别 | 年龄 | 样本号 |
| 住院号 | 科室 | 床号 | |
| 标签联号 | 样本类型　血液 | 标本编号 | 临床诊断 |

| 检验项目 | 结果 | 参考值 | 单位 |
| --- | --- | --- | --- |
| 抗幽门螺杆菌抗体(HP-Ab) | | 阴性 | |

| 送检医生 | 检验者 | 审核者 |
| 接收时间 | 检验时间 | 报告时间 |

※本报告单仅对本标本负责※

感染幽门螺杆菌(HP)之后,血清中可出现 IgM、IgA 和 IgG 类抗 HP 抗体。感染后数周内 IgM 类抗体即会消失,相当长的一段时间内可检出 IgA 类抗体,而 IgG 类抗体常于 IgM 类抗体滴度下降后才升高且可持续多年。IgA 类抗体阳性与胃炎活动性相关。IgG 类抗体滴度升高提示为慢性感染,在治疗 6 个月后 IgG 类抗体滴度降低表明治疗有效。

## 十四、结核分枝杆菌病的血清学检测

结核分枝杆菌(TB)是一种细胞内寄生菌,是引起结核的病原菌,能引起多种组织器官感染,如肝结核、肾结核、肺结核、肠结核、结核性脑膜炎、胸膜炎、腹膜炎,以及脊柱结核等。其中以肺结核最为多见。进入机体后可以诱导产生抗感染的细胞免疫,也能产生抗结核杆菌的抗体反应,后者对机体无保护作用。结核病的诊断有赖于影像学检查和细菌学检查,血清学检测对结核的诊断价值不大。抗结核抗体检测见表 6-3-14。

表 6-3-14　结核分枝杆菌病的血清学检验报告单

医院检验报告单 【免疫

| 姓名 | 性别 | 年龄 | 样本号 |
| 住院号 | 科室 | 床号 | |
| 标签联号 | 样本类型　血液 | 标本编号 | 临床诊断 |

| 检验项目 | 结果 | 参考值 | 单位 |
| --- | --- | --- | --- |
| 抗结核抗体 | | 阴性 | |

| 送检医生 | 检验者 | 审核者 |
| 接收时间 | 检验时间 | 报告时间 |

※本报告单仅对本标本负责※

在结核病病程中,通常发生细胞免疫和体液免疫反应的分离现象,即活动型结核(病)细胞免疫功能降低,但抗结核菌抗体滴度升高;在疾病恢复期或稳定期,细胞免疫功能增强,而抗体滴度下降。各类结核(病)患者的免疫反应规律为:病变重、受损范围大者细胞免疫功能弱,而抗体产生多。在活动性结核患者中抗 PPD(标准精制结核菌素)-IgG 抗体阳性检出率为 64% 左右。

脂阿拉伯甘露聚糖(LAM)和相对分子质量为 38000、16000 的蛋白质是结核杆菌的特异性抗原,这些靶抗原的抗体在活动性肺结核患者中的诊断敏感性可达 82%～89.7%,特异性为 95.7%～97.5%。但这些抗体的临床意义尚需进一步地严格评估。

## 十五、梅毒的血清学检测

梅毒属于一种性传播疾病,病原体为苍白密螺旋体(TP)苍白亚种,梅毒螺旋体属厌氧菌,在体外不易生成,煮沸、干燥、常用的消毒剂可致其死亡,但对潮湿、寒冷环境的耐受力较强。主要通过性接触、接吻、手术、输血等传播。人体感染梅毒螺旋体后,可产生多种抗体,主要有 IgM、IgG 类两种特异性抗梅毒螺旋体抗体。IgM 抗体持续时间短,IgG 抗体可终生存在,但抗体浓度一般较低,不能预防再感染。

非特异性抗体又称反应素,是由螺旋体破坏的组织细胞所释放的类脂样物质以及螺旋体自身的类脂和脂蛋白刺激机体产生的 IgM 和 IgG 类抗体。但这种抗体在非梅毒螺旋体感染的多种急、慢性疾病患者的血中亦检出。

梅毒的血清学检测试验(表 6-3-15)根据抗原不同分为非特异性类脂质抗原试验如甲苯胺红不加热血清试验(TRUST)、抗梅毒螺旋体抗原试验如抗梅毒螺旋体(TP)抗体和密螺旋体颗粒凝集试验(TPPA)。

表 6-3-15 梅毒的血清学检验报告单

医院检验报告单 【免疫】

| 姓名 | 性别 | 年龄 | 样本号 |
|---|---|---|---|
| 住院号 | 科室 | 床号 | |
| 标签联号 | 样本类型 血液 | 标本编号 | 临床诊断 |

| 检验项目 | 结果 | 参考值 | 单位 |
|---|---|---|---|
| 甲苯胺红不加热血清试验(TRUST) | | 阴性 | |
| 抗梅毒螺旋体抗体(TP-Ab) | | 阴性 | |
| 密螺旋体颗粒凝聚抗体(TPPA) | | 阴性 | |

| 送检医生 | 检验者 | 审核者 |
|---|---|---|
| 接收时间 | 检验时间 | 报告时间 |

※本报告单仅对本标本负责※

甲苯胺红不加热血清试验（TRUST）适于筛查和治疗效果的监测,梅毒螺旋体抗体试验（ELISA、TPPA、金标记免疫层析等）在待测血清用含 Reiter 株螺旋体提取物吸收后可作为确认试验,对潜伏期和晚期梅毒敏感性更高。

梅毒血清学试验阳性,只提示所测标本中有抗类脂抗体或抗 TP 抗体存在,不能作为患者感染梅毒螺旋体的绝对依据,阴性结果也不能排除梅毒螺旋体感染,检测结果应结合临床综合分析。

由于各种梅毒血清学检测方法并不都能在梅毒的不同病期检测出抗类脂质抗体或 TP 抗体,为提高检出率,最好每次用 2 种以上的方法检测。

## 十六、抗人乳头瘤病毒抗体测定

人乳头瘤病毒(HPV)是乳多空病毒科乳头瘤病毒属的成员,为一种重要的 DNA 病毒。不同型别的 HPV 可引起不同部位的乳头瘤,HPV 2、4、1、7、3、10 型主要感染皮肤引起疣和疣状表皮发育不良;HPV 6、11 型侵犯黏膜引起泌尿生殖道尖锐湿疣和喉乳头瘤;HPV 16、18、31、33、35、38 型在生殖道感染多年后可引起上皮癌样变。HPV 感染范围广泛,病毒主要通过直接接触或间接接触或自身抓挠、触摸而传播。HPV 感染的检测可用 ELISA 法测定抗 HPV 抗体(表 6-3-16)。

表 6-3-16　人乳头瘤病毒感染的血清学检验报告单

| 医院检验报告单 【免疫 | | | |
|---|---|---|---|
| 姓名 | 性别 | 年龄 | 样本号 |
| 住院号 | 科室 | 床号 | |
| 标签联号 | 样本类型　血液 | 标本编号 | 临床诊断 |

| 检验项目 | 结果 | 参考值 | 单位 |
|---|---|---|---|
| 抗人乳头瘤病毒抗体(HPV-Ab) | | 阴性 | |

| 送检医生 | 检验者 | 审核者 |
|---|---|---|
| 接收时间 | 检验时间 | 报告时间 |

※本报告单仅对本标本负责※

在人乳头瘤病毒(HPV)感染早期,体内可产生抗 HPV 抗体且抗体的持续存在及滴度高低与病毒感染数量及机体免疫反应状态密切相关,因此检测抗 HPV 抗体有助于早期发现感染者并预警相关癌症的发生。HPV 血清转换一般发生于 HPV 感染后的数个月内,许多新近感染 HPV 的患者因尚未发生血清转化而抗体检测为阴性。大多数 HPV 的感染可被机体自发清除,因此,许多 HPV DNA 检测阴性的患者因为曾经有过 HPV 感染而血清学抗体检测阳性。故 HPV 血清学阳性既可代表现存 HPV 感染,也可代表既往 HPV 感染。

## 十七、抗 EB 病毒抗体测定

Epstein-Barr 病毒(EBV)是疱疹病毒科的嗜淋巴细胞病毒,在全球范围内引起感染。感染后常终生携带,并建立潜伏感染状态。目前临床所测抗 EBV 抗体,主要是针对病毒的衣壳抗原(CA)、早期抗原(EA)和核抗原(EBNA1-6)。抗 EBV 抗体检测见表 6-3-17。

表 6-3-17　抗 EB 病毒抗体检验报告单

### 医院检验报告单【免疫

| 姓名 | 性别 | 年龄 | 样本号 |
|---|---|---|---|
| 住院号 | 科室 | 床号 | |
| 标签联号 | 样本类型　血液 | 标本编号 | 临床诊断 |

| 检验项目 | 结果 | 参考值 | 单位 |
|---|---|---|---|
| 抗 EBV 抗体(EBV-Ab) | | 阴性 | |

| 送检医生 | 检验者 | 审核者 |
|---|---|---|
| 接收时间 | 检验时间 | 报告时间 |

※本报告单仅对本标本负责※

EB 病毒(EBV)感染与传染性单核细胞增多症、Burkitt 淋巴瘤、鼻咽癌、霍奇金病、器官移植后 B 细胞淋巴瘤、艾滋病相关淋巴瘤等都密切相关。

## 十八、链球菌感染的血清学检测

链球菌是人类细菌感染最常见的病原菌之一,链球菌感染诊断的重要实验室试验为抗链球菌溶血素 O(ASO)的测定(表 6-3-18)。

表 6-3-18　链球菌感染的血清学检验报告单

### 医院检验报告单【免疫

| 姓名 | 性别 | 年龄 | 样本号 |
|---|---|---|---|
| 住院号 | 科室 | 床号 | |
| 标签联号 | 样本类型　血液 | 标本编号 | 临床诊断 |

| 检验项目 | 结果 | 参考值 | 单位 |
|---|---|---|---|
| 抗链球菌溶血素 O(ASO) | | 定性:1∶80 为阴性 | |
| | | 定量:<500 | U/mL |

| 送检医生 | 检验者 | 审核者 |
|---|---|---|
| 接收时间 | 检验时间 | 报告时间 |

※本报告单仅对本标本负责※

人感染了 A 族溶血性链球菌（A 链）后，在生长过程中可产生多种毒素和酶，如链球菌溶血素 O（SLO）、脱氧核糖核酸酶、链激酶、透明质酸酶等。检测血清中的相应抗体，有利于 A 族溶血性链球菌感染的诊断，其中 SLO 能产生 ASO 抗体（简称抗"O"），正常人血清内抗"O"效价一般不超过 400U，若抗体效价增高或显著增高时，提示机体受过链球菌感染，如细菌性心内膜炎、风湿性心脏疾病、风湿性关节炎、风湿热及急性肾小球肾炎等。故 ASO 的测定均可呈阳性或高效价的抗体滴度，有助于诊断与链球菌感染有关的疾病。

# 第四节　变态反应的免疫学检验

## 一、总 IgE 测定

IgE 又称反应素，它是血清中含量最少的一种免疫球蛋白，是一种亲细胞性抗体，主要在呼吸道、消化道黏膜固有层中的浆细胞合成，故血清浓度并不能反映体内 IgE 水平。IgE 对肥大细胞及嗜碱性粒细胞具有高度亲和性，可与细胞表面的高亲和性受体 FcεRI 结合，当过敏原再次进入机体时，与致敏肥大细胞、嗜碱性粒细胞上的 IgE 结合，促使细胞脱颗粒，释放生物活性物质，引发 I 型速发型超敏反应。IgE 测定包括血清中总 IgE 及特异性 IgE，可用 ELISA、电化学发光等方法。总 IgE 测定见表 6-4-1。

表 6-4-1　总 IgE 检验报告单

医院检验报告单 【免疫

| 姓名 | 性别 | 年龄 | 样本号 |
|---|---|---|---|
| 住院号 | 科室 | 床号 | |
| 标签联号 | 样本类型　血液 | 标本编号 | 临床诊断 |

| 检验项目 | 结果 | 参考值 | 单位 |
|---|---|---|---|
| 总 IgE | | ELISA:男 $31\sim5500\mu g/L$ | $\mu g/L$ |
| | | 女 $31\sim2000$ | $\mu g/L$ |

| 送检医生 | 检验者 | 审核者 |
|---|---|---|
| 接收时间 | 检验时间 | 报告时间 |

※本报告单仅对本标本负责※

IgE增高见于变态反应性疾病(哮喘、枯草热、湿疹、荨麻疹、各种过敏性疾病)和寄生虫感染(蛔虫、丝虫和钩虫)、热带嗜酸性细胞增多症、IgE型多发性骨髓瘤、真菌感染等。与免疫缺陷相关性疾病IgE也可见升高,如在HIV感染的某个时期,尤其是晚期CD4[+]明显减少前可能会出现一种与特应性疾病类似的症状,且伴随着IgE水平数倍升高;与自身免疫系统激活及损害相关并伴随皮肤损害的疾病如移植物抗宿主反应及严重皮肤烧伤患者,常常会出现总IgE升高。

IgE降低见于先天性或获得性丙种球蛋白缺乏症、毛细血管扩张性运动失调综合征、长期使用可的松治疗等。

多数异型变态反应患者的血清IgE水平较健康成人有所升高,但并不是全部,因为遗传性过敏症反应者并不是所有均由IgE介导的,应根据临床资料予以解释。

# 二、变应原特异性IgE测定

根据分子学及免疫反应特性对变应原进行分类已取得极大的进步,越来越多的变应原已得到分离、鉴定和纯化。常见主要变应原分为室内变应原、室外变应原、真菌、食物、昆虫、胶乳、药物。变应原特异性IgE的检测可以提示变态反应性致敏作用的存在。大量的筛选试验可用于变应原特异性IgE抗体的检测(表6-4-2)。

表6-4-2 变应原特异性IgE检验报告单

医院检验报告单 【免疫

| 姓名 | 性别 | 年龄 | 样本号 |
|---|---|---|---|
| 住院号 | 科室 | 床号 | |
| 标签联号 | 样本类型 血液 | 标本编号 | 临床诊断 |

| 检验项目 | 结果 | 参考值 | 单位 |
|---|---|---|---|
| 变应原特异性IgE | | 阴性 | |
| 过敏原: | | | |
| 沙尘螨 | | 阴性 | |
| 屋尘螨 | | 阴性 | |
| 猫毛皮屑 | | 阴性 | |
| 狗毛皮屑 | | 阴性 | |
| 蟑螂 | | 阴性 | |
| 点青霉、烟曲霉 | | 阴性 | |
| 栎、榆、梧、桐、柳、杨树 | | 阴性 | |
| 矮豚草 | | 阴性 | |
| 桑树 | | 阴性 | |
| 鸡蛋白 | | 阴性 | |

续表

| | |
|---|---|
| 牛奶 | 阴性 |
| 鱼 | 阴性 |
| 蟹 | 阴性 |
| 虾 | 阴性 |
| 牛肉 | 阴性 |
| 羊肉 | 阴性 |
| 青贝 | 阴性 |
| 芒果 | 阴性 |
| 腰果 | 阴性 |

送检医生　　　　　　　　　　检验者　　　　　　　　　　审核者

接收时间　　　　　　　　　　检验时间　　　　　　　　　报告时间

※本报告单仅对本标本负责※

（1）室内变应原最重要是室内尘埃中和来自室内饲养动物身上所寄生的各种螨。一些最常见的室内变应：螨如表皮螨属、蟑螂、动物如狗及猫等；霉如各种曲霉（黄曲霉菌、黑曲霉菌）；分支孢子菌属和毛霉菌属等。详细的病史是靶 IgE 抗体测定的基础。

（2）室外变应原常见的是树上的花粉、谷物花粉、药草或香草、野草。就花粉变应原而言，在选择用于花粉相关变态反应中特异性 IgE 抗体测定的变应原时，应注意不同种类的花粉可能会在不同季节引起症状。且随着时间的推移，由于气候条件的变化，常会出现波动。引起变态反应的几种主要花粉有豚草属植物、牧草、裸麦草、艾属植物等，而随地理因素的改变而改变，如海拔较高的山上花粉传播时间与较低区域不同。因此，在选择花粉变应原时，应考虑地域、季节、气候及个体环境因素。花粉过敏者对某些食物也容易过敏，尤其是在花粉产生季节，出现Ⅰ型变态反应症状，其原因是花粉与其他植物组织中的某些变态反应性激发蛋白相似或不同植物间存在较近的家族关系。最常见的例子是"芹菜-胡萝卜-艾属植物"综合征及不同种类的瓜果是之间存在较近的家族关系。

（3）食物引起的变态反应临床表现有多种，最常见的临床表现及靶器官有：过敏性休克（全身）、特应性皮炎、荨麻疹（皮肤），鼻-眼结膜炎、喉水肿、哮喘（呼吸道），腹痛、恶心、呕吐、便秘、腹泻（消化道），中耳炎、关节炎、偏头痛（其他）。较重要的食物变应原有：鸡蛋蛋白如卵清蛋白及卵黏蛋白、牛奶如乳白蛋白及酪蛋白、黄豆、坚果如花生、海鲜、谷物如小麦及裸麦、蔬菜如土豆及芹菜等、染料如酒石黄、防腐剂如山梨酸等。约有 40％ 的 IgE 介导的食物变态反应由鸡蛋蛋白及牛奶引起。近几年来，由花生引起的变态反应越来越引起了人们的关注。许多食物与其他物质间存在变态反应性交叉反应。对牛奶过敏的患者可能会对其他牛奶制品及小牛肉过敏。海鲜过敏者，可能会对新鲜淡水及海水鱼、贝及甲壳类动物产生交叉变态反应。食物过敏者的临床表现、皮试结果与特异性 IgE 测定结果之间的一致性较差,主要是由于许多食物变应原的不稳定性所致。IgE 介导的致敏作用最可靠的检测方法是采用天然食物进行皮肤划痕试验。住院患者的双盲-安慰剂对照试验仍然是证实食物变态反应的金标准。

# 第七章　临床微生物检验

## 第一节　临床细菌检验标本的采集、运送和保存

### 一、临床细菌检验标本的采集、运送和保存

正确的标本的采集、运送和处理对于保证临床细菌室的工作质量至关重要,应予高度重视,必须理解保持标本自然状态,才能保证检验质量。实验室有责任将标本选择(包括时间和解剖部位)、收集、保管、运送、接受和安全等关键性信息,用护理手册形式,提供各临床部门参考,以期达到规程的要求。

**(一)标本管理的安全警示**

(1)所有标本的采集、运送和处理应在无菌操作,防止污染原则下认真进行。

(2)已采集原始标本都应置于防漏、密封的容器中运送,含有明显区分各部门文字标志。

(3)带针头的注射器运送标本到实验室,用无菌试管或防护装置套住注射针,再置于防漏塑料袋中运送。

**(二)标本的运送和采集**

(1)避免来自寄生菌的污染,应当保证每份标本代表感染过程。健康宿主在感染的许多部位也可出现的正常菌丛,主要来自皮肤、黏膜和呼吸道,它若过早、过度生长,就会掩蔽了真正的病原菌,干扰培养结果解释。

(2)选择正确的解剖部位、合适时间、合乎规程技术,采集标本。

(3)活组织或针筒抽取是厌氧菌培养首选采集标本方法,但绝不可冷冻,宁可在室温中保存。

(4)采集足够量标本,材料不足可能产生假阴性结果。

(5)每份标本都应标记患者姓名、送检号码、材料来源、具体部位、日期、时间以及相关临床信息。

(6)标本应置于有特殊标记、有助疑似病原菌生存、不易泄露及防止潜在性生物危险的容器中。

## 二、标本运送

(1)已采集标本,常规性细菌学检验,不超过 1 小时送交实验室,最好半小时,延迟运送影响病原菌检出。

(2)常规性细菌培养标本保存在 4℃ 也不能超过 24 小时。

(3)包括厌氧菌培养的临床细菌检验标本,运送时间与原始标本的量有关,标本量少应加快运送,可在 15～30 分钟内送达。不能及时运送组织标本必须保存在厌氧环境条件下,25℃,可以保存 20～24 小时。

(4)如疑似对低温敏感的淋病奈瑟菌、脑膜炎奈瑟菌、流感嗜血杆菌感染标本应立即处理。脑脊髓液、生殖道、眼睛、内耳标本绝不可以冷藏。

(5)社区到实验室或转送到另一实验室,不论两者距离远近,均应严格执行有关病原微生物标本运送规定,应该标记清楚,包装完整和运输中保护装置,指定运送信使,提供运输工具。任何临床标本,包括拭子、体屑、体液或组织块,已知或可能含有被分离的致病菌,都是潜在性生物危险材料。

## 三、临床细菌检验标本的处理

从临床标本中,分离细菌的目的是为疾病的病原学诊断,也即查找与疾病相关的微生物,及其对抗生素的敏感性,对临床诊断、治疗、预后和流行病学调查很有价值。在分离时应掌握以下原则。

人体的很多部位与外界生活环境相通,存在正常菌群,但不致病,故分离时应区别标本中是常居菌群污染还是致病菌。如痰标本,由于咳出时痰必须经过口咽部,而口咽部又存在大量的正常菌群,标本必然混入有常居菌群,故了解口咽部存在的常居菌群,对于区分致病菌是必要的。另外,机体的某些部位是无菌的,如检到细菌,应视为致病菌,如血液、脑脊液、骨髓等要求在采集标本过程中,按照操作规程进行,排除标本污染,特别是条件致病菌,必要时应重复取样。

了解标本来源及临床信息,有目的地检出病原菌,因此,要求送检至细菌室的标本必须同时有一完整、清楚的申请单,包括标本来源、是否用过抗生素和采集时间、部位和方法等,否则,临床细菌室可予退回标本。

根据标本来源和可能存在的致病菌,确定选用各种分离培养基及孵育环境。如痰标本一般选用血琼脂平板、中国蓝/麦康凯琼脂、巧克力琼脂平板作分离。血平板用于化脓性链球菌、无乳链球菌、肺炎链球菌、白喉棒状杆菌等的分离,中国蓝/麦康凯用于筛选革兰阴性杆菌,而含 $300\mu g/mL$ 杆菌肽的巧克力平板用于筛选嗜血杆菌等,以期提高细菌检验的准确性。如果临床医师有特殊要求,需选专用培养基做细菌分离时,可选用不同的培养基来替换,或增加新的培养基,以期达到预定要求。

## 四、血液和骨髓标本的接种和注意点

### (一)标本的接种

1.培养基

(1)血培养基中都必须添加SPS(聚茴香脑磺酸钠),浓度应为0.25~0.5g/L。SPS既是一种抗凝剂,它又可抑制血清中杀菌物质、吞噬细胞、灭活补体、中和溶菌酶及氨基糖苷类抗生素对细菌的作用。但SPS本身有可能抑制个别细菌的生长,如脑膜炎奈瑟菌、淋病奈瑟菌。

(2)培养基种类很多,不论哪一种都有需氧菌培养和厌氧菌培养。

①液体培养基最常用有牛肉浸出液加蛋白胨,氯化钠作为基础培养基,添加适合不同细菌需要的营养成分。另外有脑心浸液、布氏菌用培养基和胰酪蛋白胨豆胨肉汤(TSB)等基础培养基。

②双相培养基,即在培养瓶内有琼脂层与肉汤。

③自动化仪用的培养基种类很多,有需氧、厌氧、真菌培养基。

培养基中p-氨基苯甲酸溶液使用浓度:配制0.5%溶液,取10mL加于1000mL培养基中。

硫酸镁浓度:24.7%硫酸镁(单独灭菌)20mL加于1000mL培养基中。

2.取血量

一般以肉汤培养基的1:5~1:10为宜。

### (二)注意点

(1)血液标本应尽可能抽取患者动、静脉血管中血液。

(2)血液标本采集自留置管,中心静脉导管内,应在申请检验单上注明。

(3)双相血液培养瓶不要误认为瓶内琼脂斜面上出现菌落提示细菌生长,应当每日观察液体培养基层,出现前述现象,即予移种处理。

(4)双相血液培养瓶中琼脂斜面上出现菌落,需经革兰染色证实为单一形态、染色的细菌,可用于鉴定或药敏。

(5)设有自动血液培养监测仪的实验室,建议24h值班制,处理监测仪阳性报警标本,及时提供临床信息。

(6)血液标本在采集、接种、运送过程中考虑有潜在被污染可能性,尤其在静脉穿刺术中,皮肤消毒应严格按规程操作,一般污染率应少于2%~3%,实验室发现高污染率立即进行调查并改进。

(7)常见污染菌如凝固酶阴性葡萄球菌、棒状杆菌、芽孢杆菌属菌种、丙酸杆菌属菌种等,若单份培养瓶出现上述菌种生长,象征污染的可能,如果是多份,不同部位检出上述菌种,提示有临床意义的菌血症。

(8)菌血症患者中有5%~10%是多菌性菌血症,进行次代培养,应提供适用于肠道的非发酵菌、需氧性、厌氧性和苛氧性细菌生长培养基以及其培养条件,以免遗漏。

## 五、脑脊液标本的收集、运送和处理

脑脊液采集后，置于无菌试管中，15分钟内运送实验室，绝不可冷藏。每种检验需要最小量：细菌培养≥1mL，真菌≥2mL，抗酸杆菌≥2mL。

实验室接到标本须做直接涂片镜检和培养。

### (一)肉眼观察和涂片检查

(1)首先观察脑脊液的外观，除结核性脑膜炎、无菌性脑膜炎外，其他细菌引起的化脓性脑膜炎，脑脊液多呈明显混浊，经抗生素治疗后，亦可不混浊，若混浊或脓性脑脊液可直接涂片，革兰染色后镜检。无色透明的脑脊液，应以3000r/min离心，10~15分钟，取沉淀物涂片，做革兰染色，镜检。根据染色结果及细菌形态特征，常可初步提示以下感染细菌的种类。

①检到革兰阴性、平面相对的双球菌，大小着色深浅常不一致，并常位于细胞内(早期病人的脑脊液中，细胞较少时可见到较多的双球菌位于细胞外)。上述情况，可报告：找到革兰阴性双球菌，位于细胞内(外)。

②检到革兰阳性、菌体周围有明显荚膜双球菌，可报告："找到革兰阳性双球菌。"

③检到革兰阴性、多形性、菌体大小不一，有杆状或丝状的细菌，可报告"找到革兰阴性杆菌，呈多形态性"。

④检到小的、规则的革兰阳性杆菌，单独或呈"V"形排列，出现于大量单核细胞之间者，可报告：找到革兰阳性杆菌，形态细小排列规则。

⑤其他则根据其形态、排列及染色性，报告：找到革兰阳(阴)性球(杆)菌。

(2)结核分枝杆菌涂片检查：脑脊液以4000r/min离心30分钟，取沉淀物作小而集中的涂片；亦可将脑脊液在室温下静置数小时或18~24小时，待形成纤维网后，取此脑脊液倾于新的、无划痕的洁净载玻片上，多余的液体任其溢出载玻片，使纤维网自然展开，干燥、固定后用萋-纳染色，检查有无抗酸性杆菌。

(3)新型隐球菌涂片检查：脑脊液的离心沉淀物用墨汁负染色，可在黑色背景中，检到菌体周围有宽大透明的荚膜，似一晕轮，有时可见到出芽的酵母菌。新型隐球菌，特别是荚膜狭窄者易与白细胞相混淆，可用0.1%甲苯胺蓝染色法加以区别。新型隐球菌的菌体呈红色圆球状，荚膜不着色，白细胞染色呈深蓝色。

### (二)培养

一般培养主要适用于脑膜炎奈瑟菌、链球菌、葡萄球菌、大肠埃希菌、产气肠杆菌、流感嗜血杆菌等细菌的分离。

用接种环挑取混浊脑脊液或经离心后的沉淀物，分别接种于血琼脂平板上，置35℃ $CO_2$ 环境中培养18~24小时，观察有无细菌生长。根据菌落特点及染色后镜检的特征，初步判定细菌种类，并进一步做生化反应及血清学检查，加以鉴定，并做出报告。

血平板和巧克力平板是分离用的最基本培养基。巧克力平板 $CO_2$ 环境培养，有利于检出脑膜炎奈瑟菌、肺炎链球菌及嗜血杆菌等。血平板 $CO_2$ 环境培养，易于识别β-溶血链球菌和肺炎链球菌。接种中国蓝平板以分离、鉴别革兰阴性杆菌。

## 六、尿标本的采集、运送和处理

### (一)中段尿采集

清洁外阴及尿道口周围,自然排尿,让尿流不间停,截留中段尿,置于无菌大口容器或尿运送杯中,不少于 1mL。结核分枝杆菌应连续 3 天采用中段尿法或导尿管。取不少于 40mL/次的晨尿于灭菌皿内送检。

### (二)直接插导管采集尿标本

一般插入导管后先让尿流弃 15mL 再留取培养标本。尽量不采用导管采集标本,极容易让尿道细菌丛进入膀胱,增加医源性感染危险。

### (三)滞留导管集尿

用 75％酒精消毒导管口,用针筒抽取 5～10mL 尿,置于无菌容器中送实验室,滞留导管会使膀胱带有细菌,尽可能不采用。尿标本采集后,常规是 2 小时内送交实验室,如置于 4℃保存,应于 24 小时内送交实验室。规定每日 1 次。实验室收取标本后,立即进行处理。

### (四)涂片检查

1.一般细菌涂片

以无菌操作吸取尿 5～7mL,放入无菌试管内,经 3000r/min 离心 30 分钟后,倾去上清液,取其沉渣,制成涂片,革兰染色,镜检。如发现有革兰阴性或阳性细菌,即可做出初步报告。

2.淋球菌涂片

尿标本如一般细菌涂片所述处理后另制一张涂片以吕氏亚甲蓝染色,镜检。如镜下见双球菌并在革兰染色涂片中为革兰阴性双球菌,肾形,存在于细胞内或细胞外,经培养证实后方可做出报告。

3.念珠菌涂片

将尿液离心沉淀后,取沉淀物放于洁净玻片上,覆以盖玻片,略加压力,使成薄片,直接用高倍镜观察。如沉渣太多,可滴加 10％氢氧化钾,使之溶解后再作镜检。同时制作薄片,干后经火焰固定,革兰染色,油镜检查。发现有卵圆形的芽生孢子和管状的假菌丝,且革兰染色为阳性,就可报告检出念珠菌。

4.结合分枝杆菌涂片

尿液经 4000r/min 离心 30 分钟,取沉淀做涂片,姜-钠及潘本汉染色,如两张涂片均查出红色杆菌,可报告:找到抗酸杆菌。如姜-钠染色片上查见红色杆菌,而潘本汉染色中未查见红色杆菌,则可能为耻垢分枝杆菌。

### (五)培养

现在临床上多用中段尿做细菌培养,应做菌落计数,培养结果才有诊断价值。

1.尿定量培养

用定量加液器取尿液 5μL,滴加于血琼脂平板上呈一条直线,后用接种环沿直线左右划线,从上而下一次完成,不可来回划线和分区划线,或用 3mm 直径定量接种环(商业供应)取尿液标本划线于血琼脂平板上。上述定量接种后,置 35℃孵箱中培养过夜,计数生长菌落,乘以稀释倍数,求出每毫升生长菌落数。

2.培养基选择

血平板和中国蓝/麦康凯是基本培养基,一般的革兰阳性和阴性细菌可生长。用过抗生素的患者,尿培养须接种高渗培养基,以免漏查 L-型细菌。

3.淋病奈瑟菌培养

接到标本后立即接种于 MTM 或巧克力平板(加有万古霉素 $3\mu g/mL$、黏菌素$7.5\mu g/mL$、制霉菌素 $12.5\mu g/mL$)上,置35℃,5%～10% $CO_2$ 环境下培养 24 小时,若无菌生长,则继续培养至 48 小时。若有小而隆起、湿润、透明的菌落,涂片镜检为革兰阴性肾形双球菌,则按淋病奈瑟菌进行鉴定。

4.厌氧菌培养

必须用膀胱穿刺尿液进行培养,接种厌氧菌培养基。

5.常规尿标本培养

孵育 48h 后未生长可报告:普通培养两日无细菌生长。

# 七、下呼吸道标本的处理

标本来源有多种:痰、支气管肺泡灌洗吸出液、支气管冲洗液或刷子、肺穿刺或活组织等。尤其是痰标本,应在医护人员指导下留取标本,告诉患者先用冷开水漱口清洗咽喉,咳出深部痰液最好为晨痰,置于无菌广口容器中,常规培养不超过2h送到实验室立即接种,符合要求的痰标本应在低倍镜视野中 10 个以下鳞状上皮细胞,以及 25 个白细胞以上。

## (一)痰涂片检查

痰涂片的目的有二:其一,为确定标本是否适合做细菌培养。采用的方法是直接涂片镜检,依据低倍镜下观察白细胞和上皮细胞数目的多少来判定。其二,是初步判定是否有病原菌存在。

1.一般细菌涂片检查

挑选痰液中脓性或带血部分,涂成均匀薄片,革兰染色,镜检。如见到排列成葡萄状的革兰阳性球菌,可报告:找到革兰阳性球菌;如见到瓜子仁形或矛头状的尖端相背、成双排列、具有明显荚膜的革兰阳性球菌时,可报告:找到革兰阳性双球菌;如见短而粗的革兰阴性杆菌,排列多成双且有明显荚膜时,可报告:找到革兰阴性杆菌;如见到不易识别的细菌,则报告:找到革兰阴(阳)性杆(球)菌。

2.结核分枝杆菌涂片

直接涂片:以接种环取干酪样或脓性部分的痰液制成涂片,做萋-纳染色,用油镜检查,根据所见结果报告:找到(或未找到)抗酸性杆菌。

3.放线菌及诺卡菌涂片检查

将痰液用生理盐水洗涤数次,如含血液,则加蒸馏水溶解红细胞,然后挑取黄色颗粒(硫黄颗粒)或不透明着色斑颗粒,置载玻片上,覆以盖玻片,轻轻挤压,置高倍镜下观察其结构。如见中央为交织的菌丝,其末端较粗杆形呈放射状排列。然后取去盖玻片,干后做革兰及萋-纳染色,镜检。

(1)如查见中间部分的菌丝为革兰阳性,而四周放射的末梢菌丝为革兰阴性,萋-纳染色为非抗酸性者,可报告:找到形态、染色疑似放线菌。

(2)如查见革兰染色反应与放线菌相同,但萋-纳染色为弱抗酸性时,可报告:找到形态、染色疑似诺卡菌。

### (二)培养

1.痰培养前的处理

(1)痰的洗净:由于痰含有正常菌群,影响病原菌的检出;将痰加入 15～20mL 灭菌生理盐水的试管中,剧烈震荡 5～10 秒,然后用接种环将沉淀于管底的浓痰小片沾出,再放入另一试管内,以同样的方法反复 2 次,最后将剩余的脓痰接种在培养基上。

(2)痰均质化:痰均质化法以用胰酶均质化为多见。其方法为向痰液内加等量的 pH 7.6 的 1% 胰酶溶液,放置 37℃ 90 分钟即能使痰液均质化,而对细菌培养无甚影响。此外,还可用玻璃组织研磨器。

2.培养基选择

除基本分离培养外,还须用特殊培养基和适当的培养环境。一般须用以下几种分离方法。

(1)血平板:适用于分离各种细菌,特别是 β-溶血性链球菌、葡萄球菌。血平板放 $CO_2$ 环境易于分离肺炎链球菌和 β-溶血性链球菌。

(2)巧克力平板于 $CO_2$ 环境下分离嗜血杆菌、脑膜炎奈瑟菌、淋病奈瑟菌。

(3)中国蓝/麦康凯平板分离革兰阴性杆菌。

(4)TTC-沙氏培养基分离念珠菌及其他酵母菌、奴卡菌等。

(5)结核培养:用罗-琴培养基或米氏 7H10 培养基。

3.对于直接来自下呼吸道的标本(如灌洗液)定量或半定量做细菌计数培养,毛刷于 0.5mL 大豆胰胨肉汤中做以上培养。菌落计数 104cfu/mL 以上有临床意义。

## 八、粪便标本的采集、运送

1.常规性培养

直接留置粪便标本于清洁、干燥广口容器中或转移至 Cary-Blair 保存运送系统中。

2.直肠拭子

无菌拭子插入肛门 2～4cm,在肛门括约肌处柔和地旋转拭子,可在拭子上明显见到粪便,插入 Cary-Blair 系统管运送。患者不能自行采集。

3.除婴儿患者外,不推荐用拭子做常规性病原菌培养。

## 九、眼、耳、鼻、喉标本的收集和处理

采集耳、鼻、喉拭子时易被黏膜上的正常菌群污染,应在采集标本和分培养时注意。

1.眼结膜标本

预先沾湿拭子,在结膜上滚动采集标本。标本在 15 分钟内送达实验室。

2.眼角膜标本采集

在麻醉下,用刮勺在溃疡或创伤边缘刮取碎屑,直接接种在培养基平板上培养和涂片。眼部感染所获取的标本量很少,建议医师取样后直接接种在平板上培养和涂片。

3.口腔咽部标本

先用一个拭子揩去溃疡或创面浅表分泌物,第二个拭子采集溃疡边缘或底部,常规培养不超过 2 小时运送实验室。

4.耳标本采集

患有外耳炎患者,需要深部耳拭子,因为浅表拭子可能遗漏链球菌引起的蜂窝织炎。

5.鼻标本留取

用一根无菌棉拭子,伸进一侧鼻孔约 2.5cm,与鼻黏膜接触,轻轻地旋转拭子,蘸取黏膜上分泌物,缓慢抽出,置于运送培养基或将拭子直接送检。

# 十、脓液标本的采集运送

1.开放脓肿

用无菌盐水或 75％乙醇擦去表面渗出物,用拭子深入溃疡基底部或边缘部,采集两个拭子,分别做培养和革兰染色。

2.闭锁脓肿

用注射器抽取,刺入无菌橡皮塞中送检。

# 十一、无菌体液标本的采集、运送和处理

当留取标本时,防止无菌体液凝固,在无菌容器内预先加入灭菌肝素 0.5mg(可抗凝 5mL 标本)再注入各种穿刺液,轻轻混合。

## (一)涂片检查

这类标本因原部位是无菌的,只要检出细菌即可做出诊断。故直接涂片很重要。

标本如为浆液,可先经 3000r/min 离心,取沉淀涂片。如为脓液,可直接涂片。涂片固定后,做革兰染色和抗酸染色。

胸水和腹水的涂片可以为单一菌种,但也可出现混合菌的情况,因为胸水和腹水是由胸腔和腹腔内器官的炎症造成,而这些器官的感染往往是混合菌引起,包括革兰阳性和阴性细菌,在观察涂片时应予注意。胸水涂片中如检到梭形革兰阴性杆菌,说明有厌氧菌的感染可能,在报告中应明确表示。

涂片做抗酸染色很重要,不少感染是结核性的,另外诺卡菌是部分抗酸性的,做抗酸染色也有利于发现这类细菌的存在。

## （二）培养

（1）须做需氧和厌氧菌培养，根据临床提示的要求增加结核及真菌培养，无菌体液含细菌数量较少，因此，必须做增菌培养。如标本外观非脓样，可加大接种量。

（2）培养基的选择：根据实际情况接种 2 套血平板（需氧、厌氧），分区划线，一个置厌氧环境孵育 48 小时，分离厌氧菌，另一个于需氧环境分离一般细菌。

接种巧克力平板置 $CO_2$ 环境中以分离嗜血杆菌。

接种中国蓝或麦康凯琼脂，分离革兰阴性肠道菌及非发酵菌类。

接种沙氏培养基分离真菌。

接种罗-琴培养基分离结核分枝杆菌。

无菌体液分别接种需氧、厌氧增菌培养基，在需氧及厌氧环境中培养。亦可按血液标本处理方法进行。

平板经 35℃ 24～48 小时孵育后，如有细菌生长，按常规鉴定，无细菌生长的平板还应继续孵育至第 3 天。如疑有诺卡菌，平板应持续孵育 7 天证实无菌生长，才能报告阴性。

每天观察各种增菌培养基，疑有细菌生长时，立即移种至需氧、厌氧平板或巧克力平板上，必要时在 $CO_2$ 环境中孵育。增菌培养基持续孵育 5 天仍无细菌生长者，方可报告阴性。

# 十二、生殖系统标本的采集和处理

阴道、子宫颈陷凹、子宫内膜、生殖道创伤、前庭大腺、羊水膜及前列腺等分泌物应由医师采集、收集于无菌试管内送检。淋病奈瑟菌检查时，不论男女尿道及子宫颈均需用拭子插入尿道及子宫颈 3cm 深取样送检，要避免受阴道分泌物污染拭子。

## （一）涂片检查

### 1.一般细菌及淋病奈瑟菌涂片检查

涂片，干后进行革兰染色，镜检如白细胞内有革兰阴性双球菌，呈双肾形，即可根据形态做出初步报告，立即通知临床；再经培养鉴定证实，发出正式报告。

### 2.杜克雷嗜血杆菌涂片检查

涂片革兰染色，镜检，发现有细小的革兰阴性杆菌，单独存在或成丛，有时有两级浓染现象者，可做出初步报告。

### 3.结核分枝杆菌涂片检查

涂片做抗酸染色。

### 4.念珠菌涂片

用生理盐水制湿片，加盖玻片，直接镜检。或革兰染色。

## （二）培养

（1）普通细菌及淋病奈瑟菌培养：一般情况下，可用血琼脂平板和中国蓝平板，35℃孵育。若培养淋病奈瑟菌则应增加专用巧克力琼脂平板，置 5%～10% $CO_2$ 环境孵育。

（2）厌氧培养：接种厌氧血平板，置厌氧环境，分离厌氧菌。

（3）结核分枝杆菌培养：接种罗-琴培养基。

（4）念珠菌培养：接种沙氏培养基 2 个，分别放室温 22℃ 及 35℃ 孵育。

# 十三、临床常见微生物的结果报告和解释

## （一）葡萄球菌属的报告结果和解释

从临床标本中分离到金黄色葡萄球菌，应考虑是致病菌。金黄色葡萄球菌是该属产毒素和毒性酶最多、毒力最强的种类，引起人类机会性和医院内感染，是引发疾病和死亡的主要致病菌之一。该菌产生毒素有溶血毒素（α、β、γ 和 δ）、杀白细胞毒素、肠毒素、表皮溶解毒素和毒性休克综合征毒素 1（TSST1）等。其对人类致病主要为：①侵袭性疾病，通过皮肤局部感染，主要是毛囊炎，疖、痈和蜂窝织炎，术后创口化脓感染及脓肿。器官的化脓性感染，如肺炎、胸膜炎、心包炎、心内膜炎、羊膜炎。全身感染败血症，如脓毒血症、骨髓炎和大脑炎，是脑脊髓分流术后脑膜炎第二位的病原菌。②毒素性疾病是由产肠毒素的金黄色葡萄球菌菌株污染食品，如食用肉类、肉类制品、牛乳制品和面包制品等发生食物中毒或中毒性休克综合征，以及耐药株产生急性假膜性小肠结肠炎等。对那些表型不典型，如在厌氧条件下生长的金黄色葡萄球菌，或在常规培养基上生长缓慢，菌落细小，自然出现变异株（SCVS），应仔细观察血琼脂平板菌落形态，β-溶血环，革兰染色后菌体大小、排列、触酶、凝固酶试验，或采用商业鉴定系统，鉴定到种级水平。

凝固酶阴性葡萄球菌（Scon）是人类正常微生物丛的主要菌种组分，尤其是表皮葡萄球菌引发医院内感染，众多的菌血症病例中，与修补或置换瓣膜心内膜炎、关节术后、免疫受损住院患者、外科创伤、泌尿道和静脉导管感染等相关。确定其病原性，在报告结果时应注意：①纯培养分离菌株来自无菌体液或感染部位；②同一菌种反复多次分离到，或占优势生长。

腐生葡萄球菌从尿道感染患者尿中分离到，一直被认为是致病菌。基于对该菌潜在性病原菌的理解，传统菌落计数在 $10^5$/mL 时，两次以上的男性中段尿，提示尿道感染或菌尿症。但因尿中细菌繁殖相对缓慢，低数值菌落计数在 $10^2 \sim 10^4$/mL 时，出现在脓尿患者，不能排除其临床意义。

溶血葡萄球菌、里昂葡萄球菌等凝固酶阴性葡萄球菌易引起先天性瓣膜心内膜炎，这些先天性患者，需要更换瓣膜，显示较高的死亡率，必须快速辨认该菌，合适的抗生素治疗，可获得较好效果。引发败血症、腹膜炎、泌尿道感染、创伤、骨、关节等感染亦有报告。

除金黄色葡萄球菌外，另外三种产葡萄球菌凝固酶的是中间葡萄球菌、猪葡萄球菌和施氏葡萄球菌凝聚亚种，中间葡萄球菌、猪葡萄球菌主要引起动物的机会感染，尤其是中间葡萄球菌对人类感染往往与动物咬伤、抓伤有关，该菌也可发生感染性食物中毒。

施氏葡萄球菌凝聚亚种曾从狗的外耳炎标本中分离到。

## （二）链球菌属的报告结果和解释

化脓链球菌（A 群）常借直接接触，飞沫吸入或通过皮肤、黏膜、伤口入侵，也可由被污染食品经口传入。它引起的疾病约占人类链球菌感染的 90%，其传染源为患者和带菌者。该菌种有较强的侵袭力，能产生多种胞外酶和外毒素。此菌所致疾病大致可分为化脓性、中毒性和变态反应三类。化脓性感染包括淋巴管炎、淋巴结炎、蜂窝织炎、痈、脓疱疮等局部和皮下组织感

染;其他系统感染包括扁桃体炎、咽炎、鼻窦炎、产褥热、中耳炎和乳突炎。中毒性疾病如猩红热。变态反应疾病有风湿热和急性肾小球肾炎。

无乳链球菌(B群)正常寄居于妇女阴道和人体肠道,带菌率可达30%左右,此菌可引起新生儿感染:①早期暴发性败血症,常见出生6日内婴儿,具有败血症一般表现,死亡率高达50%～70%,通过无症状带菌母亲分娩传播。②晚期发病的比脓性脑膜炎,平均发病年龄为4周,多伴有败血症,病死率约15%。系院内感染所致。成人B群链球菌感染包括菌血症、心内膜炎、皮肤和软组织感染及骨髓炎。

肺炎链球菌存在于正常人群的口腔、鼻咽部,属正常菌群。但带有荚膜的肺炎链球菌菌株在细菌的侵袭力上起重要作用,若失去荚膜则毒力减低或丧失。该菌可引发大叶性肺炎或支气管炎。此外,还可引起中耳炎、乳突炎、鼻窦炎、脑膜炎和败血症,本菌也在眼科中角膜溃疡和原发性腹膜炎的相关标本中培养到。

牛链球菌(尤其是1型牛链球菌):引起菌血症与胃肠道良性肿瘤有关,也是心内膜炎的病因,并从脑膜炎患者分离到。

猪链球菌:已报道对猪致病的猪链球菌可引起人的脑膜炎,该菌含有Lance-field R、S、T抗原及多种荚膜抗原的细菌,并存在血清学异质性。

豕链球菌:对猪致病偶尔引起人感染,并含有Lancefield E、P、U、V抗原,对杆菌肽耐药,CAMP试验阳性。可通过PYR试验阳性与B群链球菌鉴别。

来自严重感染患者分离的草绿色链球菌,特别是心内膜炎和中性粒细胞减少患者,由于草绿色链球菌在这些患者中,可发生致命性休克,以及肺部感染继发菌血症。因此,鉴定到群或种水平,有助于临床抗感染治疗。

### (三)肠球菌属的结果报告和解释

现已确定肠球菌含有多种潜在性毒力因素,但对人类致病作用的毒力,未被建立。

肠球菌属菌种,引发人类感染,最常见的是尿路感染,其次为胆道感染及菌血症。人类肠球菌感染中以粪肠球菌最常见,其次是屎肠球菌,其他菌种占很少比例。如铅黄、棉子糖、鸟、盲肠、殊异、耐久、鹑鸡、浅黄、小肠、蒙氏、苍白、粪肠球菌变异菌株,亦都从人标本中检到。而鸽、病臭、驴、假鸟、鼠、解糖和硫黄色肠球菌从未在临床标本中分离到。

肠球菌可引起呼吸道、中枢神经系统、耳炎、窦炎、脓毒性关节炎、眼内炎等感染,但极少见。

### (四)气球菌属及其相关菌属的结果报告和解释

气球菌属某些菌种是人体正常菌群,偶可引起临床感染。

在本节所包含的细菌,可能在临床标本培养中作为污染菌出现,但常作为条件性致病菌被分离到。有免疫受损害患者、长期使用抗生素治疗的住院病人和异体物质存在者的血、CSF、尿、创伤标本分离到可能有临床意义。

### (五)奈瑟菌属、卡他莫拉菌的结果报告和解释

脑膜炎奈瑟菌引发的流行性脑膜炎,主要相关毒力因子是多糖类荚膜抗原;有13种血清群,分A、B、C、D、H、I、K、L、X、Y、Z、W135和29E群,感染最多的是A、B、C、Y和W135血清群。人类是该菌的自然宿主,其播散是由人传入,经呼吸道传播。脑膜炎奈瑟菌亦可在人类口

咽、鼻咽无症候存在,有 8%～20% 健康带菌者。青年和大龄儿童带菌率最高,带菌可以短暂、间歇、持续。带菌菌株含荚膜(血清分群)或无荚膜(不可分群),个别带菌者可定植无荚膜菌株。

来自血源性播散脑膜炎奈瑟菌,引发骨髓炎、关节炎、蜂窝组织炎、心包炎和特发性腹膜炎,肺炎与其他急性细菌性肺炎类似。

成人、儿童、新生儿脑膜炎及眼结膜炎,可继发全身性感染,或限制于眼内原发性感染、角膜溃疡、角膜炎、结膜下出血、虹膜炎。

淋病奈瑟菌唯一寄生宿主是人类,它的传播主要通过性接触。男性中淋病奈瑟菌引起尿道炎,绝大多数出现排尿困难和尿道脓性黏液分泌物溢出。约有 2.5% 被感染男子,参与性传播而临床上无明显症状,其中有 5% 未经处理自发消除。

女性原发性淋病奈瑟菌感染者,70%～90% 在子宫颈内膜同时伴尿道感染。患有淋病奈瑟菌阴道炎产妇可引起新生儿感染,出现淋病奈瑟菌眼结膜炎(婴儿眼炎)或咽部的淋病奈瑟菌感染。淋病奈瑟菌亦可在咽部和肛门直肠感染。90% 以上咽部淋病奈瑟菌的感染者无症状,通过咽部的标本培养,分离到细菌而被诊断。肛门直肠的淋病奈瑟菌感染主要发生在同性恋男子。

只有 0.5%～3% 感染者淋病奈瑟菌入侵血流,引发播散性淋病奈瑟菌感染。

实验室工作者在操作过程中,不慎偶然可获得眼的淋病奈瑟菌感染,若不予适当治疗,可导致溃疡性角膜炎、角膜穿孔和失明。

值得注意的是灰色奈瑟菌亦可引起新生儿眼结膜感染,常在开始时易被误诊为淋病奈瑟菌,该菌亦是革兰阴性双球菌。

研究发现,卡他莫拉菌在 1.5%～5.4% 健康成人、50.8% 的健康儿童和 26.5% 的老年人群的呼吸道中存在。儿童感染可发生中耳炎、窦炎。该菌引发的支气管炎、肺炎等下呼吸道感染,主要见于老年或免疫受损者。

该菌曾从原发菌血症、心内膜炎、脑膜炎、眼的感染、泌尿道感染、创伤感染、败血性关节炎、下呼吸道感染、持续非卧床腹膜透析相关腹膜炎的标本中分离到。

卡他莫拉菌在下列情况培养时,必须鉴定和报告:①从鼓膜穿刺、中耳、耳窦吸出标本分离到;②临床患有支气管炎、肺炎疾病标本,直接涂片革兰染色,镜检有大量革兰阴性双球菌并在细胞内,且获纯培养;③正常无菌体液标本,生长的卡他莫拉菌。

### (六)李斯特菌属和丹毒丝菌属的结果报告与解释

李斯特菌属菌种广泛分布在环境中,曾从土壤、腐烂蔬菜、饲料、污水、新鲜或冷冻家禽、肉类、生乳、乳酪、屠宰场废料以及无症状人群、动物带菌者中检出,也从多种哺乳动物、鸟类、鱼类、甲壳虫和昆虫中分离到。该菌适应于 4℃ 生长,故有许多机会进入食品,引起感染。

该属唯有产单核李斯特菌,有较高致病性。在成人可引起原发性脑膜炎、脑炎、败血症。

猪红斑丹毒丝菌广泛分布于自然界,适宜于低温、碱性条件和有机物寄生生存,但常见与猪相关的动物疾病。人类的感染是皮肤擦伤、咬伤、创伤,多见于双手、双臂,大多数发生在兽医、屠宰工人、水产饲养者,疾病局限于蜂窝织炎,或者损害局部变硬无痛感、水肿和发炎,边缘清楚但不化脓,预后一般较差。

扁桃体丹毒丝菌从未在人类标本中获得。

### (七)棒状杆菌属及相关菌属的结果报告和解释

棒状杆菌属菌种多数是人类皮肤和黏膜的正常菌群,但分布不一,白喉棒状杆菌在温带常栖居于人鼻咽部,而在潮湿的热带地区,人类皮肤带菌者极为普遍且常伴溃疡存在。此菌经飞沫或接触污染物品而传播,侵入上呼吸道,在鼻咽部黏膜繁殖并产生毒素,使局部毛细血管扩张、充血,上皮细胞发生坏死,白细胞及纤维素渗出,形成灰白色膜状物,称之为假膜。外毒素进入血流,迅速与易感组织结合而导致细胞损害。常侵入心肌及外周神经,以支配腭肌、咽肌的神经受损较多,临床上常引起心肌炎、软腭肌麻痹及肝、肾、肾上腺组织严重病变,病死率为10%～15%。其他一些重要的条件致病菌如无枝菌酸棒状杆菌、纹带棒状杆菌、人皮杆菌只是皮肤的正常菌群,一般不寄居于咽部。口咽部主要是坚硬棒状杆菌、罗斯菌、耳棒状杆菌和耳炎苏黎世菌。还有部分寄居在眼结膜、泌尿生殖道。溶血隐秘杆菌可以分离自咽部、伤口,伯氏隐秘杆菌主要分离自皮肤溃疡处,但尚不能确定这两种细菌是皮肤或胃肠道的正常菌群,化脓隐秘杆菌主要来自动物的黏膜。

棒状杆菌在以下情况下需鉴定到种:①来自无菌体液如血流(多个标本仅一次阳性除外);②优势菌;③尿标本纯培养($10^4$cfu/mL以上)或优势菌($10^5$cfu/mL以上)。

在以下情况棒状杆菌是有临床意义的:①多个标本均匀分离到同一种棒状杆菌;②标本直接染色找到棒状杆菌,同时有白细胞反应;③标本分离到其他致病性较弱的细菌。

白喉棒状杆菌或溃疡棒状杆菌是白喉的主要病原菌。阴道加德纳菌主要引起细菌性阴道炎,也分离自男性尿道。

### (八)诺卡菌属和红球菌属的报告结果和解释

星形诺卡菌可引起原发性化脓性肺部感染,出现类似结核的症状;肺部病灶向其他组织器官扩散,形成皮下脓肿、多发性瘘管、脑脓肿、腹膜炎等。组织病理变化主要表现为化脓性肉芽肿样改变,在感染的组织内及脓汁内也有类似"硫黄样颗粒",呈淡黄色、红色或黑色,称色素颗粒。巴西诺卡菌可引起足放线菌病,表现为足部或腿部皮下肿胀、脓肿及多发性瘘管等。

马红球菌是人类条件致病菌,该病的发生非常隐蔽,且临床表现与放线菌,真菌极其相似,准确诊断常依据临床标本中活菌检验和细菌培养分离鉴定。感染马红球菌的HIV患者死亡率超过50%,且在已确认治疗有效情况下也易于复发。此外可引起人和动物呼吸道感染,亦可引起胸膜炎和败血症等,而其他红球菌更少见。

### (九)分枝杆菌属的结果报告和解释

结核分枝杆菌不产生内毒素和外毒素,无荚膜和侵袭性酶。大量生长繁殖,机体对菌体成分与其代谢产物引起免疫损伤及变态反应,导致一系列组织细胞学上的变化。菌细胞产生的毒性物质主要为索状因子和硫酯,前者可作用于巨噬细胞的线粒体,影响细胞呼吸和氧化磷酸化作用;后者能阻止溶酶体和吞噬体融合,细菌得以在巨噬细胞内长期生存和繁殖。

结核分枝杆菌可通过多种途径,如呼吸道、消化道、皮肤黏膜损伤等处等入侵机体,肺、肠、肾、关节、淋巴系统、神经系统、泌尿系统等全身各器官组织皆可受染,临床以肺结核最为常见。

人类对结核分枝杆菌有较高的易感性,初次感染后亦可获得特异性免疫,能够阻止入侵细菌随淋巴-血流播散,但不能预防再感染,于是出现感染率高而发病率低的情况。

快速生长分枝杆菌主要的种别有偶发分枝杆菌、脓肿分枝杆菌、龟分枝杆菌和耻垢分枝杆菌，这些分枝杆菌引起的感染性疾病主要是皮肤软组织感染，尤其是手术或创伤后容易发生皮肤软组织感染，以及由于注射器及注射药物的污染而发生注射部位感染的爆发流行，国内外已发生多起上述感染的爆发流行。当然这些快速生长分枝杆菌也可引起肺部及骨、关节等部位的感染。

### （十）需氧性芽孢杆菌属的结果报告和解释

除了炭疽芽孢杆菌外，绝大多数芽孢杆菌都是环境中的污染菌，但在伤口多次分离到中等量或大量需氧芽孢杆菌，通常还是有意义的，在血液中多次获得纯培养，也需要慎重考虑。

炭疽芽孢杆菌是炭疽的病原菌，主要传播途径为摄入污染食物或皮肤接触，引起肺、皮肤、肠的炭疽病，均可并发败血症和炭疽性脑膜炎，近年来其作为一种生物恐怖武器潜在性病原菌而受到人们的关注。蜡样芽孢杆菌可引起败血症、心内膜炎、创伤和肺部感染以及爆发性食物中毒，该菌还可引起人爆发性眼感染，常导致眼球摘除或失明，若在眼睛分泌物中分离到该菌应立即与临床联系。

### （十一）肠杆菌科的报告结果和解释

肠杆菌科菌种广泛分布于植物、土壤、水以及人类和动物的肠道内，是人类肠道正常菌群主要组成部分，但在人体其他部位就不是正常菌丛。某些菌属菌种是院内感染颇为主要的病原菌。从临床分离到的革兰阴性杆菌中，肠杆菌科菌种占80%，是临床实验室检出细菌的50%；将近50%败血症病例和70%以上泌尿道感染由肠杆菌科细菌引起。呼吸道、创伤、血流和中枢神经系统感染，其中败血症、脑膜炎最常见于医院内获得性感染，上述感染的培养物必须迅速鉴定和药敏试验，及时报告。

人类肠道内感染，只有四个属菌种，埃希菌属、沙门菌属、志贺菌属和耶尔森菌菌属。至于其他属菌种如枸橼酸杆菌属、爱德华菌属、哈夫尼菌属、摩根菌属、变形杆菌属、克雷伯菌属、肠杆菌属和沙雷菌属菌种亦可能偶尔从腹泻患者分离到，对这些菌株尚无法证明它们的致病机制。

沙门菌所致的疾病主要有两类，一类是伤寒和副伤寒，另一类是急性胃肠炎。沙门菌常能产生类似霍乱毒素样的沙门菌毒素，若摄入已被毒素污染的食物，则引起急性胃肠炎，称毒素性食物中毒。另一类是沙门菌菌株被摄入后，可在肠道内大量繁殖，引起急性肠炎，称为感染性食物中毒。此外，亦偶可引起肠道外的各种炎症如菌血症、胆囊炎、肾盂肾炎、骨髓炎、心内膜炎和脑膜炎等。另外，沙门菌广泛分布于各种脊椎动物、家禽、爬虫类的肠道内。它们所携带的菌株随粪便排出，经常污染水源和土壤，引起动物和人类的感染。20世纪70年代美国家养宠物小乌龟成为沙门菌病的重要传染源。

类志贺邻单胞菌已证明在腹泻病因中的作用，但不是固有的致病菌。

### （十二）弧菌属的报告结果和解释

霍乱是由霍乱弧菌O1和O139株引起的急性肠道传染病，是国际检疫传染病之一，也是《中华人民共和国传染病防治法》规定的甲类传染病之一。

霍乱于1961年前的六次世界大流行，均由印度为发源地，由O1群霍乱弧菌古典生物型引起。始于1961年至今尚未停息的第七次霍乱大流行，以印度尼西亚苏拉威西岛为发源地，由 O1 血清群霍乱弧菌 El-Tor 生物型所引起,实际上也是 El-Tor 霍乱弧菌首次世界大流行。1992 年 10 月印度马德拉斯发生由 O139 血清群霍乱弧菌引发的霍乱病,并迅速传播亚洲、欧洲和美洲大陆。

临床实验室当检测到该菌时,应及时与当地疾病控制中心联系,保留菌种及一切原始检材,等待确证和处理。

弧菌属菌种原栖居于海洋水产品及小海鲜类动植物肠道和体表,它的分布取决于温度、$Na^+$ 浓度和营养物质的含量,12 个菌种皆可在人类临床标本中出现,除弗氏弧菌外,全部是人类致病菌,最常见的是腹泻或肠外感染,但某些菌种可能两者都出现。

### (十三)气单胞菌属的报告结果和解释

气单胞菌属菌种主要引起人类肠内感染,腹泻较常见,临床上出现水样便。嗜水气单胞菌和维氏气单胞菌温和生物变种可产生溶血素毒力因子。肠外感染如创伤感染、败血症、眼部感染、呼吸道感染等,绝大多数和水及水生动物接触有关。

### (十四)不动杆菌属、莫拉菌属、金黄杆菌属的报告结果和解释

不动杆菌存在于正常人体的皮肤、口腔、呼吸道、胃肠道和泌尿道,在自然环境和医院环境中也有广泛分布。不动杆菌毒力低,为条件致病菌,主要引起医院获得性肺炎尤其是呼吸机相关性肺炎(VAP)、尿路感染、伤口感染、菌血症、继发性脑膜炎等,在非发酵菌引起的感染中其分离率仅次于铜绿假单胞菌。

莫拉菌是人体皮肤黏膜表面的正常寄生菌,非液化莫拉菌、林氏莫拉菌、奥斯陆莫拉菌也是呼吸道正常菌群的一部分,很少致病,可引起眼结膜炎、气管炎、肺炎、脑膜炎、心包炎、心内膜炎等。

金黄杆菌常存在于水、土壤、植物中,也可发现于食品中。产吲哚金黄杆菌是人体常见寄生菌,但致病性弱,感染与各种插管有关;脑膜败血性金黄杆菌在临床标本中最常见,是一种条件致病菌,主要引起新生儿脑膜炎,很少引起成人肺炎和败血症。

### (十五)假单胞菌属的报告结果和解释

铜绿假单胞菌广泛分布于自然界,尤其是水和潮湿地带,该菌对抗菌药物有自然抵抗力,因此是医院内感染的主要病原菌之一,特别是较虚弱患者、长期卧床、各种医疗器械受检者、呼吸机使用、气管切开、尿道插管、血管内导管更为易感。其他如烧伤、褥疮、溃疡继发感染、神经外科术后、肺部感染和败血症。分离自无菌部位的铜绿假单胞菌被认为是有意义的病原菌。来自有正常菌丛部位的分离菌株,若有明显的临床症状,如毛囊炎、外耳炎,则有临床意义。呼吸道分离的黏液型铜绿假单胞菌,提示肺囊性纤维化。虽然其他假单胞菌在临床标本中分离比较少见,但也与感染相关,尤其是菌血症患者。来自血液、无菌体液的假单胞菌,大多有临床意义。

### (十六)伯克霍尔德菌属、寡养单胞菌属、丛毛菌属、食酸菌属及相关菌属的报告结果和解释

关于鼻疽伯克霍尔德菌和假鼻伯克霍尔德菌,NCCLS M100-S14 文件规定:与炭疽芽孢杆菌、鼠疫耶尔森菌作为潜在性生物恐怖病原菌处理。该菌种均可引起马、骡、驴、猫、狗等动物感染。人类感染是经伤口、黏膜、呼吸道而进入体内。急性患者可有高热、衰竭等全身症状,

病菌进入血流,可形成菌血症及内脏脓肿,最后常因脓毒血症死亡。洋葱伯克霍尔德菌存在于土壤及水中,在医院环境中常污染自来水、体温表、喷雾器、导尿管等,因而可引起多种医院感染,包括败血症、心内膜炎、肺炎、伤口感染、脓肿等。

嗜麦芽寡养单胞菌广泛存在于自然界中,也可寄居于人的呼吸道和肠道内,为条件致病菌,可引起呼吸道、泌尿道和伤口感染及心内膜炎、脑膜炎等。对碳青霉烯类抗生素天然耐药,有别于其他革兰阴性杆菌。

丛毛菌属、食酸菌属为条件致病菌,可引起呼吸道等部位的感染。

### (十七)嗜血杆菌属的报告结果和解释

嗜血杆菌属是人类上呼吸道的正常菌群,副流感嗜血杆菌约占 3/4,主要寄居在口咽部,但鼻腔很少寄生。约 80% 的健康儿童鼻腔内有少量的无荚膜流感嗜血杆菌(主要是生物型Ⅱ或Ⅲ)定植,但带荚膜流感嗜血杆菌的定植率很低。嗜沫嗜血杆菌、副嗜沫嗜血杆菌、惰性嗜血杆菌也都是口腔的正常菌群。溶血嗜血杆菌主要寄居在牙龈。从无菌体液或非上呼吸道标本中检出嗜血杆菌均有临床意义,痰标本还需结合痰涂片结果。

临床常见的嗜血杆菌引起的感染如下。

#### 1.流感嗜血杆菌

有荚膜 b 血清型流感嗜血杆菌(大多属于生物型 I)致病性强,主要引起细菌性脑膜炎,特别是 6～7 个月幼儿发病率较高,也是伴有败血症急性会厌炎的主要病原菌,细菌也可随血液引起化脓性关节炎、骨髓炎、蜂窝织炎、心包炎、亚急性心内膜炎和败血症。肺炎主要由非 b 型引起。无荚膜流感嗜血杆菌主要引起儿童中耳炎、化脓性细菌性结膜炎、鼻窦炎、急性或慢性下呼吸道感染,很少引起菌血症。流感嗜血杆菌还可引起尿路感染和腹膜炎。

#### 2.副流感嗜血杆菌

引起咽炎及心内膜炎,在脑脓肿与新生儿脑膜炎也分离到该菌。

#### 3.埃及嗜血杆菌[曾称郭-魏杆菌]

主要引起急性化脓性结膜炎,具有传染性,夏季好发。

#### 4.杜克雷嗜血杆菌

引起性传播疾病软下疳,主要病变为外阴脓疱、溃疡、淋巴结肿大,最近因其有利于 HIV 的传播而受到人们的重视。

#### 5.其他

寄居于口腔的嗜血杆菌属细菌如嗜沫嗜血杆菌、副嗜沫嗜血杆菌、迟缓嗜血杆菌,可引起暂时的菌血症、亚急性心内膜炎、脑脓肿、鼻窦炎、关节炎、骨髓炎、伤口和术后感染,多数与接受牙科治疗有关。

### (十八)放线杆菌属、艾肯菌属、金氏杆菌属、心杆菌属和色杆菌属的结果和解释

嗜血杆菌属、放线杆菌属、心杆菌属、艾肯菌属、金氏杆菌属细菌统称为 HACEK 群细菌,均为人类口腔正常菌群,主要引起心内膜炎。该类菌种引发心内膜炎,病程较长(2 周至 6 个月),赘生物大,易形成栓塞;血液培养生长慢(约 6 天),瓣膜受损害严重。紫色色杆菌主要寄生在水、土壤及腐败有机物,人类通过水和土壤等感染伤口或创面,亦有经食物进入人体,引起

腹泻、泌尿道感染、败血症、脑膜炎等,以儿童多见。

### (十九)产碱杆菌属、无色杆菌属、苍白杆菌属和根瘤菌属的结果和解释

在临床标本中以粪产碱杆菌、木糖氧化无色杆菌木糖氧化亚种最为常见。粪产碱杆菌广泛分布于自然、水和土壤中,亦存在于人和动物肠道中,并污染人体和医疗器械,可引起各种机会性感染如心内膜炎、外伤感染和败血症等。木糖氧化无色杆菌木糖氧化亚种主要引起免疫力低下患者感染,也可定植在囊性纤维化病患者和气管插管患者的呼吸道,加重肺部感染症状。

放射根瘤菌为植物病原菌,广泛分布于土壤等自然环境中,亦是条件致病菌。可从血液、腹膜透析液、尿、腹水等标本中分离得到。

### (二十)巴斯德菌属的结果和解释

巴斯德菌属常寄生于动物的呼吸道和消化道黏膜,主要为动物病原菌,人可通过接触感染的动物而发病,据分析来自人类的分离菌种大约60%是多杀巴斯德菌多杀亚种,18%是犬巴斯德菌,13%是多杀巴斯德菌败血亚种,5%是喉巴斯德菌,3%是咬巴斯德菌。90%以上感染与动物的咬伤、抓伤和舔皮肤损伤有关。引起全身性感染如肺炎、脑膜炎、脑脓肿、腹膜炎等。临床诊断根据有动物(如猫、狗)咬伤或抓伤病史及典型症状,以及实验室检查加以诊断。

### (二十一)鲍特菌属的结果和解释

百日咳鲍特菌是百日咳的病原菌,尤其3岁以下儿童易感。副百日咳鲍特菌也可引起人类百日咳及急性呼吸道感染,但症状较轻。细菌培养对百日咳的诊断有100%的特异性,但阳性率低,主要由于标本收集欠佳,转运时间太长,未用合适培养基,以及早期应用抗菌药物等因素有关。

### (二十二)弗朗西丝菌属的结果和解释

土拉热弗朗西丝菌是土拉热病的病原菌,该菌引起野生动物的自然疫源性疾病。人类感染土拉热可通过皮肤接触,蜱或鹿蝇叮咬或与被感染动物密切接触,吸入污染的空气,吃未煮熟受染动物及饮用污染的水,很多病例是通过捕猎者剥皮时感染。该病突然发作,如发热、寒战、头痛和全身症状,同时有咳嗽和腹部症状。根据几个不同特征,分溃疡腺型、腺型、眼腺型、脑膜炎型、胃肠炎型、肺炎型和伤寒样型。该菌被用作生物恐怖的潜在性病原菌。本菌属强烈传染性菌种,分离鉴定工作应在生物安全三级实验室内进行,注意安全,防止交叉感染,工作人员应经过专业培训,并接受预防接种。

蜃楼弗朗西丝菌常以条件致病菌出现。文献报道多数分离自血液、骨髓、脑脊液、心包液等。

### (二十三)布鲁菌属的结果和解释

布鲁菌病是人兽共患病,广布世界各地,特别是发展中国家多见。通过人体的皮肤、呼吸道、消化道进入人体引起感染,以长期发热、多汗、关节痛及全身乏力、疼痛为主要特征。发病年龄以青壮年为主,从事兽医、皮毛加工业、屠宰业的工人发病率较高。轻易引起实验室感染,操作时要倍加小心,应在生物安全柜中进行。工作人员必须戴口罩,衣帽手套,在工作台上铺上用消毒液浸泡的纱布,结束时,所有材料用具,废弃物都经高压灭菌后,方可运出室外。

### (二十四)军团菌属的结果和解释

军团菌广泛分布于自然界,特别在水中,是条件致病菌,夏末初秋流行,也有散发。军团长菌病主要由嗜肺军团菌引起。军团菌引发军团菌病的范围,从轻微的自限性疾病庞城热到致命疾病军团菌肺炎。庞城热是 1968 年在密执安州庞城地方发生急性发热,上呼吸道感染症状但没有肺炎,潜伏期短、发病率高(90％以上)不需抗生素治疗一周内完全恢复。主要是嗜肺军团菌 1、6 和 7 血清型以及麦氏军团菌、菲氏军团菌和不同军团菌。

在欧洲和北美,所有散发性需入院治疗者的社区获得性肺炎,军团菌占 2％～15％,是社区获得性肺炎的主要病原菌,最常见的菌种是嗜肺军团菌 1、6 血清型,还有 4 血清型、麦氏军团菌、长滩军团菌和杜氏军团菌,博氏军团菌较少见。

该菌目前尚无人传入的可靠证据,呼吸道吸入外环境气雾中细菌,或吸入了水中、口咽部细菌。据估计军团菌中引起肺炎大概不到 5％,在暴发时期高危人群发病高达 30％。

空调设备、冷凝水中检出军团菌阳性率最高,河水、土壤、医院淋浴喷头、冷却塔、供水系统和污水中检出率也较高。

临床疑似军团病的诊断是通过临床标本直接分离病原菌,或应用荧光抗体染色法直接检测标本中的微生物,也有测定特异抗体滴度是否升高进行确诊。

(1)在呼吸道标本中,很难培养到军团菌,如培养到军团菌即可确诊军团菌病。

(2)直接免疫荧光法(DFA):直接在荧光显微镜下观察标本中的军团菌,敏感性较差,阳性率低,但应用于未知菌株的鉴定其特异性被肯定。

(3)尿抗原试验报告阳性或阴性是基于 EIA 法的 S/N 值或者在 ICT 试验层析膜上有没有出现粉红或紫红色的线条。EIA 法阳性的 S/N 值为 3.0 以上,有些数据表明 2.5～3.0 也可报阳性,但若 S/N 值在这范围内的可以报"可疑"。

(4)血清学方法应用:如免疫荧光法、乳胶凝集等。采用间接荧光抗体法(IFA)检测军团菌特异性抗体,起病时及 3～8 周后两次血清抗体滴度呈 4 倍以上增长,单次抗体大于 1∶256 (IFA),或凝集抗体从 1∶40 呈 4 倍以上增长或单次凝集滴度为 1∶320 者,可确定感染。

### (二十五)弯曲杆菌属、弓形菌属和螺杆菌属报告结果和解释

弯曲杆菌属菌种,为各种动物体内寄生性菌株,如牛、羊、猪等,亦可在家庭宠物中存在,人体中主要寄生在牙周黏膜中。

空肠弯曲菌除引发各种动物疾病外,也常引起人类的胃肠炎、腹泻,胎儿弯曲杆菌通常与免疫功能受损者菌血症等有关。

近来备受关注的是与空肠弯曲杆菌相关的 GBS 是一种急性肌肉神经麻痹瘫痪症。由此菌引发的比例占所有 GBS 的 20％～40％。

布氏弓形菌已从菌血症、心内膜炎、腹膜炎和腹泻患者样本中分离到。嗜低温弓形菌也从菌血症和腹泻患者标本中检到。

### (二十六)消化球菌属和消化链球菌属的报告结果和解释

黑色消化球菌是人体正常菌群部分,通常寄居于体表与外界相通的腔道中,是条件致病菌,可引起人体各组织和器官的感染。并常与其他细菌混合感染。厌氧消化链球菌主要寄生于人和动物的口腔、肠道、阴道,可从多种临床标本中分离到,引起人体各部位组织和器官的感

染,多见于混合性感染。

### (二十七)韦荣球菌属的报告结果和解释

小韦荣球菌是人类肠道正常菌群的组成部分,小韦荣球菌、不典型韦荣球菌、殊异韦荣球菌是口腔正常菌群。厌氧性革兰阴性球菌很少致病。作为条件致病菌,韦荣球菌属可引起口腔、创伤、头、颈和软组织的感染。

### (二十八)拟杆菌属和梭杆菌属及相关菌属的结果和解释

拟杆菌常寄生于人的口腔、肠道和女性生殖道。是人类和动物肠道的重要组成菌群。主要引起内源性感染,是一种条件致病菌,其中脆弱拟杆菌占临床厌氧菌分离菌株的首位。产生肠毒素的脆弱拟杆菌已从幼小动物的肠道、患细菌性腹泻的小孩以及健康小孩和成人的粪便标本中分离出。脆弱拟杆菌也可引起女性生殖系统、胸腔及颅内感染。梭杆菌属主要寄生在人和动物的口腔、上呼吸道、肠道和泌尿生殖道,可引起人的口腔、泌尿道、肺部等部位感染,其中梭杆菌在临床感染中最常见。

### (二十九)丙酸杆菌属、放线菌属、真杆菌属、乳杆菌属和双歧杆菌属的报告结果和解释

痤疮丙酸杆菌是皮肤上的优势菌群,栖居于毛囊皮脂腺内,可从人的鼻咽、口腔、肠道和泌尿道中分离。衣氏放线菌主要寄生在口腔,可经破损处引起临近面、颈部感染,即放线菌病,也可吸入肺部引起肺和胸部放线菌病。真杆菌是人和动物口腔和肠道正常菌群的菌种,对机体有营养、生物拮抗和维持肠道微生态学平衡功能。乳杆菌是脊椎动物消化道、阴道的正常共生菌,对致病菌的繁殖有抑制作用。双歧杆菌属中的细菌是人和动物肠道内的重要生理菌群,此外在口腔和阴道中也有双歧杆菌栖居,它在体内起到调节和维持人体微生态学平衡的重要作用,该属中的齿双歧杆菌可从龋齿中检出,可能与龋齿有关。

### (三十)梭状芽孢杆菌属的报告结果和解释

梭状芽孢杆菌属菌种广泛存在于土壤、水和海洋沉积物中,与人类有关的菌种主要寄居于人、动物肠道以及腐败物中,多数为腐生菌,少数是病原菌,能产生外毒素和侵袭性酶,可使人类和动物致病。

1.内源性感染

梭状芽孢杆菌引起的内源性感染远比外源性感染常见,其易感因素包括损伤、手术处理、血管郁积、肠梗阻、应用免疫抑制剂及化疗制剂,以往曾使用抗菌药物,基础疾病诸如白血病、肿瘤、糖尿病。在合适条件下细菌在机体任何部位均可入侵繁殖。

2.破伤风梭菌

该菌分布广泛,常存在于土壤、人和动物肠道中,芽孢在土壤中能存活数年。当机体受伤时可入侵伤口,在厌氧环境中能存活数年。主要产生两种毒素:破伤风痉挛毒素和破伤风溶血毒素,引起机体强直性痉挛,抽搐,角弓反张,称为破伤风,病死率达50%。

3.肉毒梭菌

注菌可引起人类和动物肉毒中毒,分为八个毒素型,其中A、B、E、F型对人致病,A、B型最常见。该菌在厌氧环境下产生毒性极强的肉毒毒素,经血液到达运动神经末梢,干扰和阻断神经接头,释放乙酰胆碱,引起肌肉麻痹,可分为四种临床类型:

（1）食物性肉毒中毒,如火腿、香肠、蜂蜜、发酵豆制品、肉类制品（消毒不彻底罐头）食物被肉毒素梭菌和（或）肉毒毒素污染。

（2）创伤肉毒中毒,肉毒梭菌在伤口生长繁殖,毒素经淋巴液和血液入侵,临床无胃肠症状。

（3）婴儿肉毒中毒,肉毒梭菌芽孢在婴儿肠道内发芽、繁殖释放毒素。

（4）儿童和成人肠道内定植的肉毒梭菌释放毒素引起肉毒中毒。最近有报道肉毒梭菌毒素经气溶胶吸入,可引起肉毒中毒,成为潜在性生物恐怖病原菌武器。

4.产气荚膜梭菌

产气荚膜梭菌可引起多种组织感染,如单纯的创伤性肌肉坏死、坏疽性胆囊炎、流产后败血症、梭菌蜂窝织炎、坏死性肺炎、脓胸以及心内膜炎等。产气荚膜梭菌产生外毒素及多种侵袭性酶,其中最重要的是 α-毒素（α-卵磷脂酶 C）,可根据产生外毒素分成 A、B、C、D、E、F 六个毒素型,对人致病的主要是 A 和 F 型,A 型最常见,引起气性坏疽和胃肠炎型食物中毒,F 型可引起人类坏死性肠炎。此外多诺维梭菌、败毒梭菌和溶组织梭菌等可引发气性坏疽疾病。

5.艰难梭菌

艰难梭菌可存在于人和动物肠道中,产毒素菌株的大量繁殖可引起抗生素相关性腹泻和伪膜性肠炎,也是医院获得性腹泻的主要病原菌之一,它主要产生两种毒素:肠毒素（毒素 A）和细胞毒素（毒素 B）。现有试剂盒和细胞学方法直接检测毒素。

### （三十一）细菌的 L 型结果报告和解释

细菌 L 型生长判定:①普通培养基上不生长,L 型专用培养基上生长,结合菌落、染色形态特征,可报告检到细菌 L 型。②在普通培养基不生长,经细菌 L 型专用培养基反复传代而获得原型菌株者,报告细菌 L 型。③在普通培养基上生长同时又在细菌 L 型专用培养基上生长典型的菌落者,经涂片、染色呈现细菌 L 型特征者;报告检到 XX 种细菌与细菌 L 型。

结果报告需注意以下几点:单凭涂片、染色、镜检报告细菌 L 型是不可靠的。因为细菌在不同生存环境下以及不同的、菌龄,体内外可呈现不同的形态,勿误为 L 型。已确定的细菌 L 型进行返祖后,将原型细菌鉴定菌种再进行报告。实验室检查发现细菌 L 型时,应考虑是否存在标本污染,可连续检查,出现两次以上阳性结果,方可确定。

细菌 L 型分布于自然界,,也可在所有类型的临床标本中遇到,包括病房环境及工作人员的手上。它在疾病中的作用,一直很难确定。

### （三十二）念珠菌属结果报告和解释

念珠菌广泛分布于自然界如在蔬菜、水果的汁液,动物粪便,土壤中皆可存在。正常人的口腔、肠道及皮肤上亦可分离出本菌;住院患者的上述标本中可有10％～20％的分离率。

可引起皮肤和指（趾）甲感染、鹅口疮、阴道炎,也可导致呼吸系统、泌尿系统感染,甚至可致败血症、心内膜炎、脑膜炎等严重疾病。

院内血流感染病原菌中念珠菌约占 10％。念珠菌菌血症 97％是由白念珠菌、光滑念珠菌、近平滑念珠菌、热带念珠菌和克柔念珠菌引起。一般念珠菌培养 1～3 天即可生长,7 天不长,报告阴性。

### （三十三）支原体和脲原体报告结果和解释

支原体借其特殊的终端结构,吸附在宿主细胞表面,其产物可损伤细胞,并进入宿主细胞内。因种类不同可引起肺炎、咽炎、泌尿生殖炎,与不孕不育、不良妊娠等有关。

### （三十四）衣原体结果报告与解释

衣原体可引起沙眼、尿道炎、附睾炎、肺炎、盆腔炎、鹦鹉热等。

# 第二节　真菌感染及其检验技术

真菌是具有典型细胞核的真核细胞型微生物,属于真菌界。它不含叶绿素,以腐生、寄生、共生和超寄生方式生存,细胞壁含有几丁质和（或）纤维素,有完善的细胞器,能进行有性和（或）无性生殖。

真菌在自然界分布极为广泛,种类繁多,有 20 余万种,大多对人有利,用于酿酒,制备氨基酸、抗生素、酶类等。对人致病的真菌分为 4 类:病原性真菌、条件致病性真菌、产毒真菌及致癌真菌。

## 一、真菌的形态结构与生理特征

与其他微生物相比,真菌的形态、结构较为复杂。目前对于大多数真菌特别是丝状真菌的鉴定,形态学(包括真菌形态、菌落形态)检查仍具有重要意义,因而须熟练掌握真菌的基本特性。

### （一）形态结构

真菌按形态可分为单细胞和多细胞两大类。单细胞真菌呈圆形或卵圆形,如酵母菌和类酵母菌,以出芽方式繁殖,对人类致病的主要有新生隐球菌和白假丝酵母菌。多细胞真菌有菌丝和孢子,菌丝伸长分枝,交织成团,称为丝状菌,又称霉菌。对人致病的有皮肤癣菌、毛霉菌等。有些真菌可因环境条件(如营养、温度、氧气等)改变,由一种形态转变为另一种形态,此真菌称为二相性真菌,如孢子丝菌、组织胞浆菌等。这些真菌在体内或在 37℃,含动物蛋白的培养基上,呈酵母型;而在 25℃,普通培养基上培养时呈真菌型。组成真菌基本结构的是菌丝和孢子。

1.菌丝

是由孢子出芽形成的。孢子在环境适宜的条件下长出芽管,逐渐延长呈丝状即菌丝。菌丝长出许多分枝,交织成团,称为菌丝体。菌丝体按其生物学功能分为营养菌丝体、气中菌丝体和生殖菌丝体。菌丝按有无横膈又分为有隔菌丝和无隔菌丝。菌丝有螺旋状、球拍状、结节状、鹿角状和梳状等多种形态,它们具有鉴定真菌的价值。

2.孢子

是真菌的繁殖器官,亦是鉴定真菌的重要依据之一。真菌分类主要根据孢子或产生孢子器官的主要特征。真菌孢子分为无性孢子和有性孢子两大类。大多数病原性真菌通过无性孢子繁殖。无性孢子又分为叶状孢子、分生孢子、孢子囊孢子。其中叶状孢子分为芽生孢子、关节孢子和厚膜孢子3种。分生孢子有大、小之分。大分生孢子为多细胞性,常呈梭状、棍棒状、梨形等;小分生孢子为单细胞性,孢子形状不一,有球形、椭圆形、卵形、星形等。

### (二)生理特征

**1.营养**

真菌属于异养型,需从外部摄取有机含碳化合物作为碳源和能量,存在腐生性和寄生性两种形式,寄生性真菌又有专性寄生和兼性寄生之分。真菌进行营养增殖的菌体称为营养体,分为原生质团、单细胞、假菌丝、双型菌丝和菌丝体。营养物质包括:①碳源:真菌不能利用糖而以利用脂肪酸作为碳的来源。②氮源:大部分真菌可以利用氨和硝酸盐类的氮,有些只能利用氨基酸类有机氮。③矿物质:硫、磷等是真菌发育的必需元素,一般以硫酸盐或磷酸盐等无机盐形式供给,亦可以含硫氨基酸作为硫的来源。其他金属离子,如铁是呼吸酶的组成成分,镁可赋予酶类活性。钾、钠、钙、锰、锌、铜、钴等亦是必需的矿物质。④辅助因子:布氏须霉等真菌能自主合成,某些真菌自身不能合成硫胺素、维生素 $B_2$ 等生长辅助因子,需从外界获得。

**2.代谢**

包括有氧呼吸、无氧呼吸与发酵等产能代谢。代谢产物主要有乙醇、柠檬酸、草酸、各种酶类、维生素、脂肪、多糖、抗生素及毒素等。

**3.繁殖**

真菌依靠其孢子及菌丝进行繁殖,存在无性繁殖和有性生殖两种方式。无性繁殖的主要形式为芽生、裂殖、萌管、隔殖、芽殖。有性生殖包括质配、核配和减数分裂3个时期。

**4.影响真菌生长和繁殖的因素**

温度、湿度、渗透压、酸碱度、氧和二氧化碳等影响真菌生长和繁殖。

(1)温度:真菌可在 $0\sim42℃$ 生长繁殖,最适生长温度通常为 $22\sim28℃$,某些深部真菌为 $37℃$。抵抗高温能力远比低温弱。

(2)湿度:真菌一般在中等湿度环境中生长活跃,优于潮湿环境。干燥不利于其生长繁殖。因此,真菌培养多用固体及半固体培养基,保湿,而不用液体培养基。

(3)渗透压:多数真菌对渗透压抵抗力强。不少真菌可在较高浓度的盐类和糖类环境中生长发育。

(4)酸碱度:酸性环境有利于真菌繁殖,因而真菌培养基常呈弱酸性。真菌生长发育过程可使培养基酸碱度发生变化,一般致病性真菌常使培养基向碱性转化,而环境污染真菌向酸性转化。因此,在培养基内加入适当的指示剂,观察 pH 的改变,可初步预测真菌的致病性。条件致病真菌不受此限。

(5)氧和二氧化碳:绝大多数真菌生长需要氧,但需氧量不同。一般真菌繁殖需氧量较大,如曲霉菌、青霉菌及皮肤癣菌在氧气充足的情况下可产生分生孢子,而在组织内由于氧气不足只能形成菌丝。通常,二氧化碳对真菌生长繁殖不利,但有时可促进孢子形成,如刺激白假丝酵母菌产生厚膜孢子。

(6)光:日光和紫外线对真菌的影响表现为诱导反应、抑制作用及向光感应。大多数真菌在白天或黑夜均能生长,但担子菌亚门的担子需要光的诱导。

5.抵抗力

真菌对热抵抗力不强,一般 60～70℃ 在短时间内即死亡。抗干燥能力较强。对 2.5％碘酊、0.01％升汞及 10％甲醛敏感。甲紫、孔雀石绿等色素抑制某些真菌生长,如白假丝酵母菌。

6.培养特性

真菌营养要求不高,能在普通培养基上生长,常用沙氏培养基,适宜温度为22～28℃(深部真菌为 37℃)。真菌培养后可形成 3 种菌落。

(1)酵母型菌落:菌落柔软、光滑、湿润,显微镜下可见单细胞性芽生孢子,无菌丝。隐球菌菌落属此型。

(2)类酵母型菌落:与酵母型菌落相似,但显微镜下可见假菌丝。

(3)丝状型菌落:菌落见不同类型的菌丝体,如绒毛状、粉末状等;显微镜下可见有隔或无隔、分枝或不分枝的各种菌丝。

二相性真菌在室温(22℃)培养呈丝状型菌落,而在 37℃ 或培养环境中 $CO_2$ 增多时则呈现酵母型或酵母样菌落。

# 二、真菌的感染与免疫

真菌感染,特别是深部真菌感染的危险因素包括影响机体免疫力的基础疾病,如白血病、癌症、结核等;广谱抗菌药物、免疫抑制药的使用;脏器移植、放疗等。

## (一)真菌感染流行病学特征

1.易感人群

除致病性真菌外,真菌感染与宿主的易感性密切相关。易感宿主有:①免疫功能低下人群,如婴幼儿、老年人。②严重基础病患者,如糖尿病、白血病、营养不良等。③接受免疫抑制药或放疗、化疗等诊疗措施的患者。④局部抵抗力低下患者。⑤异物置入患者,如缝线和修补手术埋入的材料。

2.感染来源

感染病原体来自患者自身或机体以外的其他人或环境。

(1)内源性感染:由寄居在机体口腔、肠道、阴道等部位的假丝酵母菌、丝状真菌的大小分生孢子等真菌引起的感染。感染诱因包括手术中真菌孢子由切口边缘被直接带入或者感染远离切口,由真菌孢子周期性侵入血流或淋巴系统,切口处抵抗力下降而发病。

(2)外源性感染:真菌感染患者、携带者或存在于自然界的真菌,通过空气、接触、器械等途径侵入人体引起感染,如孢子丝菌、组织胞浆菌等。

条件致病真菌感染可以是内源性的或外源性的。机体免疫能力下降,菌群失调,激素、免疫抑制药和广谱抗菌药物的频繁使用及滥用,均可引起条件致病真菌感染。曲霉菌、毛霉菌、假丝酵母菌为此种类型感染的代表菌种。

3.感染途径

因病原性真菌的种类及其分布,患者的年龄、性别、职业、生活环境而异,常见的感染途径有:①接触感染,如女性外阴部或阴道假丝酵母菌病,经性传播导致男性龟头包皮炎。②吸入感染,如隐球菌性脑膜炎。③食入感染,如毛霉菌肠道感染。④局部侵入,如伤口感染。

4.感染类型

按感染部位可分为浅部真菌感染和深部真菌感染;按感染侵犯的器官组织范围分为局限性真菌感染和全身性真菌感染。

### (二)抗真菌免疫

1.天然免疫

完整的皮肤、黏膜是有效的抗真菌屏障,皮肤分泌的脂肪酸有杀菌作用。真菌组分是补体替代途径的强激活剂,但真菌能抵抗攻膜复合物(MAC)的杀伤。补体活化过程中产生的C5a、C3a,将炎性细胞引导至感染区。中性粒细胞是吞杀真菌最有效的吞噬细胞。在中性粒细胞缺乏的患者,常见播散性假丝酵母菌病和侵袭性烟曲霉病。巨噬细胞在抗真菌防御中的作用不如中性粒细胞。NK 细胞有抑制新生隐球菌和巴西副球孢子菌生长的作用,对感染小鼠的隐球菌有杀伤效应,但对荚膜组织胞浆菌感染的小鼠无效。

2.获得性免疫

抗真菌感染主要是细胞免疫。荚膜组织胞浆菌是一种兼性胞内病原菌,寄居在巨噬细胞内。清除该菌的免疫机制与消灭胞内菌基本相同。新生隐球菌常定植于免疫低下宿主的肺与脑,需 CD4 与 CD8 T 细胞协作杀灭。白假丝酵母菌常始于黏膜表面,细胞介导的免疫可阻止其扩散至组织内。在真菌感染中,一般是 Th1 应答对宿主有保护作用,Th2 应答可造成损害。真菌感染常有特异性的抗体产生,对血清学诊断有一定帮助,但抗真菌作用不强。

# 三、真菌的基本检验技术

真菌的检验技术包括培养、非培养方法。真菌鉴定主要依靠菌落、菌丝和孢子的形态特点,菌丝体的特殊结构。但菌种鉴定是一个复杂过程,尚须生化反应、分子生物学鉴定。非培养方法包括显微镜检查,抗原和特异性代谢物检测,细胞壁成分检测,核酸检测等。值得注意的是,由于灵敏度或特异性存在缺陷,非培养技术不能代替培养鉴定技术。

### (一)显微镜检查技术

血液或骨髓中荚膜组织胞浆菌,卡氏肺孢菌孢囊等真菌具有特殊的形态特点,可以通过显微镜检查诊断。显微镜检查的优点是无需特殊设备和试剂,易于开展,而且,真菌特殊的形态特点为适当的培养基或培养时间的选择提供线索,有助于提高实验诊断敏感性。缺点是存在假阳性结果,阴性结果亦不能排除真菌感染。

临床实验室常用的显微镜检查技术有湿片法、KOH 涂片、革兰染色、钙荧光白染色、瑞氏染色、吉姆萨染色、检测卡氏肺孢菌的荧光单克隆抗体方法等。巴氏染色通常用于细胞病理实验室,过碘酸锡夫染色和六胺银染色通常用于病理实验室。

1.不染色标本的直接显微镜检查

将脓液、尿液、分泌物等少量标本置于载玻片,加适量生理盐水即可镜检。毛发、皮屑、甲屑等标本,须加 1 滴 10%~20%氢氧化钾,盖上盖玻片,不加热放置 10~15 分钟或微微加热使标本组织溶解透明,在低倍镜和高倍镜下观察酵母型细胞、孢子、菌丝和菌丝体。

2.染色标本的显微镜检查

标本直接涂片,根据真菌特性选择染色方法,如革兰染色、墨汁负染色、乳酸棉酚兰染色等。革兰染色适用于酵母菌和类酵母菌,显微镜下可见革兰阳性(深紫色),圆形或卵圆形菌体或孢子。墨汁负染色适用于隐球菌,显微镜下可见新生隐球菌具宽厚荚膜。乳酸棉酚兰染色适用于各种真菌的检查,酵母型细胞、菌丝和孢子被染成蓝色。瑞氏染色适用于检测骨髓和外周血中的荚膜组织胞浆菌。荧光染色适用于深部真菌检查。在荧光显微镜下,白假丝酵母菌、球孢子菌、皮炎芽生菌为黄绿色,新生隐球菌、鼻孢子菌为红色,组织胞浆菌为红黄色,曲霉菌为绿色。其他染色,如果氏环六亚甲基四胺银(GMS)染色可确认卡氏肺孢菌包囊,但费时。卡氏肺孢菌包囊金标染色为亚甲胺蓝染色和荧光素染色。亚甲蓝染色包囊囊壁呈深褐色或黑色,囊壁可见特征性括弧样结构,囊内小体不着色。荧光素染色包囊囊壁呈明亮蓝绿色光环,同样可辨囊壁上括弧样结构。吉姆萨染色镜检如见巨噬细胞内卵圆形的较小一端有出芽,染成鲜红色,可疑为荚膜组织胞浆菌。

## (二)分离培养技术

培养基的选择是分离培养成功的重要因素之一,取决于标本类型及真菌种类。

1.培养方法

分为大培养和小培养。

(1)大培养:是将标本接种到培养皿或试管斜面培养基上,以肉眼观察菌落形态特征。常用形式为:①试管法:是真菌分离培养、传代和保存菌种最常用的方法。每个标本接种 2 支琼脂斜面,分别置 37℃、22~28℃,需氧培养。优点是可节约培养基及防止污染,缺点是试管斜面小,生长菌落小,有时不能显示菌落形态特征。②平皿法:标本接种于固体培养基,室温或22~28℃培养 2~6 周。优点是生长菌落大,可观察菌落形态、色素产生,供鉴定参考。缺点是水分易蒸发,只能培养生长繁殖较快的真菌,不适用于传染性强的球孢子菌、组织胞浆菌等真菌。

大培养主要观察菌落生长,是鉴别真菌的方法之一。观察菌落应注意:①形态,判断酵母菌还是真菌菌落形态。②生长速度,一般浅部真菌生长较快,深部真菌生长慢。③大小,致病性真菌常菌落小,条件致病性真菌菌落大。④颜色,致病性真菌菌落常颜色淡,污染真菌颜色深。⑤致病性真菌菌落下沉,污染性真菌则否;致病性真菌有时使培养基开裂,而污染真菌很少引起此现象。

(2)小培养:用于观察真菌的自然形态结构特征及生长发育过程,以鉴定菌种。方法为挑取少许菌落接种在玻片培养基上,使菌体沿玻片(盖玻片)生长,再将玻片放在显微镜下观察菌体形态、结构。小培养的优点是随时观察真菌自然生长形态及生长发育过程,如大分生孢子、小分生孢子及孢子柄等自然位置和结构。常用小培养方法有:①点滴法:葡萄糖蛋白胨琼脂培养基加热融化后,用吸管吸取,滴 1 滴于消毒载玻片上,将菌种接种于培养基上,盖上盖玻片,放在有 U 形玻棒的平皿,平皿中放一浸水棉球,以保持湿度,置培养箱中培养。待菌体生长后,在不同的时间取玻片在显微镜下观察菌丝和孢子的结构。②方块法:无菌操作切取平皿中的葡萄糖蛋白胨琼脂培养基 1cm²,置消毒载玻片中央,将菌种接种在方块培养基四周,盖上消毒盖玻片,放在平皿中,在培养箱中培养,按时取出载玻片在显微镜下观察。③空洞法:用直径

1cm 的小试管,在平皿中培养基上压出圆形空洞,将菌种接种在空洞培养基边缘,盖上消毒盖玻片,轻轻压迫,使空洞边缘黏着封闭,平皿倒置在培养箱中培养,菌体即向盖玻片上生长。适当的时候取下盖玻片放在载玻片上,置显微镜下观察菌体结构。④试管内小培养法:用直径 3cm 的大试管制作葡萄糖蛋白胨琼脂斜面,将菌种接种在斜面上,盖上消毒的盖玻片,放在培养箱中培养,菌种即向盖玻片上生长。一定时间后取出盖玻片,放在载玻片上,置显微镜下观察菌体结构。这种方法不易污染。

**2.培养基**

常用真菌培养基有两类,一类为支持大多数真菌生长的普通培养基,如沙保弱葡萄糖琼脂、脑心浸液琼脂;另一类为添加了选择性成分,如氯霉素、庆大霉素、放线菌酮等,抑制细菌或腐生性真菌生长的培养基,用作非无菌部位标本的初次分离、传代培养和真菌鉴定。需注意的是放线菌酮亦可抑制新生隐球菌等有临床意义的真菌生长。

产色培养基用于假丝酵母菌属的分离和初步鉴定。培养基中添加氟康唑有利于检测氟康唑的耐药性。

其他分离鉴定培养基包括左旋多巴-枸橼酸铁和咖啡酸培养基等。无菌标本,如血液、脑脊液、关节液等,可采用自动化血培养系统,孵育时间至少为 4 周。

**3.生化反应试验**

常用生化反应有糖(醇)类发酵试验、同化碳源试验、同化氮源试验或利用硝酸钾试验、牛乳分解试验、酚氧化酶试验、明胶液化试验和脲酶试验等。试验方法同细菌试验,主要用于检测深部感染酵母菌,如假丝酵母菌、隐球菌、红酵母菌等。

糖(醇)类发酵试验常用的糖有单糖(葡萄糖、果糖、半乳糖)、双糖(麦芽糖、蔗糖、乳糖、海藻糖)、三糖(密三糖)、多糖(淀粉);醇类有甘油、甘露醇、山梨醇、肌醇等。将它们分别制成糖(醇)发酵管,标本接种后 37℃ 孵育,观察糖(醇)发酵情况。该试验有助于假丝酵母菌属的菌种鉴定。

同化碳源试验是将酵母菌鉴定到种的主要依据。将 1mL 含菌生理盐水与已融化的同化碳源培养基(45℃)混合,分别加入各种糖少许,置 25℃ 或 37℃ 孵育,24h 无变化,重复加糖少许。如能同化,在加入糖的周围有生长圈,否则无生长。固体平板培养基适用于生长快的真菌,液体培养基适合于生长慢的真菌,同化慢的糖类(如半乳糖),若同化,则培养基浑浊。

同化氮源试验原理、方法与同化碳源试验相同。该试验有助于隐球菌属、红酵母属、汉森酵母属的鉴定。

脲酶试验有助于鉴定隐球菌属和红酵母菌属。

酵母菌的快速鉴定是检测特异性胞外酶或不同胞外酶作用下的产色分解产物,在菌落形成的同一天(<24 小时)即可明确或推定为某个菌种,或一些菌种,或多个菌属,如假丝酵母菌属的显色培养基等。

### (三)抗原检测技术

真菌抗原检测技术在临床诊断中日益受到关注。

**1.隐球菌抗原检测**

可能是目前最好的抗原检测方法。检测隐球菌多糖抗原的乳胶凝集法、酶免疫法,已经商品化生产。检测灵敏度依赖于患者群体,感染的阶段及检测方法。

(1)乳胶凝集法:严格操作获得的检测结果,具有可靠的灵敏度和特异性,结果判读和解释需由有经验的实验室人员完成。乳胶凝集法优点:方法简单,可以检测脑脊液和血清标本;无须特殊的仪器,多数操作者对该方法熟悉。缺点:需预处理标本以提高敏感性和特异性;需严格规范化操作,以减少假阳性结果;需由有经验的技术人员判读结果,以减少主观性。

(2)酶免疫法:是一种夹心酶免疫检测。优点为反应终点判断客观,元需预处理标本,比乳胶凝集法更灵敏。局限性为需要酶免疫检测仪器对结果进行判读和解释;费用昂贵,特别是滴度检测。

2.组织胞浆菌抗原检测

1986 年 Wheat 等建立了放射免疫方法检测血清、尿、支气管肺泡灌洗液中荚膜组织胞浆菌的热稳定多糖抗原。该方法特异性不高,与芽生菌、副球孢子菌、马尔尼菲青霉菌等有交叉反应性。最近研发的特异性较高的酶联免疫吸附法,利用 $69\sim70kDa$ 抗原的单克隆抗体进行检测,总敏感性为 71.4%,对于健康对照和慢性真菌感染的特异性分别为 98% 和 85.4%。目前,该试剂仅组织胞浆菌参考实验室具备。

3.假丝酵母菌病抗原检测

目前检测假丝酵母菌抗原试剂的敏感性和特异性均较低。

4.曲霉菌病抗原检测

采用胶乳凝集法或竞争性 ELISA 法测定患者血清中可溶性曲霉菌抗原(半乳甘露聚糖)。目前酶免疫分析法检测体液中的半乳甘露聚糖的敏感性在 $50\%\sim90\%$,特异性为 $81\%\sim93\%$。胶乳凝集法灵敏度较低。尽管酶免疫分析方法检测曲霉菌半乳甘露聚糖作为快速诊断方法很有前景,但尚需进一步评估。

### (四)抗体检测技术

采用对流免疫电泳、双向免疫扩散、间接免疫荧光检测、ELISA、补体结合试验、放射免疫测定(RIA)等免疫学技术,检测深部真菌感染患者体内特异性抗体,有助于判断预后和流行病学调查,如隐球菌感染、卡氏肺孢菌感染。此类技术对大多数深部真菌感染确诊意义不大,仅对某些真菌感染具有诊断价值,如胶乳凝集试验检测组织胞浆菌抗体,效价为 1:16 有诊断意义,1:32 以上可确诊。

### (五)化学成分检测

在分光光度计上利用显色终点分析法或浊度法检测血清中某些真菌细胞壁组分($1,3$-$\beta$-D-葡聚糖)诊断真菌感染。该检测方法基于鲎血细胞裂解物的凝固级联反应对 $1,3$-$\beta$-D 葡聚糖非常敏感和特异,但只能用于一些真菌菌种,包括曲霉菌属和假丝酵母菌属,不能检测新生隐球菌。显色终点分析法可定量,灵敏度为 1.0pg。临床评估诊断假丝酵母菌菌血症的敏感性和特异性分别为 $84.4\%\sim100\%$ 和 88%。比较显色终点分析法和浊度法用于诊断假丝酵母菌感染的敏感性分别为 84.2% 和 100%,特异性为 75% 和 87.5%。目前,这些试验对于假丝酵母菌感染的特异性诊断没有特别帮助。

### (六)分子生物学技术

真菌实验室诊断常用分子生物学技术包括:核酸碱基(G+C)mol%分析、限制性片段长度多态性(RFLP)分析、Southern 印迹分析、脉冲场凝胶电泳(PFGE)、PCR 指纹、随机扩增多态性 DNA(RAPD)、DNA 特殊片段测序。此类技术在敏感性、特异性、重复性、成本等方面存在不同程度的缺陷,大多处于实验研究阶段,作为真菌鉴定的有效补充。然而,分子生物学技术在一些疑难、特殊、高度变异菌种的鉴定、侵袭性真菌感染的早期诊断领域的应用,具有广阔发展前景。

### (七)真菌毒素的检测

真菌毒素检测方法有多种,如黄曲霉毒素检测的生物学方法、薄层层析法、高效液相色谱法和间接竞争 ELISA 法等。生物学方法主要用于检测真菌毒素的毒性,如用鸡胚、鸭雏、大白鼠、小白鼠做毒性实验,观察动物中毒死亡或出现肿瘤。检测黄曲霉毒素 M1 的薄层层析法、高效液相色谱法,虽然灵敏度高,因需复杂的提取步骤或昂贵仪器,难以推广。而间接竞争 ELISA 法操作简便,具有安全、快速、高效、费用低等优点,适用于大批量标本中黄曲霉毒素 M1 的筛选,是检测食品污染的新方法。

### (八)动物实验

应用于真菌实验室诊断的目的是分离病原性真菌、确定真菌菌种的致病性、研究药物对真菌的作用等。常用实验动物有家兔、豚鼠、小白鼠、大白鼠等。常见接种途径为皮肤、皮下、腹腔、静脉、睾丸、颅内接种等,根据实验目的、标本、菌种等选择适宜的实验动物和接种途径,如假丝酵母菌接种家兔或小白鼠,皮肤癣菌接种豚鼠,假丝酵母菌接种家兔耳静脉,隐球菌接种小白鼠颅内或腹腔。

实验方法:通常接种物用无菌盐水混匀后注入实验动物的适宜部位,依据实验动物的大小及接种途径,接种剂量为 0.2～1.0mL。接种后的实验动物登记编号,分别隔离饲养,逐日观察食欲、体温、脉搏、呼吸、眼结膜、粪便、局部病变等,最后进行实验动物解剖。解剖前先消毒皮肤,再用无菌蒸馏水洗净。解剖时观察实验动物组织、器官的病理变化,并做直接涂片、分离培养、病理组织切片检查等。

### (九)组织病理学检测

真菌的组织病理学检测技术包括传统的 HE 染色、特殊染色(如巴氏染色、嗜银染色、黏蛋白-卡红染色等)、免疫组织化学技术和现代分子生物学技术等。应用 HE 染色和各种特殊染色方法,根据真菌的形态学特征及组织反应,提示真菌感染,有时还可确定真菌类别,缺点为不能鉴定其属种。

当怀疑真菌感染,但形态不典型或组织中真菌量少难以诊断时,免疫组织化学技术有助于正确诊断,其优点为快速、敏感、特异,已应用于二相性真菌、丝状真菌、酵母菌、卡氏肺孢菌的检测。其中,荧光抗体技术可检测组织、渗出物、支气管灌洗液、骨髓、血液、脑脊液及痰液等标本涂片中的真菌。免疫过氧化物酶染色技术,根据真菌抗原性制备种属特异性抗体检测组织标本中的致病菌。假丝酵母菌抗体、曲霉菌抗体、隐球菌抗体、毛霉菌抗体等已商业化生产。

当发现化脓性结核结节、假上皮瘤样增生及上皮内微脓肿,疑为孢子丝菌病、着色芽生菌病等时,组织病理学诊断可提示真菌感染,以便进一步查找真菌。

# 第三节 病 毒 检 验

## 一、呼吸道标本

呼吸道标本病毒检验是呼吸系统病毒感染实验诊断的金标准。呼吸道标本包括咽拭子、鼻拭子、鼻咽抽取物、咽漱液、深咳痰液、呼吸道抽取物、支气管灌洗液、肺组织活检标本等。

### (一)检验方法

根据患者机体免疫状况与医疗条件选择合适的检验方法。免疫缺陷患者作病毒分离培养或核酸检测;在流感流行季节宜选择流感病毒的检测项目(流感病毒培养与核酸检测);小于10岁儿童应注意除流感病毒之外的副流感病毒、腺病毒与呼吸道合胞病毒等的检测;小于2岁儿童易患由呼吸道合胞病毒引起的急性气管-支气管炎,此时非培养的快速免疫荧光抗原检测是必需的。对高致病性呼吸道病毒感染(H5N1、H7N9亚型高致病性禽流感病毒、H2N2亚型流感病毒、甲型 H1N1 流感病毒、SARS 病毒等)的样品采集、运输和检测技术按中国疾病预防控制中心规范操作,并按规定的生物安全级别来要求。

1.鸡胚接种法

是流感病毒常用分离培养方法之一。

(1)原理:流感病毒易在鸡胚羊膜与绒毛尿囊膜上皮细胞内增殖,接种标本于孵化 9~12天鸡胚羊膜腔与尿囊腔内,35℃温箱孵育 2~3 天后,增殖的流感病毒被释放在羊水与尿囊液中。

(2)操作:①用照卵灯检测鸡胚,标记出鸡胚的气室与尿囊的界限、胚胎的位置;②用 75%乙醇消毒鸡胚卵壳表面,在气室端钻孔;③用注射器吸取处理过的临床标本,分别注入羊膜腔与尿囊腔,用蜡或者消毒过的医用胶布封口;④35℃孵育 2~3 天后收获鸡胚尿囊液和羊水,作流感病毒红细胞凝集试验;⑤作红细胞凝集抑制试验,鉴定流感病毒血清型。

(3)结果判定:收获的鸡胚尿囊液和羊水,作流感病毒红细胞凝集试验,试验阳性表示存在病毒;红细胞凝集抑制试验鉴定流感病毒血清型。

2.传统细胞分离培养法

用于流感病毒、埃可病毒、柯萨奇病毒、副流感病毒、腮腺炎病毒、呼吸道合胞病毒、腺病毒、鼻病毒、巨细胞病毒、疱疹病毒分离培养。

(1)原理:各种呼吸道病毒在合适细胞系中与适宜生长条件下能够在其中复制增殖。孵育一定时间后,观察在培养细胞中病毒增殖的指标如细胞病变(CPE)、红细胞吸附、干扰现象、细胞代谢的改变等判断病毒存在与否。

(2)操作:①选用合适细胞系且细胞已生长成片(75%~90%生长)的细胞培养瓶(皿、板);②用无菌的移液管吸取适量临床标本置于细胞培养瓶中,温和摇动数次,放于 37℃ 5%二氧化碳培养箱中吸附 1~2 小时;③吸出接种物,用无菌移液管吸取 Hank 液分别清洗细胞 2 次,然后于细胞培养瓶中加入病毒生长液,放置于33～35℃培养箱培养,每日观察细胞病变情况;④当75%～100%细胞出现病变时收获病毒液时,先温和摇动细胞瓶数次,然后用无菌移液管吸取病毒液置于无菌离心管中,混匀病毒;⑤收获的病毒液可进行相关病毒鉴定试验。为提高收获标本的病毒滴度,可将细胞放于－70℃冰箱,冻融1～2次后收获。

（3）结果判定:根据出现细胞病变的特征或血细胞吸附试验结果,检测病毒的存在。

**3.离心增强快速细胞培养**

又称飞片细胞培养,常用于儿童呼吸道感染常见病毒的检测,包括甲型流感病毒、乙型流感病毒、呼吸道合胞病毒、人副流感病毒和腺病毒的快速检测。实验者通过多孔培养板飞片制备、标本液接种与染色,可同时检测多种病毒。尽管其敏感率低于传统细胞培养,但检测病毒所需时间短(能在1～2天内检出病毒),且已有提供复有不同种单层细胞的商品化飞片细胞瓶全套材料,适合临床应用。

（1）原理:在细胞培养瓶(皿或板)内放置的小玻片随培养瓶细胞生长也会覆以单层细胞,各种呼吸道病毒在合适细胞系中与适宜生长条件下能够在其中复制增殖。孵育一定时间后,使用荧光(或酶)标记的呼吸道常见病毒单克隆抗体对小玻片进行染色,可检测病毒的存在与否。

（2）操作:①在扁状细胞培养瓶内置放一玻片,培养瓶细胞生长时玻片上也会覆以单层细胞;②将下呼吸道分泌物(痰、气管或支气管冲洗液、支气管肺泡灌洗液、肺组织)或鼻咽分泌物(不推荐使用喉拭子)标本接种于细胞培养瓶内,随后于低速离心(700g)40分钟,再加入适量细胞维持液,置35～37℃、5% $CO_2$ 孵箱培养;③16～48小时后取出玻片,以使用荧光标记的呼吸道常见病毒单克隆抗体染色或酶染色法检测病毒。为提高试验敏感性,筛选甲型和乙型流感病毒,应在培养24小时后进行染色,而呼吸道合胞病毒、人副流感病毒和腺病毒则需要孵育48小时后染色。

（3）结果判定:荧光标记的病毒单克隆抗体染色或酶染色法检测阳性表示存在相应病毒。

**4.流感病毒红细胞凝集试验**

（1）原理:流感病毒包膜表面的血凝素(HA)能与禽类或一些哺乳类动物的红细胞上的血凝素受体结合,引起红细胞凝集。

（2）操作:①将"U"形底96孔微量板横向放置(垂直方向称列、平行方向称行),标记好待检病毒的实验室编号及加样顺序;②孔内加入PBS后再加入待检病毒液,使每行各孔病毒液浓度呈倍比稀释,每行最后一孔不加病毒液而加入豚鼠红细胞悬液作为红细胞对照;③然后每孔加入1%红细胞(鸡红细胞或豚鼠红细胞)悬液,轻弹微量板使红细胞与病毒充分混合;④室温孵育30～60分钟,观察红细胞凝集现象并记录结果。

（3）结果判定:以出现完全凝集的病毒液最高稀释度为红细胞凝集终点,其稀释度的倒数即为病毒的红细胞凝集效价。

（4）注意事项:当位于红细胞凝集素上受体结合部位的氨基酸发生点突变,则可影响病毒对某些红细胞的凝集能力。近年来发现有些病毒,特别是新分离出的病毒或代数较低的病毒不能凝集鸡红细胞应更换豚鼠红细胞。

5.红细胞凝集抑制试验

(1)原理:在流感病毒悬液中加入血清后,若病毒表面的血凝素被特异性血凝素抗体封闭,再加入人的"O"型、鸡或豚鼠的红细胞则不发生凝集现象,即为血凝抑制。试验中若用已知病毒的抗血清,可鉴定病毒型及亚型。也常用于检测同型病毒的抗原变异情况。

(2)操作:①将"U"形底 96 孔微量板横向放置(垂直方向称列、平行方向称行),标记好待检病毒的实验室编号、病毒参比抗血清及待鉴定的病毒液;②孔内加入 PBS 后再加入处理好病毒参比抗血清,使每列各孔病毒参比抗血清浓度呈倍比稀释,留取不加病毒参比抗血清的 PBS 阴性对照孔;③各孔加入 4 个凝集单位的待检病毒液,PBS 阴性对照孔不加待检病毒液病毒液(抗原),混匀,至室温孵育15～30分钟;④然后每孔加入 1%红细胞悬液至室温孵育 30～60 分钟,观察红细胞凝集抑制试验结果;⑤取另一块微量板,同样做参比抗原与参比血清对照。

(3)结果判定:①红细胞凝集抑制效价是指抑制红细胞凝集出现时血清的最高稀释度的倒数,当待检病毒红细胞凝集抑制效价≥20 才可以算为阳性;②待检病毒与参比血清有交叉抑制,但对一种参比血清抑制效价大于另一种参比血清 4 倍以上时,可以判定为此种流感病毒。

(4)注意事项:①红细胞凝集抑制试验必须用 4 个凝集单位/25μL 的抗原,抗原必须新鲜配制;②红细胞凝集抑制试验包括以下对照:红细胞对照、阴性对照血清(以防其他非特异性抗体的影响)、参比血清对照(防止非特异性凝集素及抑制素的干扰)。

## (二)检验结果报告与解释

呼吸道标本检出病毒视为阳性,应报告所用的检验鉴定方法与检出病毒种名。检出麻疹病毒、腮腺炎病毒、流感病毒、副流感病毒和呼吸道合胞病毒对临床病原学诊断有确诊意义,因为这些病毒很少有无症状携带者及携带者长期排毒的现象;相反,腺病毒、巨细胞病毒与单纯疱疹病毒在无症状携带者中排毒的持续时间可以从几天到数月,检出腺病毒的患者通常是无症状的婴幼儿;从有呼吸综合征的发热患者喉部和粪便中同时进行腺病毒的检测将有助于疾病的诊断,仅从喉部而不从粪便中进行腺病毒的分离,对疾病诊断的敏感性要低很多,而单独从粪便标本中进行腺病毒的分离几乎无诊断意义。

# 二、消化道标本

消化道标本用于检测引起病毒性胃肠炎的腺病毒(血清型 40,41)、轮状病毒、杯状病毒和一些引起胃肠道外感染的肠道病毒。消化道标本病毒检验是确诊消化系统病毒感染病因的依据,临床较多采用免疫学与分子生物学方法。

## (一)检验方法

疑为轮状病毒、诺如病毒、星状病毒与肠腺病毒感染的腹泻,主要用电镜检查标本中病毒颗粒,ELISA 法或乳胶凝集试验法检测病毒抗原,PCR 和 RT-PCR 法检测病毒核酸,尤其是多重 RT-PCR 能同时诊断诺如病毒、星状病毒和轮状病毒,对流行病学研究也具有重要意义。

1.电镜(EM)检查

(1)原理:采用磷钨酸溶液负染色技术,通过磷钨酸溶液里的重金属离子在样品四周的堆积而加强样品外周的电子密度,使样品显示负反差,衬托出样品的形态和大小;由于标本中病毒颗粒较重金属离子电子密度低,从而使病毒呈现明亮清晰的结构。此负染色样品不需经过固定、脱水包埋和超薄切片等复杂操作,而是直接对沉降的样品匀浆悬浮液进行染色。

(2)操作:①标本制备:取粪便,制成1%悬液,3000rpm离心15～30分钟,弃沉淀,取上清低温超速离心浓缩标本,取沉淀负染;②磷钨酸溶液染色:处理后的标本滴在铜网上,滤纸吸去多余标本,滴加磷钨酸溶液染液,滤纸吸去多余染料,干燥后电镜观察;③电镜观察:首先在2000倍上选择负染色良好的网孔,然后放大至30 000～40 000倍查找,每个标本至少应观察5个网孔才能确定阴性结果,一旦发现病毒颗粒,即应拍照。

(3)结果判定:①轮状病毒:病毒颗粒呈球形,直径60～80nm,无包膜,双层衣壳,20面体对称,内衣壳的壳微粒沿着病毒体边缘呈放射状排列,形同车轮辐条;②诺如病毒:病毒颗粒呈圆球形,直径26～35nm,无包膜,20面体立体对称,表面粗糙;③星状病毒:病毒颗粒呈球形,直径28～30nm,无包膜,少数病毒(约10%)表面有5～6个角状突起,外形呈星状,有鉴定意义。

(4)注意事项:①超速离心后上清液必须充分去除再用双蒸馏水制成悬液,否则残留的蛋白质干扰病毒颗粒的观察;②磷钨酸不能杀灭病毒,故标本制备后应在火焰上或沸水中消毒,用过的镊子、铜网也应消毒;③用过的铜网应用滤纸充分吸干残留标本,以免污染其他标本出现假阳性;④对未知病毒应将标本稀释不同倍数,选用清晰的悬液。

2.免疫电镜检查

(1)原理:在所检病毒样本中加入已知抗血清,使形成抗原(病毒)-抗体复合物而浓缩病毒,再经过超速离心或快速法(用琼脂与滤纸过滤)浓缩,将此抗原-抗体复合物浓集于电镜铜网膜上,再经负染色后进行电镜观察。

(2)操作:目前有几种方法:①经典的免疫电镜法:将待检样品与抗血清混合反应后,超速离心,吸取沉淀物染色观察;②快速法:在琼脂糖凝胶上打孔,下垫滤纸,孔中加入待检样品与抗血清混合液,然后将铜网膜漂浮于孔中的免疫反应液滴上,待液滴被滤纸吸下后取出铜网膜,染色观察;③抗体捕捉法:先用抗血清包被铜网膜,然后将此包被有抗体的铜网膜悬浮于待测病毒溶液的液滴上,作用一定时间后,染色铜网膜并观察。

(3)结果判定:同电镜检查的结果判定。

**(二)检验结果报告与解释**

标本检出病毒视为阳性,应报告所用的检验鉴定方法与检出病毒种名。病毒性感染腹泻以电镜或免疫电镜检测粪便中的病毒颗粒为主要检测方法,但费时费力,尚不能作为临床检验项目。近年来已有免疫商品化检测试剂盒检测粪便标本中的轮状病毒抗原(EIA法、乳胶凝集试验)和肠道腺病毒,现已采用RT-PCR应用于诺如病毒与星状病毒的检测。

# 三、皮肤与黏膜标本

皮肤与黏膜标本有疱疹液与损害上皮细胞。疱疹尚未溃破时较易抽取采集到疱疹液;若需作疱疹基底上皮细胞印片,则需先将疱疹顶部揭开,抽净疱疹液(用结核菌素注射器和2号针头收集疱疹液或挑破新鲜水疱后用拭子采集),用清洁载玻片轻压溃疡基底。该疱疹液可用于病毒培养、抗原检测与核酸检测。

## (一)检验方法

皮肤病毒感染临床特征明显,一般根据临床症状和皮损特点即可做出诊断,只有少数不典型或特殊病例需要依赖实验室做病原学诊断。可采集疱疹液或损害上皮细胞在光学显微镜下检查病毒特征性包涵体,电子显微镜观察病毒颗粒,或进行病毒培养及免疫荧光抗体染色检查等;应用聚合酶链反应与特异性核酸探针技术可直接检测感染者组织或体液中病毒核酸,做出早期、快速诊断。另有些病毒感染后皮肤表现红斑等症状,但其检验方法是检测血清的抗体与核酸,如人类细小 $B_{19}$ 病毒、风疹病毒与柯萨奇病毒等。

1.病毒特征性包涵体检查

(1)原理:某些病毒感染的细胞,在普通显微镜下可以观察到胞质或胞核内出现嗜酸性或嗜碱性、圆形、椭圆形或不规则形状的团块结构即包涵体。包涵体大小、数目常因感染病毒的种类不同而异,其有助于病毒感染的病原学检测。

(2)操作:疱疹液涂片或损害上皮细胞印片经化学固定,用苏木精-伊红(HE)染色法或瑞氏-吉姆萨染色,用光镜直接检查细胞内的包涵体与其在细胞内的位置与染色性。

(3)结果判定:①单纯疱疹病毒:核内嗜酸性包涵体,细胞核染色体挤在核膜边缘;②水痘带状疱疹病毒:同单纯疱疹病毒,两者难以区分;③麻疹病毒:巨核细胞内核内嗜酸性包涵体,核染色质被推向核膜边缘,有时可见胞质内嗜酸性包涵体;④猴痘病毒:感染细胞内大多含有许多圆形或椭圆形的小型嗜酸性包涵体;⑤人乳头瘤病毒:在脱落的上皮细胞核内或核旁胞质内可见圆形、椭圆形大小不等均质嗜酸性红染质块。

2.细胞学与组织学检查

(1)原理:通过观察赘生物脱落的上皮细胞或病变组织染色后细胞形态的变化,以辅助诊断是否有尖锐湿疣或传染性软疣。

(2)操作:采用病灶刮片或用生理盐水摩擦病灶涂片或印片,以获取脱落的上皮细胞,然后待干,经巴氏染色后进行光镜细胞学检查。

(3)结果判定:①传染性软疣病毒:表皮细胞内出现软疣小体,多数软疣小体内含有胞质内包涵体,小体挤压每个受损细胞内核,使细胞呈月牙状,位于细胞内边缘;若中心部角质层破裂,排出软疣小体,中心形成火山口状;②人乳头瘤病毒:空泡细胞、双核细胞及角化不全细胞(角化不良细胞特征为细胞深伊红染色,核小而浓染)等是 HPV 感染的特征性细胞学改变。

## (二)检验结果报告与解释

标本检出病毒视为阳性,应报告所用的检验鉴定方法与检出病毒种名。疱疹液或损害上皮细胞在光学显微镜下检查病毒特征性包涵体具有临床诊断意义,尤其是单纯疱疹病毒与水痘带状疱疹病毒,若在新生儿的标本中检测到该病毒则提示存在潜在的严重感染。

# 四、尿液标本

尿液标本用于检测巨细胞病毒、腮腺炎病毒、风疹病毒、麻疹病毒、脊髓灰质炎病毒和腺病毒。采集早晨第一次尿液,弃去开始流出的尿液,以冲刷尿道口的细菌,取能代表膀胱部位病原菌的中段尿为最佳尿液标本;作细胞培养时,若尿液透明则可直接接种,若混浊则 1000g 离心 10 分钟,取上清液接种。

### (一)检验方法

尿液标本中巨细胞病毒、风疹病毒、出血热病毒的检验常采用细胞培养分离病毒方法,接种的细胞分别是人成纤维细胞(巨细胞病毒)、RK13、Vero 或 BHK21 等传代细胞(风疹病毒)、非洲绿猴肾细胞(Vero-E6)和人胚肺二倍体细胞(出血热病毒)。观察病毒在细胞内增殖后的 CPE,或需用免疫荧光、ELSIA 等方法检测病毒抗原予以确认。麻疹与风疹患者尿液标本的 RT-PCR 检测可用于麻疹与风疹的早期快速辅助诊断,特别是对于出疹初期的患者;艾滋病病毒感染者尿液中也可以检测到艾滋病病毒抗体。

巨细胞病毒分离培养为巨细胞病毒实验室诊断的金标准。

(1)原理:巨细胞病毒在人的成纤维细胞内增殖,细胞病变效应在 1d 或数周后出现,染色或直接显微镜检查后可观察到巨细胞,核内有包涵体,或产生 CMV 早蛋白。

(2)操作

①传统病毒分离培养:将待检已处理尿标本接种人类成纤维单层细胞,孵育5～28天后,观察细胞病变。

②离心增强快速细胞培养法:将待测标本接种入人胚肺成纤维细胞单细胞,低速离心吸附 45～60 分钟;36℃培养 16～36 小时后用 72kDaCMV 的主要即刻早期蛋白(mIE72)单克隆抗体进行免疫荧光或酶免疫法检测细胞中染色位点,观察阳性细胞。

(3)结果判定

①传统病毒分离培养观察:细胞变圆、膨胀、胞体及核巨大化、核内出现周围环绕有一轮"空晕"的大型包涵体,形似"猫头鹰眼"状等细胞病理学变化表示有巨细胞病毒生长。

②离心增强快速细胞培养法:观察到细胞核内被着色点为阳性细胞。

### (二)检验结果报告与解释

标本检出病毒视为阳性,报告所用的检验鉴定方法与检出病毒种名。CMV 感染临床表现复杂多样,且大多数后天性感染无症状,CMV 的相关实验室检查尤为重要。先天畸形、发育延迟疑为宫内感染新生儿诊断的金标准是在出生后的第21天采取尿液,作沉渣涂片,检查巨大细胞及核内嗜酸性包涵体(在婴儿的诊断意义比成人大);也可作尿液病毒分离培养,它是 CMV 实验室检测的敏感和特异方法;血清学检测有助于诊断,宫内感染的婴儿在出生后第 2～第 3 周时 CMV-IgM 抗体可≥1：32,因此单份婴儿血清测定即可诊断;超过出生后的第 21 天从尿液分离得到的 CMV 不能完全排除围生期感染。当标本中病毒滴度低时包涵体检查可出现假阴性结果,尽管如此,这一传统方法仍然被用于器官移植个体定性检测 CMV 的方法。尿液标本检测到腺病毒具有诊断意义,相反成人尿液检测到 CMV 极少有可能是潜伏病毒再激活;检测到肠道病毒或单纯疱疹病毒则需排除粪便污染或生殖道的病毒感染。

## 五、脑脊液标本

脑脊液标本用于检测引起病毒性脑膜炎与病毒性脑炎的病毒。分离病毒技术上的限制和耗时过长使临床难以广泛应用,PCR 检查脑脊液病毒具有稳定的高敏感性及特异性,常用于脑脊液标本病毒检验。

### (一)检验方法

病毒性脑膜炎的脑脊液病毒分离检测方法敏感性较低、耗时过长,临床一般不应用,常采用 PCR 检查脑脊液病毒核酸,包括脊髓灰质炎病毒、柯萨奇病毒 A 和 B、埃可病毒、虫媒病毒和单纯疱疹病毒等。单纯疱疹病毒性脑炎、流行性乙型脑炎、肠道病毒脑炎、狂犬病病毒脑炎及亚急性硬化性全脑炎、进行性多灶性白质脑病、朊粒感染等慢性感染,其确诊有赖于脑活检病理检查发现细胞内包涵体、病毒核酸或脑脊液检出病毒抗原或抗体,但临床不常规进行病原学检测。

### (二)检验结果报告与解释

标本检出病毒视为阳性,报告所用的检验鉴定方法与检出病毒种名。脑脊液检出病毒抗原或抗体、病毒核酸或包涵体有临床诊断价值,如:①用免疫荧光法和 ELISA 检测到发病初期患者血液及脑脊液中的流行性乙型脑炎病毒抗原可诊断流行性乙型脑炎;②显微镜直接检查脑组织狂犬病毒包涵体-内基小体可诊断狂犬病;③脑脊液中检出 JCV-RNA 可诊断进行性多灶性白质脑病;④活检组织标本电镜检查若发现细胞内麻疹病毒包涵体可诊断亚急性硬化性全脑炎;⑤脑脊液检出 HIV 的 p24 抗原可诊断 HIV 脑病。

## 六、眼标本

眼标本有眼分泌物、角膜刮取物、眼穹隆部及眼结膜上皮细胞标本等标本。眼部病毒感染时,由于采集标本量小,推荐床边直接涂片;角膜刮取物由眼科医师在麻醉下采取,用无菌刮匙刮取溃疡或损伤处,刮取物直接接种或床边直接涂片;玻璃体抽吸液注入无菌螺旋盖容器运送。

### (一)检验方法

眼部病毒感染时,一般根据自觉症状、临床表现和检查可进行确证。实验室病原学检查确证眼部感染病原较为困难,因为它们可能来自于皮肤表面的正常菌群。实际工作中,基于流行病学资料和临床表现,开展的实验室检查并不多,主要取决于治疗对实验室检查的需求。传统的病毒分离培养方法费时并且敏感性低,分子生物学技术可以为此类病例提供准确而快速的诊断。运用多重聚合酶链反应检测眼部标本中的单纯疱疹病毒、水痘:带状疱疹病毒、巨细胞病毒。

### (二)检验结果报告与解释

标本检出病毒视为阳性,报告所用的检验鉴定方法与检出病毒种名。眼标本检测到单纯疱疹病毒、水痘:带状疱疹病毒、巨细胞病毒和肠道病毒 70 型可做出病原学的诊断,尤其是肠道病毒 70 型,其感染增殖的原发部位在眼结膜,可引起传染性极强、常发生暴发流行的急性出血性结膜炎,快速检测具有重要意义。

## 七、组织标本

用于病毒感染病原学检测的组织标本主要有肺组织、脑组织与消化道组织标本,采集时间最好不超过死亡后 6 小时,病理检查的标本不超过 24 小时,同种组织每一部位至少采集 3 份标本,1 份用于病毒学检测。

### (一)检验方法

#### 1.皮肤活检

对病毒性皮肤病有高度诊断价值,是皮肤科常用的一种病理检查手段,通过切除或者环钻取材某一部位的皮肤或黏膜组织,采用组织染色或免疫组织化学染色或核酸检测以明确某一病毒感染。

#### 2.脑活检标本

特殊处理后制成冷冻切片和石蜡切片等,然后用不同的染色技术显示病变;或从脑活检组织中分离病毒或检测病毒抗原,应用分子生物学方法检测病毒特异性核酸。应根据需要进行脑活检,毕竟它是一种创伤性检查,有可能造成严重后果,必须权衡利弊后再作决定,特别是脑功能区更应慎重。

#### 3.肺活检

进行肺实质的活组织检查,抽吸空洞或支气管腔内的液体作进一步病毒学检查,明确诊断;同时以达到明确病原体,控制暴发性流行目的。如疑为 SARS 病毒、禽流感等感染的死亡病例。

### (二)检验结果报告与解释

标本检出病毒视为阳性,报告所用的检验鉴定方法与检出病毒种名。一般而言,在组织标本能检测到的病毒在病毒病原学诊断具有重要临床意义。

# 第四节　寄生虫检验

## 一、粪便标本

### (一)常见寄生虫

消化道寄生虫的某些发育阶段可随粪便排出体外,如原虫滋养体、包囊、卵囊或孢子囊,蠕虫卵、幼虫、成虫或节片。常见的有:①原虫:溶组织内阿米巴、迪斯帕内阿米巴、结肠内阿米巴、哈门氏内阿米巴、微小内蜒阿米巴、布氏嗜碘阿米巴、人芽囊原虫、兰氏贾第鞭毛虫、梅氏唇鞭毛虫、脆弱双核阿米巴、人毛滴虫、结肠小袋纤毛虫、隐孢子虫、圆孢子球虫、贝氏等孢球虫、毕氏肠微孢子虫、脑炎微孢子虫;②吸虫:华支睾吸虫卵、布氏姜片虫卵、肝片形吸虫卵、横川后殖吸虫卵、异形吸虫卵;绦虫:带绦虫卵、微小膜壳绦虫卵、缩小膜壳绦虫卵、阔节裂头绦虫卵;③线虫:蛔虫卵、蛲虫卵、钩虫卵、鞭虫卵、粪类圆线虫幼虫。

某些非肠道寄生虫的某一发育阶段可通过一定的途径进入肠道,随粪便排出,常见的有并殖吸虫卵和裂体吸虫卵。

某些节肢动物的成虫或幼虫如蝇蛆也可见于粪便标本。

### (二)标本的采集、运送和保存

#### 1.标本的采集

某些物质和药物会影响肠道原虫的检测,包括钡餐、矿物油、铋、抗菌药物(甲硝唑、四环素)、抗疟药物及无法吸收的抗腹泻制剂。当服用了以上药物或制剂后,可能在一周或数周内无法检获寄生虫。因此,粪便样本应在使用钡餐前采集,若已服用钡餐,采样时间需推迟 5～10 天;服用抗菌药物则至少停药 2 周后采集样本。为提高阳性检出率,推荐在治疗前送三份样本进行常规粪便寄生虫检查,三份样本应尽可能间隔一天送一份,或在 10 天内送检,并在运送途中注意保温。当粪便排出体外后,如不立即检查,滋养体推荐同一天或连续三天送检。严重水样腹泻的患者,因病原体可能因粪便被大量稀释而漏检,故在咨询医生后可增加一天内的送检样本数。

#### 2.标本的运送

新鲜粪便样本应置于清洁、干燥的广口容器内,容器不能被水、尿液、粉尘污染。可疑诊断及相关的旅行史有助于实验室诊断,应尽量记录在申请单上。对于动力阳性的滋养体(阿米巴、鞭毛虫或纤毛虫)必须采用新鲜的样本,并在运送途中注意保温。当粪便排出体外后,滋养体不会再形成包囊,如不立即检查,滋养体可能会破裂;液体样本应在排出后 30 分钟内检查,软(半成形)样本可能同时含有原虫的滋养体和包囊,应在排出后 1 小时内检查;成形粪便样本只要在排出后的 24 小时内检查,原虫的包囊不会发生改变。大多数的蠕虫虫卵和幼虫、球虫卵囊和微孢子虫的孢子能存活较长时间。

#### 3.标本的保存

如果粪便样本排出后不能及时检查,则要考虑使用保存剂。为了保持原虫的形态及阻止蠕虫虫卵和幼虫的继续发育,粪便样本可在排出后立刻放入保存剂,充分混匀后放置于室温。可供选择的保存剂有甲醛溶液、醋酸钠-醋酸-甲醛(SAF)、肖氏液和聚乙烯醇(PVA)等。

(1)甲醛溶液:甲醛溶液是一种通用保存剂,适用于蠕虫虫卵和幼虫以及原虫的包囊,易制备、保存期长。建议用 5% 浓度保存原虫包囊,10% 浓度用于蠕虫虫卵和幼虫的保存。样本与甲醛溶液的比例为 1:10。甲醛溶液水溶液只可用于样本湿片的检查,但对于肠道原虫的鉴定,湿片检查的准确性远低于染色涂片。甲醛溶液保存的样本不适合用于某些免疫分析,不适用于分子诊断(PCR)。

(2)醋酸钠-醋酸-甲醛:SAF 保存的样本可用于浓集法和永久染色涂片,但虫体形态不如用含氯化汞固定剂的清楚。SAF 保存期长,制备简单,但黏附性差,建议将标本涂于白蛋白包被的玻片上。可用于蠕虫虫卵和幼虫、原虫滋养体和包囊、球虫卵囊和微孢子虫孢子的保存。

SAF 配方:醋酸钠 1.5g,冰醋酸 2.0mL,甲醛(37%～40%)4.0mL,蒸馏水 92.0mL。

(3)肖氏液:肖氏液用于保存新鲜粪便样本或者是来自于肠道黏膜表面的样本,能很好地保持原虫滋养体和包囊的形态。永久染色涂片可用固定后的样本制备,不推荐用于浓集法。液体或黏液样本的黏附性差。该液含氯化汞,丢弃废物注意避免环境污染。

肖氏液的配制:氯化汞 110g,蒸馏水 1000mL 置于烧杯中煮沸至氯化汞溶解(最好在通风橱中进行),静置数小时至结晶形成,为饱和氯化汞水溶液。饱和氯化汞水溶液 600mL 和 95％乙醇 300mL 混合为肖氏液的储存液,临用前每 100mL 储存液中加入 5mL 冰醋酸。

(4)聚乙烯醇:PVA 是一种合成树脂,通常将其加入肖氏液使用。当粪便-PVA 混合物涂于玻片时,由于 PVA 的存在,混合物可以很好地黏附在玻片上,固定作用由肖氏液完成。PVA 的最大优点在于可制备永久染色涂片。PVA 固定液也是保存包囊和滋养体的推荐方法,并且可将样本以普通邮件的方式从世界的任何地方邮寄到实验室进行检查。PVA 对于水样便尤其适用,使用时 PVA 和样本的比例是 3∶1。含 PVA 的样本不能用于免疫分析,但适用于 DNA-PCR 分析。

PVA 固定液:PVA 10.0g,95％乙醇 62.5mL,饱和氯化汞水溶液 125.0mL,冰醋酸 10.0mL,甘油 3.0mL。将各液体成分置烧杯中混匀,加入 PVA 粉末(不要搅拌),用大培养皿或锡箔盖住烧杯放置过夜,待 PVA 吸收水分。将溶液缓慢加热至 75℃,移开烧杯,摇动混合 30 秒至获得均一、略带乳白色溶液。

## (三)常用检验方法

粪便样本是实验室诊断寄生虫感染的最常见样本,可以通过直接涂片法、浓集法及永久染色涂片三个独立的步骤对每个样本进行检查。直接涂片法要求新鲜粪便,可以检获活动的原虫滋养体、原虫包囊、蠕虫虫卵和幼虫;浓集法可提高原虫包囊、球虫卵囊、微孢子虫孢子及蠕虫虫卵和幼虫的检出率,有沉淀法和浮聚法;永久染色涂片更易于进行肠道原虫的鉴定。

1.直接涂片法

常用方法有生理盐水涂片法和碘液染色涂片法,前者适用于蠕虫卵和原虫滋养体的检查,后者适用于原虫包囊的检查。

(1)操作:在洁净的载玻片中央加一滴生理盐水,用竹签挑取绿豆大小的粪便,在生理盐水中调匀涂开,涂片厚度以透过玻片可隐约辨认书上字迹为宜,盖上盖玻片镜检。先在低倍镜下按顺序查找,再换用高倍镜观察细微结构。检查原虫包囊时,以碘液代替生理盐水,或在生理盐水涂片上加盖玻片,然后从盖玻片一侧滴碘液一滴,待其渗入后观察。

(2)注意事项:①直接涂片法操作简便,但易漏诊,每份标本应做 3 张涂片以提高检出率;②虫卵鉴定的依据包括形状、大小、颜色、卵壳、内含物及有无卵肩、小钩、小棘等特殊结构,要与粪便残渣、食入的酵母菌、花粉、植物纤维等区别;③检查滋养体时涂片方法同上,涂片宜薄;粪便应在排出后立即送检,注意保温;黏液血便中虫体较多,可观察滋养体伪足或鞭毛的活动;④碘液配制:碘化钾 4g 溶于 100mL 蒸馏水中,加入碘 2g 溶解后贮于棕色瓶中备用。

2.定量透明法(Kato-Katz 虫卵计数法)

(1)操作:用于多种蠕虫卵的定量检查。应用改良聚苯乙烯作定量板,大小为 40mm×30mm×1.37mm,模孔为一长圆孔,孔径为 8mm×4mm,两端呈半圆形,孔内平均可容纳粪样 41.7mg。操作时将 100 目/寸的尼龙网或金属筛网覆盖在粪便标本上,自筛网上用刮片刮取粪便。将定量板置于载玻片上,用手指压住定量板的两端,将自筛网上刮取的粪便填满模孔,刮去多余的粪便。掀起定量板,载玻片上留下一长条形的粪样。将浸透甘油-孔雀绿溶液的玻璃纸(5cm×2.5cm)覆盖在粪样上,用胶塞轻轻加压,使粪样展平铺成一长椭圆形,25℃经1~2小时粪便透明后即可镜检,观察并记录粪样中的全部虫卵数。将虫卵数乘以24,再乘以粪便性状系数(成形便1、半成形便1.5、软湿便2、粥样便3、水泻便4),即为每克粪便虫卵数(EPG)。

(2)注意事项:①保证粪样新鲜、足量;②掌握粪膜的厚度和透明的时间,其对虫卵的辨认非常重要,钩虫卵不宜透明过久;③玻璃纸的准备:将亲水性玻璃纸剪成30mm×22mm的小片,浸于甘油-孔雀绿溶液(甘油100mL,3%孔雀绿水溶液1mL,水100mL)中至少24小时直至玻璃纸呈绿色。

3.沉淀法

(1)操作

①自然沉淀法:利用比重较水大的蠕虫卵和原虫包囊可沉集于水底的原理,以提高检出率。取粪便20~30g,加水制成悬液,经40~60目金属筛过滤至500mL锥形量杯中,用水清洗筛上残渣,量杯中加水接近杯口,静置25~30分钟。倾去上层液体,再加水。每隔15~20分钟换水1次,重复操作3~4次,直至上层液澄清为止。倾去上清液,取沉渣涂片镜检。若检查原虫包囊,换水间隔时间宜延长至6~8小时。

②离心沉淀法:取粪便约5g,加水10mL调匀,双层纱布过滤后转入离心管中,1500~2000rpm离心1~2分钟。倾去上液,加入清水,再离心沉淀。重复3~4次,直到上液澄清为止。最后倾去上液,取沉渣镜检。此法可查蠕虫卵和原虫包囊。

③醛醚沉淀法:取粪便1~2g,加水10~20mL调匀,将粪便混悬液经双层纱布过滤于离心管中,1500~2000rpm离心2分钟;倒去上层粪液,保留沉渣,加水混匀,离心;倒去上液,加10%甲醛7mL。5分钟后加乙醚3mL,充分摇匀后离心,可见管内自上而下分为四层,即:乙醚层、粪便层、甲醛层、微细粪渣层。取底部粪渣镜检。

(2)注意事项:①对比重较轻的虫卵如钩虫卵用自然沉淀法效果不佳;②醛醚沉淀法浓集效果好,不损伤包囊和虫卵,易于观察和鉴定,但对布氏嗜碘阿米巴包囊、贾第鞭毛虫包囊及微小膜壳绦虫卵等的效果较差。

4.浮聚法

(1)操作

①饱和盐水浮聚法:利用某些蠕虫卵的比重小于饱和盐水(比重1.180~1.200),虫卵可浮于水面的原理。取粪便约1g置浮聚瓶(高35mm,内径20mm)中,加入少量饱和盐水,充分搅匀后加入饱和盐水至液面稍凸出于瓶口而不溢出。在瓶口覆盖一洁净载玻片,静置15~20分钟,将载玻片垂直提起并迅速翻转向上、镜检。适用于检查线虫卵、带绦虫卵及微小膜壳绦虫卵,以检查钩虫卵效果最好,不适用于检查吸虫卵和原虫包囊。

②硫酸锌浮聚法:取粪便约1g,加清水约10mL,充分搅匀,用2~3层纱布过滤,置离心管,2500rpm离心1分钟,弃上清,加入清水混匀离心,反复洗涤3~4次至水清,最后一次弃上清液后,在沉渣中加入33%的硫酸锌液(比重1.18)至距管口约1cm处,离心1分钟。用金属

环取表面的粪液于载玻片上,加碘液一滴,镜检。主要用于检查原虫包囊、球虫卵囊、线虫卵和微小膜壳绦虫卵。

(2)注意事项:①使用饱和盐水浮聚法时,大而重的蠕虫卵(如未受精蛔虫卵)或有卵盖的虫卵(吸虫卵和某些绦虫卵)在比重小于1.35的漂浮液中不能达到最佳的漂浮效果,在这种情况下,表面层和沉淀均应进行检查;②硫酸锌浮聚法在操作完成后应立即取样镜检,如放置时间超过1小时可能发生病原体形态改变而影响观察。取标本时用金属环轻触液面即可,切勿搅动。

5.永久染色法

永久染色法可对湿片中发现的可疑物进行确认,以及鉴定在湿片中未发现的原虫。其他的来自肠道的样本如十二指肠吸取物或引流液,肠检胶囊法获得的黏液,乙状结肠镜获得的样本也可用永久染色法检查原虫。多种染色方法可用,最常用的是铁-苏木素染色法和三色染色法。

(1)操作

①铁-苏木素染色法:用于除球虫和微孢子虫以外的其他常见肠道原虫滋养体和包囊的鉴定。新鲜粪便标本、含PVA的固定标本、保存在肖氏液或SAF中的标本均可用铁-苏木素染色。将制备好的玻片于75%乙醇中放置5分钟(若使用了含汞固定剂,需接着将玻片在含碘75%乙醇中放置5分钟,然后再放入75%乙醇中5分钟),用流水冲洗10分钟,然后将玻片置于铁-苏木素工作液中5分钟。着色后,用流水再次冲洗10分钟,将玻片依次放入75%乙醇、95%乙醇、100%乙醇(两次)、二甲苯(或者替代品)(两次)中,每种试剂放置5分钟;加中性树胶封片剂和盖玻片。推荐使用油镜镜检,至少检查300个视野。

铁-苏木素染色液(Spencer-Monroe方法):

溶液1:苏木素(晶体或粉末)10g,乙醇1000mL。将溶液放入透明带塞的瓶中,室温光亮处放置至少1周使其成熟。

溶液2:硫酸铵亚铁[Fe(NH$_4$)2(SO$_4$)$_2$·6H$_2$O]10g,硫酸铵铁[FeNH$_4$(SO$_4$)$_2$·12H$_2$O]10g,浓盐酸10mL,蒸馏水1000mL。

将溶液1和溶液2等体积混合。工作液应每周更换以保证新鲜。

含碘75%乙醇:制备储存液,将碘晶体加入75%乙醇中,直至溶液颜色呈深色(1～2g/100mL)。使用时以75%乙醇稀释储存液直至溶液颜色呈深红棕色或深茶色。当颜色符合要求时不必更换工作液。更换时间取决于染色涂片的数量和容器的大小(1周至几周)。

②三色染色法:用PVA固定的大便标本或肖氏液保存的样本可使用Wheathley三色染色。新鲜标本涂片后立即放入肖氏固定液中至少30分钟。涂片厚度以透过玻片可以看到书上的字迹为宜。将制备好的玻片于75%乙醇中放置5分钟,若使用含汞固定剂,先将玻片在含碘75%乙醇中放置1分钟(新鲜标本)或10分钟(PVA固定风干的标本)。然后再将玻片放在75%乙醇中5分钟(两次)。在三色染色液中放置10分钟,然后用含醋酸90%乙醇冲洗1～3秒。将玻片在100%乙醇中多次浸泡,然后放入100%乙醇3分钟(两次),再放入二甲苯中5～10分钟(两次)。加中性树胶封片剂和盖玻片。过夜晾干或放于37℃1小时,油镜观察。

三色染色液:铬变蓝0.6g,亮绿0.3g,磷钨酸0.7g,冰醋酸1.0mL,蒸馏水100mL。制备的染液呈紫色,室温保存,保存期 24 个月。

含碘 75%乙醇:制备同铁-苏木素染色法。

含醋酸 90%乙醇:90%乙醇 99.5mL,醋酸 0.5mL,混合。

(2)结果判定:当涂片充分固定且染色操作正确时,原虫滋养体的胞质染成蓝绿色,有时染成淡紫色,包囊染成更淡一些的紫色,胞核和内含物(棒状染色体、红细胞、细菌和棱锥体)呈红色,有时是淡紫色。背景通常染成绿色。

(3)注意事项:①用于质量控制的粪便样本可以是含有已知原虫的固定粪便样本或是用PVA 保存的加入棕黄层(buffycoat 细胞或巨噬细胞)的阴性粪便样本;②用阳性 PVA 样本制备的质控涂片或含有棕黄层细胞的 PVA 样本制备的涂片进行室内质控。新配染液或每周至少一次进行室内质控;③若二甲苯变成云雾状或装有二甲苯的容器底有水积聚应弃去旧试剂,清洗容器,充分干燥,并更换新的 100%乙醇和二甲苯;④所有的染色盘应盖盖子以防止试剂蒸发;⑤铁-苏木素染色法和三色染色法不易识别隐孢子虫和环孢子虫卵囊,建议使用抗酸染色或免疫测定试剂盒检查。

6.改良抗酸染色法

可鉴定微小隐孢子虫、贝氏等孢球虫、卡氏圆孢子虫。新鲜标本、甲醛溶液固定标本均可使用,其他类型的标本如十二指肠液、胆汁和痰等都可以染色。

(1)操作:滴加第 1 液于晾干的粪膜上,1.5~10 分钟后水洗;滴加第 2 液,1~10 分钟后水洗;滴加第 3 液,1 分钟后水洗,待干;置显微镜下观察。推荐使用油镜镜检,至少检查 300 个视野。

染液配制:苯酚复红染色液(第 1 液):碱性复红 4g 溶于 20mL 95%乙醇,苯酚(石炭酸)8mL 溶于 100mL 蒸馏水,混合两溶液;10%硫酸(第 2 液):纯硫酸 10mL,蒸馏水 90mL(边搅拌边将硫酸徐徐倾入水中);20g/L 孔雀绿液(第 3 液):20g/L 孔雀绿原液 1mL,蒸馏水 10mL。

(2)结果判定:背景为绿色,卵囊呈玫瑰红色,圆形或椭圆形。

(3)注意事项:每次染色都要用 10%甲醛溶液固定保存的含有隐孢子虫的样本作阳性对照。

7.钩蚴培养法

(1)操作:加冷开水约 1mL 于洁净试管(1cm×10cm)内。将滤纸剪成与试管等宽但较试管稍短的"T"形纸条,用铅笔书写受检者姓名或编号于横条部分。取粪便 1 约 0.2~0.4g,均匀地涂抹在纸条的上 2/3 部分,再将纸条插入试管,下端浸泡在水中,以粪便不接触水面为度。在 20~30℃条件下培养。培养期间每天沿试管壁补充冷开水,以保持水面位置。3 天后用肉眼或放大镜检查试管底部。钩蚴在水中常作蛇形游动,虫体透明。如未发现钩蚴,应继续培养观察至第 5 天。气温太低时可将培养管放入温水(30℃)中数分钟后,再行检查。

(2)注意事项:根据钩虫卵在适宜条件下可在短时间内孵出幼虫的原理而设计。因不排除培养物中存在感染性丝状蚴的可能性,故在操作时需非常小心,并有必要的防护措施。

8.毛蚴孵化法

(1)操作:取粪便约 30g,经自然沉淀法浓集处理后,取粪便沉渣镜检查虫卵,若为阴性则将全部沉渣导入三角烧瓶内,加清水(去氯水)至瓶口,在 $20\sim30℃$ 的条件下经 $4\sim6$ 小时孵育后用肉眼或放大镜观察,如见水面下有针尖大小白色点状物做直线来往游动,即是毛蚴。如发现毛蚴,应用吸管吸出,在显微镜下鉴定。观察时应将烧瓶向着光源,衬以黑纸背景,毛蚴在接近液面的清水中。如无毛蚴,每隔 $4\sim6$ 小时(24 小时内)观察一次。

(2)注意事项:依据血吸虫卵内的毛蚴在适宜温度的清水中,短时间内可孵出的特性而设计,适用于早期血吸虫病患者的粪便检查。①样本不能加保存剂,不能冷冻;②夏季室温高时,在自然沉淀过程中可能有部分毛蚴孵出,并在换水时流失,此时需用 1.2% 盐水或冰水替代清水以抑制毛蚴孵出,最后一次才改用室温清水;③毛蚴孵化法的优点在于检出率高于浓集法,可根据孵化出的幼虫形态特点进行种属鉴定,获取大量幼虫用于研究,但操作相对复杂,耗时,目前临床实验室一般很少采用。

9.肛门拭子法

用于检查蛲虫卵和带绦虫卵,常用的方法有透明胶纸法和棉签拭子法。

(1)操作

①透明胶纸法:将宽 2cm、长 6cm 的透明胶纸贴压肛门周围皮肤,可用棉签按压无胶一面,使胶面与皮肤充分粘贴,然后将胶纸平贴于载玻片上,镜检。

②棉签拭子法:将棉拭子在生理盐水中浸湿,挤去多余的盐水,在受检者肛门皱褶处擦拭,然后将棉拭子放入盛有生理盐水的试管中充分振荡,离心沉淀,取沉渣镜检。

肛周蛲虫成虫检查可在夜间待患儿入睡后检查肛门周围是否有白色小虫,可将发现的虫体装入盛有 75% 乙醇的小瓶内送检。

(2)注意事项:两种方法以透明胶纸法效果较好,操作简便。若为阴性,应连续检查 $2\sim3$ 天。

10.粪便标本成虫的检查

某些肠道寄生虫可自然排出或在服用驱虫药物后随粪便排出,通过检查和鉴定排出的虫体可作为诊断和疗效考核的依据。

(1)肉眼可见的大型蠕虫或蝇蛆:可直接用镊子或竹签挑出置大平皿内,清水洗净后置生理盐水中观察。

(2)小型蠕虫:可用水洗过筛的方法。收集患者 $24\sim72$ 小时的粪便,加适量水搅拌成糊状,倒入 40 目铜筛中过滤,用清水轻轻地反复冲洗筛上的粪渣,直至流下的水澄清为止。将铜筛内的粪渣倒入大玻璃皿内,加少许生理盐水,其下衬以黑纸,用肉眼或放大镜检查有无虫体。获得的虫体可用肉眼、放大镜或解剖镜观察,根据虫体的大小、形状、颜色等进行鉴别。也可将虫体透明或染色后再进行鉴定。

(3)猪肉绦虫和牛肉绦虫的孕节:置于两张载玻片之间,压平,对光观察其子宫分支情况后鉴定虫种。也可用注射器从孕节后端正中部的子宫孔注入碳素墨水或卡红染液,待子宫分支显现后计数鉴定。

## (四)检验结果报告与解释

所有查见的寄生虫包括卵、幼虫和成虫都应报告,并应报告所鉴定虫体的完整种名和属名。医学节肢动物的鉴别相对复杂,特别是其幼虫的鉴别难度较大,需要专家的帮助。实验室应能对常见重要医学节肢动物有一定的认识,并能进行初步的鉴定。

对夏科-雷登结晶应报告并定量。夏科-雷登结晶为菱形无色透明结晶,其两端尖长,大小不等,折光性强,是嗜酸性粒细胞破裂后嗜酸性颗粒相互融合而成。肺吸虫引起的坏死及肉芽肿以及阿米巴痢疾患者的粪便中等可见到夏科-雷登结晶。

报告中对特殊情况需附加说明。

# 二、血液与骨髓标本

## (一)常见寄生虫

血液和骨髓标本中可查见的寄生虫有疟原虫、利什曼原虫、刚地弓形虫、锥虫、微丝蚴,巴贝虫偶可寄生于人体。锥虫流行于非洲和美洲,我国尚无病例报道。

## (二)标本的采集

### 1.血液标本

多种寄生虫如疟原虫、锥虫、利什曼原虫、弓形虫、巴贝西虫和丝虫可以在血液样本中检获;种株鉴定常通过检查永久染色的薄和(或)厚血片来完成。血片可以采集末梢血或静脉血,用新鲜全血、抗凝血(推荐使用 EDTA 抗凝)或各种浓集沉淀物来制备。

末梢血的采集部位可选手指末端、耳垂、婴儿脚趾或脚后跟。采血针刺破手指后,让血液自行流出而不要用手挤压,以避免血液被组织液稀释而使样本中的虫数减少。对疑似疟原虫感染的患者,首次血涂片结果为阴性时,应在三天内每间隔6~8小时采样进行检查。注入抗凝管中的血量应保证使血/抗凝剂有正确的比例。

适宜的样本采集时间对于检查结果非常重要。间日疟宜在发作后数小时采血,恶性疟在发作初期采血可见大量环状体,一周后可见配子体。微丝蚴检查宜在晚间9点至次晨2点采血。若要观察疟点彩如薛氏小点,血片应在样本采集后1小时内制备,否则在染色血片上可能无法观察到疟点彩,但整个虫体的形态仍然很好。血液样本的采集时间应清楚地标示于采血管上以及结果报告单上,以便医生能将实验室结果与患者的发热类型或其他症状相联系。

### 2.骨髓标本

常采用髂骨穿刺或棘突穿刺,抽取少许骨髓液涂片、固定、吉姆萨染色、镜检。

## (三)常用检验方法

### 1.血膜染色法

(1)操作

①血膜的制备:制作血膜的载玻片需用清洁液清洗,自来水、蒸馏水冲洗,95%乙醇浸泡,烤干后使用。

a.薄血膜的制备:取一清洁载玻片,蘸血1小滴于载玻片1/3与2/3交界处,以一端缘光滑的载玻片为推片,将推片的一端置于小血滴上,待血液沿推片端缘扩散后,自右向左推成薄血膜。推片时使两玻片之间的夹角保持30°~45°,用力要均匀,速度适宜,中途切勿停顿。理想的薄血膜是一层分布均匀的血细胞平铺于玻片上,无裂缝和空隙,血膜末端呈舌形。

b.厚血膜的制备:厚血膜可涂制于上述薄血膜的另一端。在载玻片另一端1/3处蘸血1

小滴(约 10μl),以推片的一角,将血滴自内向外旋转摊开,涂成直径约 1.0cm 且厚薄均匀的血膜。平置,自然晾干。检查微丝蚴时,需取血 3 滴(约 60μl),血膜直径达到 2cm。

②固定和染色:血膜制备后应尽快染色,常用的染色法有两种:吉姆萨染色和瑞特染色。建议血片标本采用吉姆萨染色,有些寄生虫也可用瑞特染色或瑞特·吉姆萨混合染色。在稀释各种染液和冲洗血膜时,如用磷酸缓冲液则染色效果更佳。

a.染色前血片固定:血片充分晾干后用小玻棒蘸甲醇或无水乙醇在薄血膜上轻轻抹过进行固定。如薄、厚血膜在同一玻片上,须注意切勿将固定液带到厚血膜上。厚血膜固定之前必须先进行溶血,可用滴管滴水于厚血膜上,待血膜呈灰白色时,将水倒去,晾干。

b.吉姆萨染色法:此法染色效果良好,血膜褪色较慢,保存时间较久,但染色需时较长。吉姆萨染色时,固定和染色分别进行,在染色前,薄血片必须先用无水乙醇固定。

染色方法:用 pH 7.0～7.2 的磷酸缓冲液稀释吉姆萨液,比例为 15～20 份缓冲液加 1 份染液。用蜡笔划出染色范围,将稀释的吉姆萨染液滴于已固定的薄、厚血膜上,染色半小时(室温),再用上述缓冲液冲洗。血片晾干后镜检。

染液配制:吉姆萨染剂粉 1g,甲醇 50mL,纯甘油 50mL。将吉姆萨染剂粉置于研钵中(最好用玛瑙研钵),加少量甘油充分研磨,加甘油再磨,直至 50mL 甘油加完为止,倒入棕色玻瓶中。然后分几次用少量甲醇冲洗钵中的甘油染剂粉,倒入玻瓶,直至 50mL 甲醇用完为止,塞紧瓶塞,充分摇匀,置 65℃温箱内 24 小时或室温内一周过滤。

c.瑞特(瑞氏)染色法:此法操作简便,适用于临床诊断,但甲醇蒸发快,易在血片上发生染液沉淀,且易褪色,保存时间不长,多用于临时性检验。瑞特染色的染色液含有固定的作用,固定和染色同时进行,因此厚血片在染色前必须先溶解红细胞,待血膜干后才能染色。

染色方法:染色前先用蜡笔划好染色范围,滴染液覆盖全部厚、薄血膜上,30 秒至 1 分钟后用滴管加等量的蒸馏水,轻轻摇动载玻片,使蒸馏水和染液混合均匀,此时出现一层灿铜色浮膜(染色),3～5 分钟后用水缓慢地从玻片一端冲洗(注意勿先倒去染液或直对血膜冲洗),晾干后镜检。

染液配制:瑞特染剂粉 0.1～0.5g,甲醇 97mL,甘油 3mL。将瑞特染剂加入甘油中充分研磨,然后加入少量甲醇,研磨后倒入瓶内,再分几次用甲醇冲洗研钵中的甘油溶液,倒入瓶内,直至用完为止,摇匀,24 小时后过滤待用,一般 1、2 周后再过滤。

d.Delafield 苏木素染色法:可用于厚血膜微丝蚴检查。

染色方法:已溶血、固定的厚血膜在德氏苏木素液内染 10～15 分钟,在 1‰酸乙醇中分色 1～2 分钟,蒸馏水洗涤 1～5 分钟,至血膜呈蓝色,再用 1‰伊红染色 0.5～1 分钟,以水洗涤 2～5 分钟,晾干后镜检。

染液配制:苏木素 1g 溶于 10mL 纯乙醇或 95%乙醇,加 100mL 饱和硫酸铝铵(8%～10%),倒入棕色瓶中,瓶口用两层纱布扎紧,在阳光下氧化 2～4 周,过滤,加甘油 25mL 和甲醇 25mL,用时稀释 10 倍。

(2)注意事项:①厚血膜制备时标本用量大,检出率高,但鉴定疟原虫虫种要求较高技术水平,薄血膜更容易观察寄生虫的形态特征,适用于虫种鉴定;②寻找疟原虫和锥虫宜在薄血片的羽毛状尾部用油镜观察,该部位为红细胞单细胞层,能清楚观察到受感染红细胞的形态和大小;③微丝蚴多位于薄血片的边缘或羽毛状的尾部,检查时应先用低倍镜扫描全片,以免将微丝蚴漏检;④厚血片通常需要检查大约 100 个油镜视野,薄血片通常需要检查≥300 个油镜视野,若在厚血片上发现了疑似物,则需增加在薄血片上检查的视野数。

2.新鲜血片法

(1)操作:用以检查微丝蚴。晚间 9 时至次晨 2 时取血 1 滴于载玻片上,加盖片,于低倍镜下观察蛇形游动的幼虫。

(2)注意事项:检获幼虫后仍需作染色检查,以确定虫种。

3.静脉血浓集法

在离心管中加蒸馏水数毫升,加血液 10～12 滴,再加生理盐水混匀,3000rpm 离心沉淀 3 分钟,取沉渣镜检。或取静脉血 1mL(3.8% 枸橼酸钠 0.1mL 抗凝),加水 9mL,待红细胞溶血后 3000rpm 离心 2 分钟,倒去上清液,加水再离心,取沉渣镜检。

### (四)检验结果报告与解释

所有查见的寄生虫都应报告,需指出具体时期并报告所鉴定虫体的完整种名和属名。对于疟原虫阳性的样本,应报告感染度。疟原虫的感染度以每 100 个红细胞受感染的百分率来表示。对丝虫的诊断,建议在报告厚涂片阴性前至少筛查 100 个视野,每个视野包含大约 20 个白细胞。在实验结果的报告上可以加上备注,如阴性结果不能排除寄生虫感染的可能性。对于血片检查,所有的报告(无论阴性或阳性)都要尽快电话转告医生。如果是阳性,要在条例和法律规定的时间内上报相应的政府卫生部门。

## 三、痰标本

### (一)常见寄生虫

可以在痰中检出的寄生虫包括蛔虫的移行幼虫、钩虫幼虫和粪类圆线虫幼虫、并殖吸虫卵、棘球蚴原头蚴和溶组织内阿米巴、齿龈内阿米巴和口腔毛滴虫,还可能检出微孢子虫、螨类。

### (二)标本的采集、运送和保存

痰标本应是来自下呼吸道的深部痰。嘱患者清晨起床用清水漱口,用力自气管深部咳出痰,吐入洁净容器内立即送检。若痰不易咳出,可让患者吸入水蒸气数分钟以利咳出痰液,或由临床医务人员通过喷雾法来收集诱导痰。挑选含有血液、黏液的部分送检。如果推迟了送检时间,可加入固定剂,如用 5% 或 10% 甲醛溶液固定痰标本以保存蠕虫卵和幼虫或用 PVA 固定以便染色检查原虫。

### (三)常用检验方法

操作:痰通常制成湿片(生理盐水涂片或碘染)镜检,在制备湿片前无需浓集。如果痰黏稠,可加入等体积的 3% NaOH 溶液,和样本充分混匀,500×g 离心 5 分钟后取沉淀镜检。若要查找内阿米巴或人口腔毛滴虫则不应使用 NaOH。

若直接涂片法为阴性可采用浓集法以提高检出率。收集 24 小时痰液,加入等量 10% NaOH 溶液,搅匀后置 37℃ 数小时,待痰液消化成稀液状后转入离心管,1500rpm 离心 5～10

分钟,弃上清,取沉渣涂片镜检。

### (四)检验结果报告

在咳痰中,"未发现寄生虫"视为正常,出阴性报告;若发现病原体需及时通知临床医生。所有查见的寄生虫都应报告,需指出具体时期并报告所鉴定虫体的完整种名和属名。医学节肢动物进行初步的鉴定。对夏科-雷登结晶应报告并定量。

## 四、十二指肠引流液

### (一)常见寄生虫

十二指肠引流液中可查见的常见寄生虫有:兰氏贾第鞭毛虫,华支睾吸虫卵,肝片形吸虫卵,布氏姜片虫卵,粪类圆线虫幼虫和隐孢子虫。

### (二)标本的采集、运送和保存

十二指肠引流液通常指十二指肠液(D 液)、胆总管液(A 液)、胆囊液(B 液)和肝胆管液(C 液)的总称,由临床医生采集。采集时将十二指肠导管插入十二指肠,抽取十二指肠液。对肝胆系统寄生虫病有诊断意义的是来自胆囊的胆液(B 液),呈深黄绿色,标本采集后置试管中送检。若检查无法在 2 小时内完成应将标本保存于 5%～10%甲醛溶液中;如果标本要作染色,则推荐使用肖氏液、PVA 或 SAF。也可采用肠检胶囊法,即让受检者吞入装有尼龙线的胶囊,线的游离端固定于口外侧皮肤,3～8 小时后拉出尼龙线,取线上的黏附物镜检。

### (三)常用检验方法

操作:十二指肠引流液量一般在 0.5mL 至几毫升不等,新鲜样本可直接镜检,若未查见病原体,可将全部引流液加生理盐水稀释搅拌后分装于离心管,2000rpm 离心 5～10 分钟,取沉渣涂片镜检。若引流液过于黏稠,可加 10% NaOH 溶液消化后再离心,但对原虫有影响。

### (四)检验结果报告

在十二指肠引流液中,"未发现寄生虫"视为正常,出阴性报告;若发现病原体需及时通知临床医生。所有查见的寄生虫都应报告,需指出具体时期并报告所鉴定虫体的完整种名和属名。

## 五、泌尿生殖道标本

### (一)常见寄生虫

可通过对阴道、尿道分泌物及前列腺分泌物或尿沉淀的湿片观察并鉴定阴道毛滴虫;某些丝虫的感染需要进行尿液沉淀物的检查;埃及血吸虫卵通过尿样本的离心而浓集;微孢子虫也可在尿中被检获。

### (二)标本的采集和运送

1.尿液

收集晨尿或单次自然排出的全部尿液,服用药物乙胺嗪(海群生)能提高尿中微丝蚴的检出。

2.阴道分泌物

用无菌棉签拭子取阴道后穹隆、子宫颈及阴道壁分泌物。

3.前列腺液

由临床医生进行前列腺按摩采集,收集于洁净、干燥的试管内。量少时可直接滴在玻片上,标本采集后应立即送检并注意保温。

4.睾丸鞘膜积液

阴囊皮肤消毒后用注射器抽取睾丸鞘膜积液,主要用于检查班氏微丝蚴。

### (三)常用检验方法

1.尿液检查

取尿液 10～20mL,2000rpm 离心 3～5 分钟,取沉渣涂片镜检。乳糜尿需加等量乙醚,用力振摇使脂肪溶于乙醚,吸去上层脂肪层,加水 10 倍稀释后再离心,取沉渣镜检。

2.阴道分泌物及前列腺液检查

主要用于检查阴道毛滴虫,偶尔可查见蛲虫成虫或虫卵。可将阴道分泌物或前列腺液滴于有生理盐水的载玻片上,制成混悬液镜检。调低视野的亮度在低倍镜下观察是否有活动的虫体;可在高倍镜下观察波动膜的波动。也可待涂片晾干后用甲醇固定,瑞特或吉姆萨染色后镜检。但染色涂片可出现假阳性和假阴性。

3.睾丸鞘膜积液

将鞘膜积液作直接涂片检查,也可加适量生理盐水稀释离心后取沉渣镜检。

### (四)检验结果报告

在泌尿生殖道标本中,"未发现寄生虫"视为正常,出阴性报告;若发现病原体需及时通知临床医生。所有查见的寄生虫都应报告,需指出具体时期并报告所鉴定虫体的完整种名和属名。

# 六、脑脊液标本

### (一)常见寄生虫

阿米巴滋养体、弓形虫、致病性自由生活阿米巴以及棘球蚴的原头蚴或小钩、粪类圆线虫幼虫、棘颚口线虫幼虫、广州管圆线虫幼虫、肺吸虫卵和异位寄生的血吸虫卵等。

### (二)标本的采集和运送

由临床医生进行腰椎穿刺采集后置无菌试管中。脑脊液标本必须立即送检,及时检查。

### (三)常用检验方法

操作:检查阿米巴滋养体,可在自然沉淀后吸取沉渣镜检。检查弓形虫和致病性自由生活阿米巴需作涂片,经固定、染色后用油镜检查。查虫卵及幼虫,取脑脊液 2mL,2000r/min 离心 5 分钟,吸取沉渣作涂片镜检。

### (四)检验结果报告

在脑脊液标本中,"未发现寄生虫"视为正常,出阴性报告;若发现病原体需及时通知临床医生。所有查见的寄生虫都应报告,需指出具体时期并报告所鉴定虫体的完整种名和属名。

# 七、活检标本

## （一）常见寄生虫

肝、脾：棘球绦虫、溶组织内阿米巴、利什曼原虫、微孢子虫、肝毛细线虫。

肺：隐孢子虫、棘球绦虫、并殖吸虫、刚地弓形虫、蠕虫幼虫。

淋巴结：丝虫、利什曼原虫、弓形虫。

肌肉：旋毛虫、猪肉绦虫（囊尾蚴）、盘尾丝虫、克氏锥虫、微孢子虫。

皮肤及皮下结节：猪囊尾蚴、卫氏并殖吸虫和斯氏狸殖吸虫的成虫及童虫、曼氏裂头蚴、疥螨、蠕形螨、利什曼原虫、盘尾丝虫、微丝蚴、棘阿米巴。

肠黏膜：直肠或乙状结肠黏膜病变组织内可查见血吸虫卵及溶组织内阿米巴滋养体。

眼：棘阿米巴、刚地弓形虫、罗阿丝虫、微孢子虫、结膜吸吮线虫、囊尾蚴、棘球蚴、曼氏裂头蚴、蝇蛆、阴虱。

## （二）标本的采集和运送

活检样本用于组织寄生虫的检查。除了标准的组织学检查，还可用来自皮肤、肌肉、眼角膜、肠道、肝脏、肺和脑的活检样本进行印片和压片。在某些病例，活检可能是确定寄生虫感染的唯一手段。检测样本应是新鲜组织，置于生理盐水中并立即送到实验室。

组织寄生虫的检查在某种程度上依赖于样本的采集以及是否有足够的材料来完成各项检查。活检样本通常很少，不一定都代表病变的组织，检查多个组织样本可提高检出率。任何组织样本都应该用尽可能多的方法检查样本的所有部分以获得最优的结果。

## （三）常用检验方法

1.操作

（1）肝、肺、脾穿刺及肝、肺活检：穿刺物涂片染色，获得的组织标本可做涂片、印片、压片或组织切片后染色镜检。肝脏标本可查见日本血吸虫卵、利什曼原虫无鞭毛体、溶组织内阿米巴滋养体及棘球蚴等；肺脏标本可查见肺吸虫成虫、溶组织内阿米巴滋养体等。脾穿刺易出血，少用，可查到利什曼原虫无鞭毛体。

（2）淋巴结穿刺或活检：用于检查丝虫、利什曼原虫、弓形虫等。

①丝虫成虫：消毒皮肤，用穿刺针刺入可疑的淋巴结中，边抽吸边退针，抽取丝虫成虫；或剖检已摘除的淋巴结，寻找成虫；也可做病理切片检查。

②原虫：选腹股沟淋巴结，消毒、穿刺，将穿刺针内抽取的淋巴结组织液涂片，固定染色镜检。也可用摘除的淋巴结切面做涂片，固定染色后镜检或做病理切片检查。

（3）肌肉活检：主要检查旋毛虫幼虫。手术切取患者腓肠肌或肱二头肌处米粒大小的组织块，置于载玻片上，加 50％甘油 1 滴，盖上另一张载玻片，压薄，镜检。或将组织固定后，切片检查。亦可将肌肉块研碎，加人工消化液（胃蛋白酶 0.5～1.0g，盐酸 0.7mL，蒸馏水 100mL）消化过夜，取沉渣镜检。

（4）皮肤及皮下结节活检

①蠕虫：对疑为猪囊尾蚴、并殖吸虫童虫或成虫或裂头蚴等引起的皮下结节或包块，用手

术方法取出皮下结节,剖检其中的虫体,根据虫体形态特征进行鉴定。

②利什曼原虫:对疑似皮肤型黑热病患者,在有皮损处,局部消毒,用注射器抽取少许组织液作涂片;或用手术刀片刮取组织液作涂片,染色镜检。

③疥螨:用消毒针尖挑出隧道末端疥螨,置玻片上,加甘油 1 滴,加盖片镜检。或用消毒刀片轻刮丘疹至表皮上有微小渗血点,将刮取物置于玻片上的矿物油滴中,加盖片镜检。

④蠕形螨:取长 5～6cm 的透明胶纸,睡前贴于面部的额、鼻、鼻沟、下颌及颏部等处,次晨取下胶纸,贴在玻片上镜检。

(5)肠黏膜活检

①日本血吸虫卵:用直肠镜或乙状结肠镜自直肠病变部位钳取米粒大小的黏膜,水洗后放在两玻片之间,轻压、镜检。可查见活卵、近期变性卵和死卵。对从未经过治疗的患者检出虫卵,无论死活虫卵均有确诊价值;对有治疗史的患者,只有查见活卵或近期变性卵,才有诊断意义。

②溶组织内阿米巴:用乙状结肠镜观察溃疡形状,从溃疡边缘或深层刮取病变组织,置于载玻片上,加少量生理盐水,盖上盖片,压平,立即镜检。也可取一小块病变黏膜作组织切片染色检查。

(6)眼部组织活检:用检眼镜或裂隙灯可检查眼前房中的微丝蚴,结膜活检法也可查见微丝蚴;病变组织刮片可检查阿米巴。眼囊尾蚴病和棘球蚴病可用眼底镜检查发现病原体进行确诊。从眼结膜囊内取出虫体进行鉴定可确诊结膜吸吮线虫病。

## (四)检验结果报告

在活检标本中,"未发现寄生虫"视为正常,出阴性报告;若发现病原体需及时通知临床医生。所有查见的寄生虫都应报告,需指出具体时期并报告所鉴定虫体的完整种名和属名。

# 参考文献

[1]王治国,费阳,康凤凤.临床检验质量指标[M].北京:人民卫生出版社,2016.

[2]周庭银,王华梁,陈曲波,等.临床免疫检验标准化操作程序[M].上海:上海科学技术出版社,2019.

[3]张曼.医学检验结果导读[M].北京:化学工业出版社,2015.

[4]陈鸣,陈伟.检验数据临床解读(第2版)[M].北京:人民军医出版社,2014.

[5]尚红.全国临床检验操作规程(第4版)[M].北京:人民卫生出版社,2015.

[6]王治国.临床检验质量控制技术(第3版)[M].北京:人民卫生出版社,2014.

[7]曹元应.临床医学检验诊断学[M].广州:世界图书出版社,2014.

[8]胡丽华.临床输血学检验技术[M].北京:人民卫生出版社,2015.

[9]徐克前.临床生物化学检验[M].北京:人民卫生出版社,2014.

[10]连国军,曹建明.卫生理化检验学[M].杭州:浙江大学出版社,2014.

[11]祁宏英.现代医学检验与临床[M].石家庄:河北科学技术出版社,2013.

[12]王兰兰.医学检验项目选择与临床应用(第2版)[M].北京:人民卫生出版社,2013.

[13]唐中,周京国.医学检验项目与临床应用[M].成都:四川大学出版社,2012.

[14]刘馨,关有良,刘洪新.医学检验的临床分析[M].北京:人民军医出版社,2011.

[15]巫向前.临床病例检验结果剖析[M].北京:人民军医出版社,2013.

[16]刘成玉.临床检验基础[M].北京:人民卫生出版社,2012.

[17]王建中.临床检验诊断学图谱[M].北京:人民卫生出版社,2012.

[18]张秀明.临床检验标本采集手册[M].北京:人民军医出版社,2011.

[19]刘兴欣.医学检验的全过程管理[J].检验医学与临床,2013,10:1330-1331.

[20]冯铁成.临床医学检验质量控制措施的分析[J].世界最新医学信息文摘,2015,82:122-123.